青少年训练运动损伤防治与康复

国家体育总局教练员学院
全国体育运动学校联合会　组编

国家体育总局青少年体育司　审定

U0332672

北京体育大学出版社

策划编辑：秦德斌
责任编辑：秦德斌
责任校对：李志诚
版式设计：华泰联合

图书在版编目 (CIP) 数据

青少年训练运动损伤防治与康复 / 矫玮主编 . -- 北
京 : 北京体育大学出版社 , 2018.8（2021.7 重印）

ISBN 978-7-5644-3043-6

Ⅰ . ①青… Ⅱ . ①矫… Ⅲ . ①青少年—运动性疾病—
损伤—防治②青少年—运动性疾病—损伤—康复训练
Ⅳ . ① R873

中国版本图书馆 CIP 数据核字 (2018) 第 193967 号

青少年训练运动损伤防治与康复
QINGSHAONIAN XUNLIAN YUNDONG SUNSHANG YU KANGFU

矫 玮 主编

出版发行：北京体育大学出版社
地　　址：北京市海淀区农大南路1号院硅谷亮城2B-212
邮　　编：100084
发 行 部：010-62989320
邮 购 部：北京体育大学出版社读者服务部　　010-62989432

印　　刷：北京昌联印刷有限公司
开　　本：880 mm × 1230 mm　　1/16
成品尺寸：210 mm × 297 mm
印　　张：14.25
字　　数：358 千字
版　　次：2019 年 7 月第 1 版
印　　次：2021 年 7 月第 3 次印刷
定　　价：65.00 元

本书如有印装质量问题，请与出版社联系调换
版权所有·侵权必究

《青少年训练运动损伤防治与康复》

编 委 会

总策划： 孙文新

策　划： 吴希林

主　编： 矫　玮

副主编： 卢　玮

编　委：（按姓氏笔画排序）

王安利　　白震民　　刘冬森　　张恩铭

侯世伦　　钱菁华　　高　颀　　黄　鹏

魏宏文

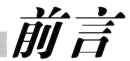

前言

　　为贯彻落实《2011—2020年奥运争光计划纲要》《全国体育人才发展规划（2010—2020年）》等重要人才发展计划，进一步应对体育事业深化改革需求，加强我国高素质教练员队伍建设，培养一批具有国际视野、创新思维和较高执教水平的领军型教练员，全面推进我国青少年体育普及发展与竞技体育后备人才培养科学化发展进程，国家体育总局组织专家团队于2018年正式实施《全国各级各类体校教练员人才教育培训规划（2018—2022）》。通过顶层设计与战略规划，在未来5年内对我国2.2万余名体校教练员进行全面轮训，计划每年举办40个培训班次，5年共举办200个培训班次，每个培训班次不少于110人，时间不少于15天，预计每年培训学员4400人。同时，开展网络课程学习和远程教育，5年内每位教练员不少于250个线上学习课时。通过轮训工作，全面更新体校教练员执教理念，完善其知识结构，提升其执教能力。通过《全国各级各类体校教练员人才教育培训规划（2018—2022）》的实施，初步构建教练员教育培训长效机制，达到教育培训常态化，逐步建立政府引导、社会协作、机构参与、行业自律的体校教练员培训体系。

　　《全国各级各类体校教练员人才教育培训规划（2018—2022）》，由国家体育总局青少年体育司牵头，依托国家体育总局教练员学院、全国体育运动学校联合会共同实施，并协调国家体育总局各项目中心、协会、省市体育局、体育院校、体育运动学校等部门广泛参与。其中，国家体育总局青少年体育司负责全国基层教练员通识轮训监管工作，负责本规划的宏观指导、统筹协调和督促检查。国家体育总局教练员学院与全国体育运动学校联合会负责日常培训事务，拟定培训计划及配套政策，组编系列培训教材，建设师资团队，组织教学督导与评估工作，搭建培训网络平台，指导全国培训基地工作等。国家体育总局各项目中心、协会负责全国基层教练员专业能力培训工作。省级体育行政部门负责有计划地组织本地区教练员参加培训活动。各培训基地按照规划要求，配合教练员学院与全国体育联合会做好教学管理与后勤服务等工作。

　　为了更好地实施《全国各级各类体校教练员人才教育培训规划（2018—2022）》，国家体育总局教练员学院组织专家团队，针对体校教练员差异化培训需求进行调查研究，通过专家研讨会、网上调研、电话访谈、实地考察、问卷调查等多种形式，为培训大纲制定、培训教材编写、培训教学安排提供依据。

《全国各级各类体校教练员人才教育培训规划（2018—2022）》系列教材的主体教材为《全国青少年儿童科学训练通识培训教程》，辅助教材为《全国青少年运动员体能训练培训教程》《青少年运动员科学选材理论与实践》《青少年训练运动损伤防治与康复》《幼儿功能性动作教学理论与实践》，以及上述教材的电子网络教材等。

本系列丛书主要有两个特点。一是具有较强的普适性。我国各级各类体校教练员绝大部分为退役的专业运动员，他们对专项运动技术有较为深刻的理解，在专项训练方法与手段上也积累了一定的经验。但是，随着世界青少年运动训练的飞速发展与我国体育事业的深化改革，基层教练员在执教理念与知识结构等方面，越来越难以适应新时期我国青少年体育普及发展与高水平竞技后备人才科学培养的实践需求。基于此，本书选取了训练规划、体能训练、伤病防治、营养膳食、疲劳恢复、训练监控、心理调控、文化教育与人格塑造等一般运动项目执教过程中所必需的专题知识作为培训内容，以期能有效更新不同专项教练员的执教理念，完善其知识结构，提高其执教水平。二是具有一定的前沿性。随着近年来国际社会竞技体育的快速发展，现代青少年运动训练在基因选材、技术优化、科学监控与人工智能等领域取得了长足进步。为了适应世界竞技体育日益科学化、智能化与信息化的发展趋势，进一步促进青少年运动训练与现代最新科技成果相结合，提高我国青少年体育与竞技后备人才培养的科学化发展水平，本书专门设置了科学选材、育才，敏感期训练规律，智能化执教与数字化训练等章节内容，体现出了一定的前沿性。

当然，我国在青少年儿童运动训练方面的研究积累还比较薄弱，训练与实践过程的执教经验还不够丰富，因此，本书中诸多内容还有待进一步深入与提炼。针对书中的不足与短板，我们后期将对其进行修正，以进一步完善培训教程内容。另外，由于我们水平所限，书中如出现不当之处，敬请读者批评指正。

编委会

2018 年 5 月 3 日

目录

第一章 青少年运动员运动损伤特点与防治措施

青少年是人类生长发育过程中介于童年与成年之间的时期。在体育工作者的研究中,将青少年再划分为少年和青年,其中 13 ～ 17 周岁为少年,18 ～ 25 周岁为青年。因此,本书也将青少年运动员的年龄范围定位为 13 ～ 25 周岁。

青少年运动员在所有运动员中占有非常大的比例,而且很多职业运动员过早退役也与青少年时期积累的伤病有关。因此,加强青少年运动员的运动伤病预防尤为重要。在本章中,我们对不同运动项目运动损伤的发生率、特点与风险等进行了剖析,并结合实际康复工作经验,提出了一些可行的防治手段。

第一节 田径项目青少年运动损伤特点与防治措施

一、田径项目青少年运动损伤特点

(一) 运动损伤发生率

2004 年第七届全国大学生田径运动会期间,研究人员对年龄为 20 ～ 25 岁的 342 名运动员进行了运动损伤调查,发现损伤的发生率有明显的项目群差异。跑跨类项目损伤占 41.98%,跳跃类和投掷类分别占 28.32% 和 25.80%。在损伤部位的构成中,踝关节损伤占 38.48%,股后肌群、膝关节、腰背肌损伤分别占 15.47%、11.52%、10.79%。在不同组织的运动损伤中,韧带损伤占 30.61%,肌肉损伤和关节损伤分别占 15.16% 和 14.87%。

在参加 2009 年国际田联世界田径锦标赛的 1979 名注册运动员中,发生下肢损伤的运动员占 79.8%,其中踝关节损伤排第一,其次是膝关节和大腿损伤。男性运动员的大腿损伤发生率比女性运动员高,青少年更容易发生膝关节损伤。

2007—2015 年的 16 场国际田径锦标赛中,参赛运动员发生的损伤中肌肉损伤占 40.9%,其中

52.9% 的肌肉损伤发生在大腿，20.1% 发生在小腿，8.6% 发生在髋部和腹股沟。腘绳肌损伤在肌肉损伤中占 39.8%，男子腘绳肌损伤发生率要高于女子。

（二）运动损伤特点

田径运动包括走、跑、跳、投 4 类，不同项目青少年运动员易发损伤的部位、性质和程度也有所差异。

1. 走跑类

短跑训练和比赛需要运动员在短时间内调动肌肉，产生强大的速度和爆发力，而青少年运动员肌肉力量薄弱，因此容易发生肌肉拉伤和关节扭伤。在短跑蹬地时，大腿后群肌肉做主动猛烈收缩，易引起股后肌群拉伤。另外还有跟腱拉伤、膝关节以及踝关节的扭伤。

中长跑和马拉松是耐力性运动，其运动损伤以慢性损伤为主。每周跑步里程超过 40 km 是损伤的高危因素。最常见的损伤是膝关节损伤，尤其是髌股疼痛综合征。另外髂胫束综合征、足底筋膜炎、半月板损伤也很常见。

跨栏的起跑、起跨、过栏落地、栏间节奏等各阶段运动负荷较大，很容易发生各种损伤（图 1-1）。青少年运动员由于力量薄弱或者技术不熟练，起跨时易发生大腿后群肌肉拉伤，也可能损伤梨状肌；跨栏落地时，摆动腿方向不正或落地不稳可造成膝关节或踝关节损伤。

2. 跳跃类

跳跃运动中的着地瞬间，由于突然减速、制动导致下肢和脊柱的冲击载荷较大，而青少年因肌肉和关节承受拉力和压力能力不及成人，脊柱生理弯曲较成人小，缓冲作用差，大脑皮层神经细胞分化不完善等原因易发生跳跃类损伤。

在跳高项目中的起跳阶段，由于支撑腿承受很大的负荷，对膝踝关节的冲击力非常大，易产生损伤。青少年由于生长发育原因，大肌群优先发展，小肌群和韧带发展滞后，所以当起跳脚着地时，如果踝关节周围小肌群力量薄弱、着地方式不正确等易造成足踝损伤。此外，跳高项目需要腰背部的伸展以降低重心，重复此动作易产生腰部疼痛和脊柱损伤（图 1-2）。

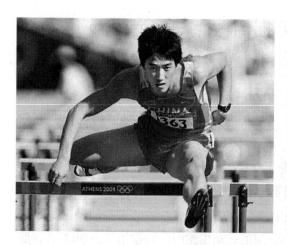

图 1-1 跨栏

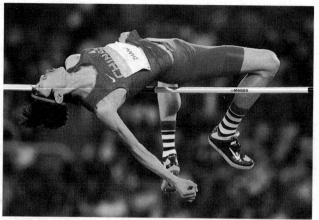

图 1-2 跳高

3. 投掷类

在投掷项目中有"腰为主宰"的说法，需要反复使用腰背肌，而青少年腰背部力量薄弱，不能承受较多和较强的训练，否则易产生过度使用损伤。

铅球运动员的运动损伤主要集中在腰部（占全部损伤的62%）。标枪运动员肘关节的损伤最为严重（占全部损伤的88%），这类运动损伤称为"标枪肘"，常伴随尺侧副韧带失稳、肱骨内上髁撕裂、内上髁骺炎，并继发尺神经功能丧失（图1-3）。青少年运动员由于骨骼发育不成熟，在一定时间内全速投掷次数过多或休息时间过少都会增加上肢损伤的风险。

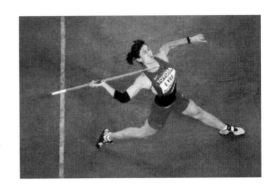

图1-3 标枪

二、田径项目青少年运动损伤的防治措施

针对跑和跳跃类项目常见的跑步膝、小腿以及足踝部筋膜炎的预防，需要加强髋部和膝关节周围的力量训练，帮助稳定膝关节；同时加强足踝部的肌力、本体感觉和平衡能力来增加踝关节稳定性；进行足底肌的训练及跑前下肢肌肉的动态牵拉。

针对投掷项目常见的肩袖损伤和肘关节损伤的预防，要进行针对性的肩袖肌群力量训练、肩胛骨稳定性训练、核心力量训练和关节囊后部伸展练习；还要加强腕肘部的肌力和柔韧性，以及结合专项的投掷力量练习，比如单手投小球等。

针对腰部损伤的预防，需要避免对腰背部进行负重训练，直到脊柱停止生长，充分发展腰背部、腰骶部和臀部的力量、稳定性和协调性，以适应不同田径运动项目的各种特殊要求。

第二节 足球项目青少年运动损伤特点与防治措施

一、足球项目青少年运动损伤特点

（一）运动损伤发生率

国际足球联合会（FIFA，简称国际足联）在2012年公布的数据显示，13～19岁的青少年足球运动员每1 000 h的运动时间内，损伤的发生次数为2～7次，并且随着年龄的增长呈上升趋势。17～19岁的男性和女性青少年足球运动员损伤的发生率分别接近男性和女性成年运动员。调查还发现，在比赛中发生损伤的概率随着年龄的增加而增加，但是训练中出现损伤的概率随着年龄的增加变化不大。男性和女性青少年的损伤发生率无显著性差异，青少年精英运动员和次精英运动员的损伤发生率相近。

在足球比赛中，40%～60%的损伤是接触性损伤，而在训练中多为非接触性损伤。有60%～90%的损伤为下肢损伤，其中踝关节、膝关节和大腿是最高发的部位。最常见的三种损伤类型为拉伤、扭伤和挫伤。50%的损伤在1周内恢复，有1/3的损伤会使运动员缺席1～4周，有10%～15%的损伤需要缺席1个月以上。伤病的总体平均恢复时间约为15天。

在国际足联对损伤风险因素的随访中发现，264名19岁的运动员中有82%在观察期受过伤，其主要风险因素有：

—— 以前损伤的次数；

—— 采用绷带处理急性损伤；

—— 关节疼痛；

—— 开始足球运动的年龄（大于 6 岁）；

—— 没有从俱乐部开启足球运动；

—— 最近发生过转会；

—— 体脂率；

—— 吸烟；

—— 酗酒（1 周有 2 天以上饮酒）；

—— 反应时间；

—— 私人生活中的压力；

—— 肌肉激活（较低或低水平激活）；

—— 耐力（在 12 min 跑后的 5 min 心率大于 135 次 / 分）；

—— 自我评分：盘带 / 长传（平均水平或低于平均水平）；

—— 过人时采用勇猛策略比使用技术更多的球员；

—— 在比赛前疲惫不堪或存在肌肉疼痛、僵硬的情况（经常或总是这样）；

—— 在球队准备期训练安排中，恢复的时间少于每周 1 天。

在损伤调查中发现，以上危险因素存在得越多，球员越容易发生损伤。如果已存在以上危险因素中的 2 种作为基线，那么超过 80% 的运动员都有可能发生运动损伤（图 1-4）。运动员存在的危险因素越多，则发生严重运动损伤的概率越大（图 1-5）。

在大学生足球运动员（18 ~ 22 岁）的运动损伤中，有 28.92% 为挫伤，22.29% 为擦伤，18.33% 为扭伤，13.21% 为拉伤，其他为撕裂伤、关节脱位、骨折和劳损。而最常见的几个损伤部位分别是膝关节（29.02%）、踝关节（25.28%）、足部（12.78%）、小腿（10.51%）、大腿（6.42%）、腰部（5.71%）。其中足踝部和膝关节损伤占全部损伤的 50% 以上。青少年处于生长发育的高峰期，由于其骨骼还在发育、肌肉力量相对薄弱、关节周围肌力不足等原因，导致关节稳定性差，而足球运动中，跑跳、抢地面球、传球、射门等动作都涉及踝关节和膝关节的大量负荷，致使其成为最容易受伤的部位。

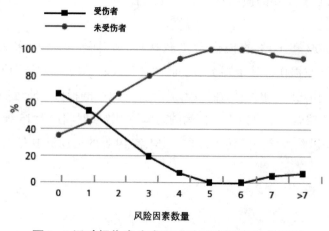

图 1-4 运动损伤发生率和风险因素数量的关系图

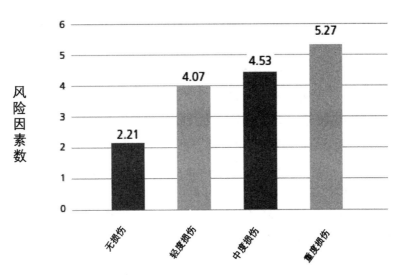

图1-5 运动损伤严重程度和风险因素数量的关系图

（二）常见运动损伤部位的特点

足球运动高度的对抗性和快速多变的技术特点，造成了损伤多发。青少年足球运动员中，运动损伤以下肢损伤居多，这是因为足球的主要技术动作都是以下肢为主，急速启动、制动、变向和直接对抗均会对下肢各个部位产生巨大的应力，从而导致各种各样的损伤。

足球运动中，常见的膝关节损伤有内侧副韧带损伤、外侧副韧带损伤、前交叉韧带（Anterior Cruciate Ligaments，ACL）损伤、半月板损伤、髌骨劳损等。内侧副韧带在膝关节外翻合并旋转应力时容易发生损伤，当膝关节屈曲时，小腿突然外展外旋或大腿突然内收内旋时常常会发生内侧副韧带损伤。外侧由于有髂胫束的保护，加上外侧副韧带本身较为坚固，因此一般不会受伤。但是，如果膝关节内侧遭到撞击，或者在对抗倒地后受到挤压，则会发生外侧副韧带损伤。

前交叉韧带损伤是足球项目中最常见的伤病之一，这和足球项目中急停和变向动作密切相关。损伤的原因在于膝关节过度外展，膝关节和髋关节在缓冲过程中屈曲程度减小并且伴有胫骨相对于股骨的旋转，造成了前交叉韧带的损伤。（图1-6）

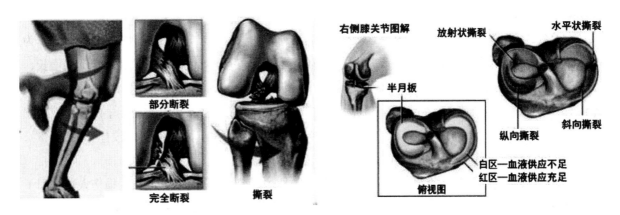

图1-6 前交叉韧带损伤机制

综上所述，在青少年足球运动员中常见的损伤，多发生在膝关节、踝关节、足部、小腿、大腿和腰部。而常见的损伤类型为挫伤、擦伤、扭伤和拉伤。

二、足球项目青少年运动损伤防治措施

国际足联在其官方医疗机构 F-MARC 的帮助下，形成了一套预防损伤的方法，称为"FIFA 11+"。这套较为完备的热身准备活动，是目前最有效的预防运动损伤的方法。"FIFA 11+"应该在训练开始之前完成，整套热身大约需要 20 min。在比赛时，只需要进行跑动练习（第一部分和第三部分）就可以了。"FIFA 11+"练习主要包括以下三部分。

（一）第一部分：跑动练习

①直线跑；②和队友绕圈跑；③髋外展跑；④肩碰肩跑；⑤髋内收跑；⑥快速前后加速跑。

（二）第二部分：力量、快速伸缩复合练习和平衡练习

1. 等级 1

①腹桥；②侧桥；③跪倒手撑；④单腿持球站立；⑤全范围蹲起；⑥垂直跳跃。

2. 等级 2

①单脚抬起腹桥；②动态侧桥；③跪倒手撑；④单腿站立与队友手传球；⑤向前的弓步行走；⑥侧向跳跃。

3. 等级 3

①单手单腿腹桥；②单腿侧桥；③跪倒并回到起始位；④单腿站立并与同伴相互干扰；⑤双人单腿蹲起；⑥多方向跳跃。

（三）第三部分：跑动练习

①长距离冲刺；②跨步跑；③小步跑换单腿站立并变向侧切。

在进行练习的过程中，保证正确的姿势非常重要，其中好的身体控制包括下肢力线对齐、膝关节不超过脚尖、落地轻等。教练员应注意及时提醒并纠正运动员的错误动作。

第三节 篮球项目青少年运动损伤特点与防治措施

一、篮球项目青少年运动损伤特点

（一）运动损伤发生率

一项针对湖北省 12～18 岁篮球运动员的运动损伤调查发现，篮球运动损伤的发生率为 59.3%，其中男运动员运动损伤率为 66.7%，女运动员运动损伤率为 51.9%，并且随着年龄的增长，损伤的发生率也在增长。从损伤部位来看，前三位的分别是膝关节（38.21%）、踝关节（32.52%）、腰部（26.01%），与高校高水平篮球运动员的损伤部位排序保持一致，但和 CBA（中国男子篮球职业联赛）等职业赛事相比有所差异（踝关节损伤占比为 28.39%，膝关节为 22.61%，腰背为 13.71%），可见青少年运动员损伤部位与成年运动员有所不同。

美国一项连续 10 年的调查显示，在 20 岁以下的青少年篮球运动损伤中，男生损伤人数占到了 3/4；从年龄上看，15～19 岁的运动员占到了所有损伤人数的一半（每 1000 人发生率为 9.3），其中 13 岁的女生和 15 岁的男生的损伤率最高。从损伤部位看，下肢损伤为 42%，以足踝多见；上肢

损伤为 37.2%，以手指最多；头部占到了 16.4%。从损伤类型来看，骨折和脱位为 57%，脑部损伤为 14.1%。下肢损伤中最常见的是扭伤和拉伤，特别是踝关节；上肢损伤中最常见的是骨折和脱位，特别是手指，其次是拉伤和扭伤。从个体差异看，女生损伤多见于手指、膝关节的扭伤和拉伤及脑部损伤，男生多见于撕裂伤、骨折和脱位。

对 401 名运动员的损伤调查，共计损伤 629 例，其中急性损伤占 70%，慢性损伤占 30%。慢性损伤的发生率是每 1000 小时 1.0 次，最常见于下肢（占 66%），膝关节损伤是下肢损伤中发生最多的，达到了 45%，多为髌股关节疼痛、髌腱炎。另外腰背部的损伤也占到了一大部分。

一份系统性文献综述表明，下肢损伤是青少年篮球运动损伤中最常见的，占 35.9%～92%，其中足踝损伤是下肢损伤中最多的（16.6%～44%），其次是膝关节损伤（5%～20%）。从损伤原因来看，扭伤最常见，占所有损伤的 22%～65.5%，其次是拉伤（13.3%～17.7%）。从性别差异来看，男生的膝关节损伤中，21% 是半月板损伤，19% 是前交叉韧带损伤，10% 是侧副韧带损伤；而女生损伤的发生部位则为侧副韧带损伤（21%）、交叉韧带损伤（18%）、半月板损伤（13%）、髌骨脱位（13%）；也有部分运动员发生胫骨应力综合征和髌腱炎。上肢损伤多见于手指和腕部，占 40.2%～63.4%。脑部损伤多为轻度创伤性脑损伤（MTBI），面部、嘴巴、鼻子和眼睛也偶有损伤，且比赛中的损伤要比训练中多见，90% 都是比赛时发生的损伤。在投篮中，踝关节扭伤占 60%，女生在控球时发生损伤更为多见，前交叉韧带损伤多为非接触性损伤。

由于比赛的推进和运动员的疲劳，后半节的比赛往往更容易发生损伤，有 59% 的男性运动员和 63% 的女性运动员多在比赛后半节发生损伤，特别是最后一小节。

由于篮球场上各位置技术特点不同，损伤发生率也不同。在青少年篮球运动中，最易发生运动损伤的是得分后卫（47.8%）、中锋（34.8%）、控球后卫（17.4%）。得分后卫负责投篮，容易受到对手的威胁而产生损伤；中锋是负责抢篮板和封盖的，需要不断地发生身体接触，加上自身体型大，容易在抢篮板落地时产生损伤；控球后卫往往在外场负责从防守到进攻的过渡，速度与敏捷能力是与其他队员配合的基石，容易发生踝关节扭伤。

（二）不同部位运动损伤的特点

篮球比赛会出现大量的急停、急转、跳跃、突然改变体位、碰撞等动作，这就需要运动员具有强大的肌肉力量、爆发力和良好的关节灵活性。青少年运动员处于生长发育期，肌肉力量薄弱，肌肉控制能力（特别是手眼协调能力）不足，在进行大强度负荷训练时难免会造成运动损伤。运动损伤以急性损伤为主，多见于下肢，并且随着年龄和运动水平的增加呈增长趋势。下肢损伤以膝关节、踝关节损伤为主，上肢损伤以腕部损伤为主，躯干损伤多发于腰背部。

1. 膝关节

膝关节是最常见的损伤部位，急性损伤发生率高于慢性损伤，并且随着运动员水平的提高和年龄的增长，慢性损伤发生率呈现上升的趋势。膝关节损伤多为软组织损伤、韧带损伤、滑膜炎等。前交叉韧带损伤是最多见的，多为跳跃、落地、急停时，由于青少年股四头肌和腘绳肌力量不匹配，前交叉韧带难以对抗膝关节的过伸或者扭转应力而产生的非接触性损伤，且女性比男性多见，这可能和激素水平、骨盆大小、肌腱横截面积有关。在跳跃和落地时，由于骨腱结合部的反复快速牵扯，经常发生撕脱性骨折和髌腱损伤。胫骨粗隆的撕脱性骨折多见于膝关节突然暴力屈曲时股四头肌肌腱的牵扯；髌腱炎（又称"跳跃膝"）和胫骨粗隆病变则是由于青少年股四头肌力量和柔韧性不足，膝关节反复屈伸产生的慢性病变；而落地或者变向时产生的膝关节扭转或者侧向应力则可能伤及半月板和侧副韧带。

2. 足踝

足踝损伤多为踝关节扭伤、跟腱炎、第五跖骨应力性骨折。由于青少年踝关节稳定性差，若在落地或变向时踩到别人的脚，极易造成踝关节内翻扭伤（崴脚）（图1-7）。跟腱病变与篮球经常有跳跃动作有关，需要小腿不断收缩。

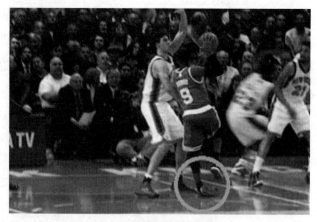

图1-7 篮球踝关节扭伤

3. 腰背部

腰骶关节的扭伤是最常见的损伤。在篮球中需要不断地加速、减速转体运球，青少年运动员核心肌力不足、稳定性差，反复牵拉腰椎周围关节和软组织易造成损伤。

4. 手腕部

手腕损伤经常发生在落地撑地时，屈曲过大容易发生舟骨骨折，伸展时容易发生尺桡骨骨折。软组织损伤多发生在三角软骨盘，损伤原因是落地撑地时产生的旋转应力。接球姿势不当容易产生手指侧副韧带损伤。锤状指则是手指戳伤时，伸指肌腱在末节指骨处断裂成撕脱骨折导致的手指伸直受限。另外，篮球大小不合适也是造成手腕损伤的因素。

5. 头面部

由于篮球运动需要身体接触和碰撞，而青少年运动员注意力不集中，发生摔倒的风险很大，容易造成头部创伤性损伤、鼻出血、眼部和口腔损伤。

二、篮球项目青少年运动损伤防治措施

（一）膝关节损伤的预防要着重于力量和神经控制能力训练

通过负重深蹲、硬拉等提高下肢整体的力量和爆发力，加强股四头肌和腘绳肌的力量和离心与向心力量比例平衡是预防前交叉韧带损伤的重点。此外，还要通过臀大肌、臀中肌的训练来增强膝关节控制和缓冲能力，预防髌骨疼痛和半月板损伤。对于髌腱炎，可以通过牵拉股四头肌和离心力量训练预防和康复。

（二）踝关节损伤的预防要着重于平衡和协调训练

通过单脚站立、横向移动、绳梯训练等提高灵敏性和控制能力。加强腓骨肌群的力量以预防慢性踝关节不稳。另外，贴扎和护具也能在比赛时辅助踝关节稳定。

（三）腰背部损伤的预防要着重于核心肌群的力量和稳定性训练

通过平板支撑、背桥、侧桥和动态旋转抗阻练习加强躯干的力量和稳定性。

第四节 网球项目青少年运动损伤特点与防治措施

一、网球项目青少年运动损伤特点

(一)运动损伤发生率

对 48 名 13～18 周岁的网球运动员的运动损伤调查发现,48 名运动员累计不同部位损伤 170 次,平均每人发生 3.5 次。青少年网球运动员容易出现损伤的部位主要是膝关节(21.8%)、肘关节(18.2%)、腰部(13.5%)、腕关节(11.8%)、肩关节(11.2%)。从损伤类型来看,主要是关节损伤(24.5%)、肌肉肌腱损伤(19.8%)、韧带损伤(17%)、滑囊炎(11.3%)。从损伤程度来看,轻度损伤占 68.7%,中度损伤占 27.1%,重度损伤占 4.2%,其中急性损伤(85.4%)比慢性损伤(14.6%)多。从损伤发生时间来看,发生在日常技术训练中的损伤占 35.4%,赛前集训时的损伤占 27.1%,身体素质训练时受伤占 20.8%,比赛中受伤占 16.7%。

美国大学体育协会(NCAA)在 2009—2015 年针对 44 名大学生网球运动员进行了一项调查,发现总体损伤的发生暴露率(Athlete Exposures,AE)是 4.9‰,并且比赛时(男性 8.9‰,女性 7.4‰)比训练时(男性 3.8‰,女性 4.2‰)高。

大学生网球运动员比赛时的总体损伤发生率为每 1000 小时 1.1 次。67% 的运动员会在一个赛季内出现运动损伤,并且比赛中出现的损伤都是急性损伤,69.6% 的损伤在训练中逐渐显现,27.6% 的运动员至少有一次慢性损伤的发生。

一项对 73 名年龄在 11～14 周岁的高水平网球运动员的调查发现,他们平均每周要进行 9.1 h 的训练和 2.2 h 的比赛。在 32 周的观察中发现共有 67 名运动员出现了 187 例健康问题,其中运动损伤 113 例,平均每周的健康问题发生率为 21.3%。47% 为慢性损伤,集中于膝关节(占 18.2%)、腰背部(17%)和肩关节(15.9%);呼吸和感染性疾病占 36%;而急性损伤占 13%,其发生率为每 1000 小时 1.2 次,常见的损伤为踝关节扭伤(占到急性损伤的 36%)和腹股沟拉伤(25%)。

一项对 861 名青少年网球运动员的调查显示,在过去的一年至少有 41% 的运动员报告至少有 1 次运动损伤,而 33% 的运动员出现了再次损伤。并且随着年龄的增长,损伤发生率也在增长(U12 为 11%,U14 为 28%,U16 为 36%)。在身体各部位中,腰背、肩关节、踝关节、膝关节和手腕最容易出现损伤。

一项调查对 55 名 12～18 周岁网球运动员进行了 2 年的追踪发现,39 名运动员有 100 例不同的运动损伤问题,其中 51% 是下肢损伤,25% 是上肢损伤,还有 24% 是躯干损伤。男女的损伤部位有所差异,男生损伤部位的前三位是踝关节(21.9%)、腰背(20.5%)和膝关节(12.3%);而女生损伤部位的前两位是腰背(22.2%)、膝关节(18.5%)。该调查发现,在红土球场和硬地球场的损伤风险并没有显著性差异,青少年每周训练超过 6 h 是产生腰背痛的风险因素。

(二)不同部位运动损伤的特点

网球运动属于技能主导类隔网对抗性运动项目,比赛中运动员常常要在做快速启动、急停、高压以及转体的同时完成击球动作,需要具备全面的身体素质和基本功。青少年不同于成年人,其软骨成分较多、骨密质较差、骨富于弹性而坚固性不足、关节较柔韧、肌肉收缩能力较弱、肌肉耐力差、易疲劳,因此多发生软组织、关节损伤。常见的损伤部位有腘绳肌、腹股沟、小腿三头肌和跟腱。网球运动中发球、正反手击球需要肌肉反复拉长和收缩，特别是在骨腱结合部，青少年的肌肉肌腱可以比骨头承受更大的力量，在青春期（13～25岁）容易发生撕脱性骨折，平均发生年龄为13.8岁。

1. 膝关节

发球、接高空球以及地面球过程中需要膝关节的半蹲位扭转和侧向移动。青少年腿部力量薄弱，如果训练时屈膝过多、运动负荷过大、重复动作过多、地面较硬，极易产生髌股关节疼痛、侧副韧带损伤和半月板损伤等膝关节问题。（图1-8）

2. 肘关节

肘关节损伤包括肱骨外上髁炎、肱骨内上髁炎以及肘关节尺侧副韧带损伤等。与成年人不同，青少年肘关节损伤最常见的是肱骨外上髁炎，即"网球肘"（图1-9）。青少年运动员动作技术未定型、力量不足，在反手击球时过度屈腕、击球动作太晚、上旋球动作过大、球拍过重等都容易产生肱骨外上髁炎。在优秀的青少年网球运动员中，常有人由于正手击球和发球腕屈曲过度用力产生肱骨内上髁炎。

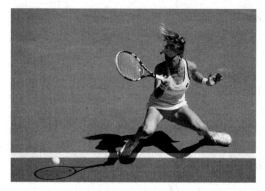

图1-8 网球下蹲姿势

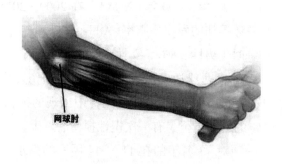

图1-9 网球肘

3. 躯干

在网球运动中，发球被认为是最易导致脊柱受损的动作，被称为"危险一击"（图1-10）。发球时背肌开始收缩，紧接着腹肌瞬间收缩使脊柱承受巨大的力量，加上身体的扭转，在腰部产生巨大的切应力，极易引起腰椎受损，而在发球的躯干预拉长阶段容易产生腹股沟拉伤。双手反手击球时身体前后摆动需要强大的扭转力，若击球时没有转肩，脊柱必须进一步旋转才能把身体转向球网，此时处于过度扭转状态的腰椎易产生扭伤。另外，当挽救和扣杀球时，由于存在切应力导致腰椎最大限度侧屈、转动和过度的伸展而易于产生局部软组织扭伤。

4. 腕关节

腕关节的运动损伤多为扭挫伤、三角软骨盘损伤、腕管综合征和腱鞘囊肿。网球击球时手腕需要固定，青少年运动员由于力量相对较弱，在击球时固定手腕的能力比较差，在持拍回击力量较大的来球时，如果击球动作过晚、击球位置过于靠后就很容易出现"翻腕"现象。此外，握拍方式、拍面大小、球拍重量、球线磅数的不同也会对腕关节和肘关节产生不同的影响，西方和半西方握拍容易对尺侧造成压力，而东方握拍则对桡侧压力过大。

5. 肩关节

常见的肩关节损伤有肩峰下撞击、肩袖损伤、肱二头肌长头腱鞘炎等。发球"搔背"（图1-11）或高位击球时，肩关节需要通过其过顶的内旋完成发力，由于青少年运动员肩胛骨稳定性不足、肩

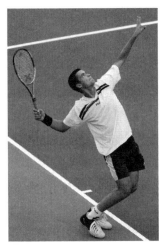

图 1-10 网球发球

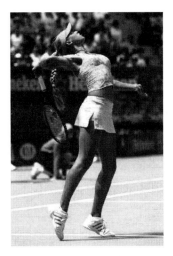

图 1-11 网球搔背

关节外旋肌力不足、抛球位置不良等容易产生肩峰下撞击、盂唇撕裂和肩袖撕裂。

6. 踝关节

青少年运动员由于足部内外翻力量不平衡，协调性不足，所以在启动、急停和横向移动中易产生踝关节内翻扭伤。

二、网球项目青少年运动损伤防治措施

（一）膝关节和踝关节

针对半月板和韧带损伤，最主要的防治措施是加强膝关节和髋关节周围的肌肉力量，通过加强臀中肌、臀大肌的力量和神经控制训练，减少对膝关节的压力。对于踝关节不稳，常用单脚闭眼站立、跳跃训练、绳梯训练、足踝周围的力量训练提高其稳定性。

（二）肩关节和肘关节

针对肩峰下撞击和肩袖损伤，需要通过加强肩袖外旋肌（冈下肌和小圆肌）和肩胛骨肌群（如菱形肌和前锯肌）的力量以对抗过强的肩关节内旋肌，从而提高肩胛骨稳定性。通过牵拉前臂肌肉和加强腕关节和肘关节屈伸肌的离心力量，可以有效地预防和缓解肘关节肌腱的损伤。

（三）躯干

躯干部位的运动损伤，可以通过平板支撑、背桥、侧桥、卷腹、背肌训练等加强各个平面的核心力量、提高平衡性和稳定性，还可以通过一些器械和功能训练，加强躯干抗旋转的能力。

第五节 乒乓球项目青少年运动损伤特点与防治措施

一、乒乓球项目青少年运动损伤特点

（一）运动损伤发生率

青少年乒乓球运动损伤发生率较高（48.33% ～ 88.2%）。有研究对我国部分省、市队 180 名青少年乒乓球运动员调查发现，损伤人数共计 87 人，损伤率达 48.33%。临沂市兰山区 167 名青少年乒乓球训练者，损伤人数共 91 人，损伤率达 54.4%。对河南、山东和河北三省的 10 所青少年乒乓球训练班中学员的运动损伤情况进行调查，发现其运动损伤率甚至高达 88.2%。

调查结果显示,启蒙训练中受伤者较少,运动员在4～7年的强化训练时期最易受伤,训练7年以上时受伤者逐渐增多,训练年限越长,损伤率也越高。由于乒乓球启蒙、初级、中级训练阶段,运动员的技术水平相对较低,回合少,击球的质量不高,出现受伤的情况较少。随着训练水平提高,强抗衡的技战术对抗和大强度的训练与比赛,使受伤比例逐渐增多。

乒乓球有各种不同的打法类型,对运动员的身体素质和技术要求也有所不同,所引起的损伤情况也有所不同。目前,直拍单面弧圈打法和横拍两面弧圈打法受伤人数相对较多。

(二)不同部位运动损伤的特点

青少年乒乓球运动员损伤部位主要集中在肩部、腰部、膝关节、腕关节、踝关节等,其中肩部损伤影响最大。

1. 肩部

肩部损伤以肩袖损伤为主。乒乓球运动肩关节的活动度很大,每天重复提拉、扣杀数千次(图1-12)。青少年肩关节周围肌肉薄弱,如果不注意加强肩袖力量的练习,就会增加肩部撞击的可能,导致肩袖及其周围的滑囊、韧带慢性劳损。肩袖损伤对运动员的运动能力影响较大,常常导致优秀运动员的过早退役。

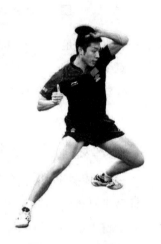

图 1-12 乒乓球扣杀

2. 腰部

腰部常见运动损伤为腰肌劳损、腰椎间盘突出症、腰背肌筋膜炎等。由于乒乓球运动一手握拍,单侧扭转发力,导致握拍手对侧肌肉发达,很多运动员腰部两侧肌肉力量不均衡,增加了损伤风险。准备活动不充分,深部躯干稳定肌(包括腹横肌、多裂肌)没有被激活,腰椎稳定性不足,也是造成腰部运动损伤的重要原因。

3. 膝关节

膝关节常见损伤包括膝脂肪垫炎、髌尖末端病、髌腱腱围炎、髌股疼痛综合征等。削球打法很容易引起膝关节损伤。乒乓球运动对步法的要求较高,下肢会有许多组合步法的起动、移动和制动,人体在不停地跑动中,膝关节始终处于不稳定的半屈曲位,若是髋、膝关节力量薄弱,则容易造成膝关节损伤。此外,长期处于屈膝半蹲位,髌股关节之间的摩擦和压力增大,极易导致脂肪垫及周围滑膜因过度使用而发生炎症。

二、乒乓球项目青少年运动损伤防治措施

(一)肩部

加强肩部肌肉力量训练、柔韧性训练和协调性训练,包括肩袖肌群和肩胛骨周围稳定肌群(斜方肌、菱形肌和前锯肌)的训练。

(二)膝部

加强髋、膝关节力量训练,尤其是髋关节外展肌、外旋肌、后伸肌和股四头肌。对于髌股疼痛伴有平足的患者,可以使用矫形鞋垫,利用博速球(BOSU)或平衡垫进行下肢协调性训练。

(三)腰部

加强腰腹肌肉(屈肌、伸肌、旋转肌群)力量训练和柔韧性训练,尤其要重视腰方肌和髂腰肌,因为腰方肌和髂腰肌疲劳和损伤常是腰痛的原因;加强核心稳定性训练,重视腹横肌和多裂肌的运动控制。

第六节 羽毛球项目青少年运动损伤特点与防治措施

一、羽毛球项目青少年运动损伤特点

（一）运动损伤发生率

青少年羽毛球运动员的运动损伤率（79.2%～94.2%）高于其他隔网运动项目。有研究在2004—2005年全国青年羽毛球锦标赛、2005年第九届全国大学生羽毛球锦标赛期间对参赛的23支球队共120名青少年运动员进行运动损伤调查，发现运动员年龄在14～21岁，损伤的人数95名，损伤率高达79.2%，男女间损伤率无显著性差异。

有研究对吉林省长春市135名15～18岁男子青少年羽毛球运动员进行运动性伤病的问卷调查，发现损伤部位出现频率由高到低依次为膝关节（23%）、踝关节（21%）、腰部（20%）、肘关节（18%）、肩关节（12%）、腕关节与其他（6%）。

（二）不同部位运动损伤的特点

青少年羽毛球运动员运动损伤部位多为下肢，与成年羽毛球运动员的损伤多发部位略有区别。不同级别的羽毛球运动员损伤的部位有所不同：运动员级别越低、训练年限越短，膝关节、小腿、踝关节和上肢的损伤率越高，腰部损伤相对较少；运动员级别越高、训练年限越长，损伤越集中在腰部，膝关节、踝关节次之。

1. 膝关节

髌尖末端病是羽毛球运动的特别损伤，尤以青少年运动员居多，羽毛球运动强度大、时间长，反复快速挥臂杀球及突然起跳或跨步急停，膝关节的稳定装置不断承受剧烈拉应力和牵扯力，股四头肌的收缩使得髌尖反复受到剧烈牵拉，造成劳损最终形成髌尖末端病。（图1-13）

2. 踝关节

踝关节损伤主要表现为距腓前韧带损伤、踝创伤性滑膜炎、跟腱断裂。跟腱断裂的发生率不高，但是其重复受伤率比较高，且多见于年龄较大的运动员。羽毛球运动员在训练和赛场上不停地前后、左右跨步移动或跳起扣杀，足部的平衡会遭到破坏，当被动地内翻、外翻超过踝关节正常的生理活动范围，则会出现踝关节损伤。

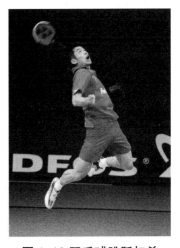

图1-13 羽毛球跳跃扣杀

3. 腕关节

三角软骨盘损伤是羽毛球运动中出现较为频繁的损伤，常见于年龄较小的青少年运动员。由于羽毛球运动对手腕的快速伸展具有较高的技术要求，加之手腕的三角软骨盘较为脆弱，反复不断地旋转碾压容易导致损伤出现。

（三）运动损伤性质

青少年羽毛球运动员运动损伤以慢性损伤为主，且多发于年龄较大、训练年限较长、级别较高的运动员。

（1）慢性损伤常见的是末端病，尤以青少年运动员居多，髌尖是主要发生部位，还常常见于肩部、肘部、坐骨结节、跟腱。这些慢性损伤治疗疗效欠佳，治疗期长，对训练的干扰较大。

（2）急性损伤多发于年龄较小、训练年限较短、级别较低的运动员，如踝关节扭伤、大腿肌肉拉伤等。踝部损伤的主要原因是踝关节周围肌肉力量弱、柔韧性差、稳定性不足、注意力不集中。肌肉拉伤是羽毛球运动中常见的损伤，由于项目特点，运动员起跳多，挥臂多，大跨步及弓步变向多，常常拉伤大腿、小腿后群肌肉（图 1-14）。

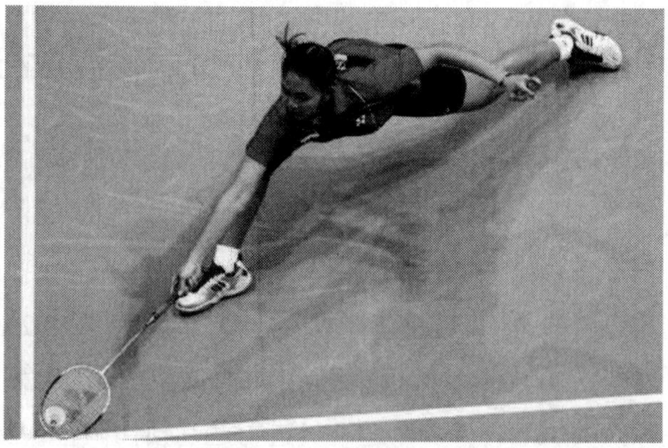

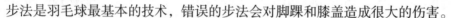

图 1-14 羽毛球跨步

（四）运动损伤因素

1. 技术动作错误

步法是羽毛球最基本的技术，错误的步法会对脚踝和膝盖造成很大的伤害。

2. 体能素质不足

羽毛球对运动员专项素质要求高，而青少年力量薄弱，缺乏体能训练，膝关节、踝关节等部位力量不足，因此运动损伤风险较高。

青少年羽毛球运动员动作模式中不对称、不平衡问题比较突出，而且动作模式中的运动神经控制能力较弱，容易产生损伤。

3. 运动器材和装备不合适

不合脚的鞋具（羽毛球鞋过大、过小或鞋底过硬），不合适的羽毛球拍、场地等，都是造成运动损伤的主要因素。

二、羽毛球项目青少年运动损伤防治措施

进行预防运动损伤的功能锻炼，加强易伤部位的训练是非常有必要的，具体方法如下。

（一）膝关节

加强下肢协调性训练，如股四头肌、腘绳肌、小腿三头肌的牵拉训练，尤其是股四头肌的闭链离心力量训练和髋关节周围稳定肌群的力量训练，有助于预防髌尖末端病的发生。

（二）踝关节

预防性踝关节训练计划应包括对肌肉力量、柔韧性、足弓形态、运动鞋、场地表面的评价，训练内容包括踝周肌群的力量训练、平衡训练、快速伸缩复合训练，还应重点拉伸跟腱和腘绳肌。

（三）腕关节

进行前臂屈肌练习，加强对腕部过伸倾向的控制，有利于防治腕关节损伤。

第七节 雪上项目青少年运动损伤特点与防治措施

一、雪上项目青少年运动损伤特点

（一）运动损伤发生率

国际滑雪联合会官方网站上国际滑雪联合会伤害监控系统（FISISS）2006—2016 年滑雪世界杯共计 10 个赛季的运动损伤报告显示：高山滑雪运动损伤发生率为 39%，自由式滑雪运动损伤发生率为 27.3%，单板滑雪运动损伤发生率为 22.7%。

1. 高山滑雪

高山滑雪（图1-15）各类损伤发生率为：关节及韧带损伤47%；骨折22%；肌肉及肌腱损伤12.4%；脑震荡及神经系统损伤7.2%；组织挫伤6.7%；皮肤撕裂伤2.9%；其他一些不明原因的损伤及统计失误共计1.8%。

按损伤发生部位进行统计时发现：下肢损伤56.8%（其中膝关节损伤40.3%）；躯干部损伤14.4%；上肢损伤12.5%（其中手腕部损伤11.1%）；头面部损伤8.5%；肩关节及其周围损伤6.6%；颈椎及脊柱损伤0.8%；其他0.4%。

2. 自由式滑雪

自由式滑雪（图1-16）各类损伤发生率为：关节及韧带损伤42.9%；骨折21.3%；脑震荡及神经系统损伤12.6%；组织挫伤10.1%；肌肉及肌腱损伤9.7%；皮肤撕裂伤0.7%；其他一些不明原因的损伤和统计失误共计2.7%。

按损伤发生部位进行统计时发现：下肢损伤44.4%（其中膝关节损伤32.3%）；躯干部损伤17%；头面部损伤14.0%；上肢损伤11.9%（其中手腕部损伤9.0%）；肩关节及其周围损伤11.0%；颈椎及脊柱损伤1.4%；其他0.3%。

3. 单板滑雪

单板滑雪（图1-17）各类损伤发生率为：关节及韧带损伤35.8%；骨折25.3%；组织挫伤12.4%；脑震荡及神经系统损伤12.0%；肌肉及肌腱损伤11.5%；皮肤撕裂伤0.9%；其他一些不明原因的损伤和统计失误共2.0%。

按损伤发生位进行统计时发现：下肢损伤36.9%（其中膝关节损伤17.8%）；上肢损伤19.7%（其中手腕部损伤10.5%）；躯干部损伤15.4%；肩关节及其周围损伤14.2%；头面部损伤12.6%；颈椎及脊柱损伤1.1%；其他0.1%。

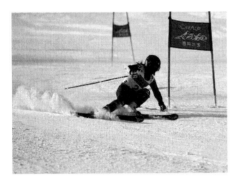 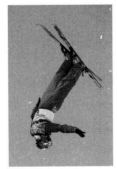 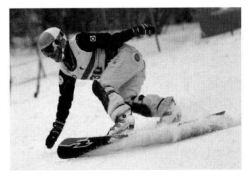

图1-15 高山滑雪　　　　图1-16 自由式滑雪　　　　图1-17 单板滑雪

（二）运动损伤特点

在雪上项目中，关节韧带损伤最为常见，且多发生于膝关节，可能是由于这三种雪上运动都属于速度和技巧相结合的运动项目。当高山滑雪运动员在完成技巧动作时，若滑雪板前端受阻，膝关节受力外翻，同时胫骨外旋，或是运动员在失去重心向前跌倒时，滑雪板前部及膝部着地、暴力撞击胫骨上端髌骨下方，膝关节屈曲，胫骨向前移位，也易造成膝关节半月板、软骨、韧带损伤。慢性损伤的发生可能与运动员需要长时间维持屈膝动作导致膝关节局部应力不均有关。自由式滑雪、单板滑雪的运动损伤原因与高山滑雪相似，运动员空中技巧及雪上技巧动作的完成都需要下肢的配合，尤其依赖膝关节的稳定和灵活。当动作技术不正确或膝关节稳定性较差时，运动损伤便会出现。

二、雪上项目青少年运动损伤防治措施

（一）力量训练

力量不足不仅导致急性损伤，也是膝关节慢性损伤的主要原因。建议在非雪季时，有针对性地对腹肌、股四头肌、腘绳肌、臀大肌进行力量训练。

（二）平衡及本体感觉训练

关节损伤会破坏其周围的本体感受器，使得神经传导速度减慢，平衡能力和本体感觉能力下降。因此，对于有踝关节损伤的患者，在损伤急性期过后，需要加强平衡能力和本体感觉训练。

（三）柔韧性训练

柔韧性训练后，大腿股四头肌、腰背部肌群及时得到放松，可很好地预防损伤、减轻症状。

（四）理疗

对于急慢性损伤，采用理疗可以起到缓解疼痛和促进恢复的作用。

（五）运动护具

对于初学者来说，护腕和头盔是必不可少的装备。护腕可以使腕部受伤的概率降低 2/3。其他护具，如护肘、护甲、护膝、护臀，也都能起到预防损伤的作用。

（六）专业指导

正确的技术动作能有效减少急性和慢性运动损伤的发生。

第八节 冰上项目青少年运动损伤特点与防治措施

一、冰上项目运动损伤特点

（一）短道速滑

一项对短道速滑运动员（平均年龄 21.7 岁）运动损伤的回顾调查发现，运动员最易受伤的部位分别是膝关节、踝关节、脊柱、大腿和腹股沟，其中膝关节和脊柱损伤以慢性损伤为主，踝关节损伤以急性扭伤为主，大腿和腹股沟以急性撕裂伤最为多见。（图 1-18）

（二）速度滑冰

国内有关速度滑冰运动员运动损伤发生率的调查发现：在所有的运动损伤中，膝关节损伤占 36.3%；踝关节损伤占 33.3%；腰部劳损占 12.1%。速度滑冰的慢性损伤有腰肌劳损、髌腱炎、髌骨软骨病等。但总体来说，速度滑冰运动损伤以急性损伤为主，可能与训练或比赛前准备活动不足，肌肉的生理机能还未达到最适宜的水平有关。因此，在运动开始前应进行充分的热身准备，使身体达到最佳水平，同时在训练结束后也应及时进行放松、休息。（图 1-19）

（三）花样滑冰

加拿大的一项关于花样滑冰运动员（平均年龄 18.9 岁）损伤发生率的调查显示：慢性损伤占所有损伤的 42.9%；急性损伤和跳跃损伤占 28.8%。踝关节是花样滑冰运动员最容易受伤的部位，其次是膝关节的慢性损伤和腰背疼痛。（图 1-20）

（四）冰球

一项针对国内专业冰球运动员（包括中国国家冰球队队员，平均年龄 23.8 岁）的损伤调查显

示：在所有的运动损伤中，膝关节损伤占 38.7%；腰部损伤占 26.6%；腕关节损伤占 17.2%；踝关节损伤占 8.9%；颈部损伤占 3.5%；肩关节损伤占 2.8%；肘关节损伤占 2.3%。（图 1-21）

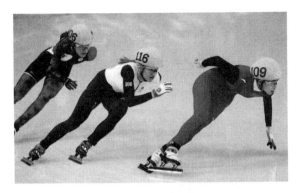

图 1-18 短道速滑

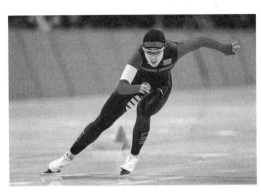

图 1-19 速度滑冰

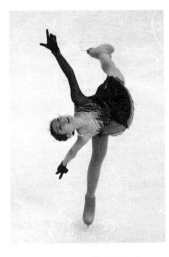

图 1-20 花样滑冰

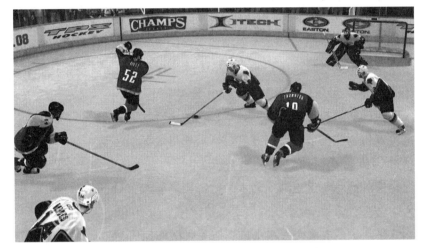

图 1-21 冰球

二、冰上项目青少年运动损伤防治措施

（一）核心训练

核心区肌群的训练可以改善身体的控制能力和平衡能力，能够起到稳定脊柱、骨盆和髋关节周围肌群的作用，使核心稳定力量得到增强。常见核心训练主要有平板支撑、侧桥等。

（二）力量训练

腘绳肌力量训练可以有效地降低运动员大腿后群肌肉拉伤的发生率。增加股四头肌力量对缓解膝关节周围慢性损伤至关重要，可进行 30° 屈曲的负重蹲起和股四头肌的开链训练。髋关节力量训练，尤其是髋关节屈曲肌群、外展肌、外旋肌和后伸肌的训练，可以降低中等到严重程度的膝关节周围疼痛症状及腹股沟拉伤的发生率。小腿及踝关节力量训练可以有效减少踝关节扭伤的发生，可进行踝关节各个方向上的弹力带抗阻练习。

（三）本体感觉训练

踝关节的本体感觉训练对于预防运动损伤、提高运动表现和改善踝关节扭伤后的不稳定性都十分有益。

（四）正确的技术动作

正确的技术动作可以有效地避免运动员在比赛和训练时的运动损伤。

（五）物理治疗

对于发生急性损伤的运动员，在急性期过后应进行适当的理疗，这样不仅可以促进损伤的恢复，更可以防止急性损伤转为慢性损伤。

第九节　马术项目青少年运动损伤特点与防治措施

一、马术项目青少年运动损伤特点

（一）运动损伤发生率

马术项目包括现代五项马术项目和专业马术项目，是最容易发生事故的运动项目之一（图1-22）。青少年女子马术运动员损伤比例是男子的3倍，青少年使用头盔的比例（86%）低于成人（92%），入院率（18%）高于成人（13%）。25%的受伤患者年龄小于16岁，55%的受伤患者年龄小于25岁。

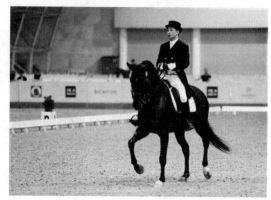

图1-22 马术

美国疾病控制中心研究显示，马术比赛比摩托车比赛发生损伤的风险要高3倍。马术项目比其他运动项目（足球、曲棍球、棒球、骑自行车）损伤发生率低，但伤害的严重程度更高。马术的伤害相当于汽车对行人的伤害，骑马1 h受伤的概率是骑摩托车的20倍。

每年大约有8个人在从事类似美式橄榄球等激烈运动时脑外伤死亡，但每年有60个骑手因马术运动事故而死亡。在所有从事体育运动而造成的脑外伤事故中，马术运动员占12%，比例最大。

（二）常见的运动损伤类型

在马术项目中，青少年头部、颈部和面部是最常受伤的部位，其次是上肢、腹部，然后是下肢。颅骨、颈部合并面部骨折是最常见的损伤类型。青少年相对于成人头部或脊椎受伤概率更大，肢体受伤概率较小。青少年住院最常见的原因是骨折，最常见的致死原因是头部损伤，其次是多器官功能衰竭和出血。

在马术运动损伤中，头部受伤，特别是颅内损伤是常见的，严重则导致死亡。马术运动导致的创伤性脑损伤占总损伤的9.2%，12～18岁人群损伤相较其他年龄段最高。男性患者创伤性脑损伤是女性患者的3倍，可能会发展成严重的体育创伤性脑损伤的概率比女性患者高1.85倍。脑震荡是创伤性脑损伤的主要类型。脑震荡的急性体征和症状很容易被忽视，重复性脑震荡可导致第二次影响综合征，这是一种致命的疾病，并伴有弥漫性脑水肿、脑疝或慢性创伤性脑病。

骑手在马背上重心垂直地上下运动、骑乘姿势不正确、不能掌握骑马节奏都会使脊柱压力增加，进而产生脊柱损伤。

二、马术项目青少年运动损伤的防治措施

（一）核心训练

核心肌群包括腹直肌、腹横肌、多裂肌、腹内斜肌、腹外斜肌、腰方肌、竖脊肌等，可以在不

稳定平面上进行平板支撑、侧桥、臀桥、对角线模式的旋转力量练习等。在训练中要注意腹式呼吸。

（二）不稳定平面训练

马背是不稳定平面，若要提升在不稳定平面上控制姿势的能力，可以借助博速球（BOSU）、TRX 训练带（全身抗阻力锻炼），进行四肢力量和平衡、协调能力练习。

（三）神经肌肉训练

神经肌肉训练重点是提升运动员的反应速度，有助于其在即将摔下马时知道怎样保护自己从而使伤害最小化。可进行的训练有多方向快速移动练习、仰卧起身快速冲刺跑、急停变向跑等。

第十节　游泳项目青少年运动损伤特点与防治措施

一、游泳项目青少年运动损伤特点

（一）运动损伤发生率

青少年游泳运动员运动损伤发生率为 84%。慢性损伤概率（76%）要高于急性损伤（27%）。青少年游泳男、女运动员损伤比例分别为 79%、89%。对北京游泳队 42 名青少年游泳运动员调查显示，发生运动损伤 29 例，损伤发生率为 69.19%，男女运动员损伤发生率分别为 80.95% 和 57.14%。损伤率前三位的部位分别是：腰（33.33%）、肩（30.95%）、膝（19.09%）。对比 2009 年、2013 年、2015 年 3 届国际泳联世界锦标赛，肩部损伤率最高（15.0%，22.1%，19.2%），其次是头部（9.0%，15.1%，10.0%）。最常见的损伤类型是扭伤（19.9%，12.4%，19.3%）和拉伤（15.7%，16.3%，14.8%）。最常见的损伤原因是过度使用（37.4%，27.4%，41.7%）和接触性损伤（30.7%，41.1%，33.9%）。

（二）常见的运动损伤类型

1. 游泳肩

游泳肩（图 1-23）表现为肩前疼痛，主要是由划水过程中肩袖与喙肩弓之间的撞击和摩擦、错误的技术动作、肩关节周围肌力的不均衡、稳定性不足、协调性不好等原因造成的。游泳运动员由于长期使用单侧呼吸方式，造成不对称发力，长此以往就会造成身体两侧肌肉力量不平衡。肩关节囊松弛产生了更大剪切力，容易造成慢性劳损。在自由泳抱水和划水阶段，主要靠胸大肌和背阔肌的向心收缩，长期进行这样的运动会导致肩关节内收肌和内旋肌肌力明显强于外展肌和外旋肌，从而引起肩关节周围肌群肌力失衡。

2. 腰背损伤

入水姿势、泳姿不正确、核心力量差都会引起腰背损伤。蝶泳和蛙泳对背伸肌力要求较高，如蝶泳运动员通过反复快速的上肢划水及下肢打水动作提供动力，收紧腰部肌肉维持身体平衡和控制方向。蝶泳和蛙泳运动中需要抬头换气，躯干要重复过度背伸，会造成腰椎棘突不断挤压、撞击，发生棘间韧带和周围软组织的损伤。若核心力量不足，在运动过程中腰背部承受高强度且重复的负荷，容易出现韧带和肌肉的拉伤。

3. 膝关节损伤

游泳运动员膝关节损伤的主要原因是错误的技术动作，包括蹬腿和划水动作。游泳运动员膝关节损伤多见于蛙泳，俗称"蛙泳膝"（图 1-24），表现为膝内侧或前侧疼痛。与其他泳姿相比，

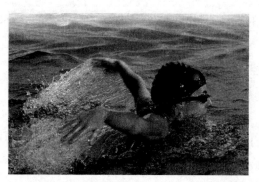

图1-23 游泳肩

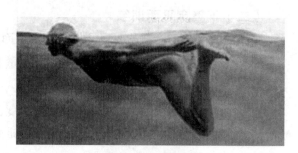

图1-24 蛙泳膝

蛙泳运动员膝关节损伤的风险高出5倍，且多见于女运动员。蛙泳技术动作要求在髋关节内收状态下蹬腿外翻，而过大的髋关节外展角度与膝关节损伤有关。蛙泳运动中快速伸膝会增加膝关节外翻负荷，表现为膝关节内侧间隙的张力增加，引起鹅掌腱或滑囊炎，甚至会引起髋关节内收肌的拉伤。当膝关节屈曲90°时，稳定性最差，最容易发生膝外翻和拉伤。

二、游泳项目青少年运动损伤防治措施

（一）专项体能训练

1. 肩关节

应重点加强肩胛骨周围肌力、肩关节外旋肌力的练习，改善肩关节旋转肌力的不均衡性，并应配合肩胛骨的稳定性、协调性训练。自由泳运动员尤其要加强练习菱形肌和肩胛下肌（单臂负重划船、负重肩后下拉），注意放松胸大肌和斜方肌，可以选用泡沫轴和筋膜球。

2. 腰背部

加强腹肌、髋关节周围肌肉和腰背肌的力量练习，提高神经肌肉控制能力，防止骨盆过度前倾和腰椎过度前屈。重视髋关节周围肌群肌力的对称性和协调性训练。可以在不稳定平面上，借助博速球（BOSU）、平衡垫增加训练难度。

3. 膝关节

加强膝关节内收肌和腘绳肌的力量练习，增加膝关节的稳定性。重视内收肌的离心训练，防止蛙泳项目肌肉拉伤。可以选用在不稳定平面上进行单腿闭眼练习，增强膝关节的本体感觉。

（二）纠正错误的技术动作

正确的躯干滚动可以降低肩胛骨的过度前伸，从而维持正常的盂肱关节位置，避免肩峰下摩擦与撞击。通过游泳技术动作的分析，查找错误动作出现的原因，预防运动损伤。

第十一节 不对称运动项目青少年运动损伤特点与防治措施

一、不对称运动项目青少年运动损伤特点

不对称运动项目最易发生的运动损伤是特发性脊柱侧弯（图
1-25）。特发性脊柱侧弯常发于青春期前期或骨骼生长发育成熟前，
即 10 ~ 16 岁，且女性发病率高于男性。从小进行专项训练的运动
员，尤其是从事某些不对称运动或躯干柔韧性需求较高的项目时，
脊柱两侧肌力发展不平衡、脊柱周围韧带松弛等因素都有可能引发
脊柱侧弯。

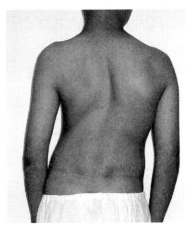

图 1-25 特发性脊柱侧弯

　　一项关于 116 名青少年排球运动员的脊柱侧弯筛查中，有 6
名运动员确诊，患病率达 5.2%，是当地同年龄段普通青少年患病
率的 5 倍。排球运动中，运动员优势侧上肢、肩胛带及背部肌肉激
活程度和使用频率更高，易形成两侧肌肉力量的失衡。运动员在完
成排球扣球、上手发球和篮球投篮、扣篮等动作时，主要负荷从优
势侧上肢转移到锁骨，然后传至胸椎，导致胸椎单向旋转频率增加，应力集中于胸腰椎过渡的区域。
研究证实，此类项目中侧弯易发生于脊柱的下胸段和胸腰段。另外，篮球控球动作中脊柱屈向控球
侧且骨盆向该侧倾斜，易形成腰椎侧弯和双侧骨盆的高低差异。

　　训练过程中长时间保持躯干不对称姿势的项目也容易引发脊柱侧弯，如射击、击剑等。一项针
对我国 45 名步枪射击运动员的研究中发现脊柱侧弯者有 14 例，占 31%；另一项包含 70 名国家集
训队手枪射击运动员的 X 线筛查中发现，运动员脊柱侧弯发生率在 50% 以上，其中以固定靶射击
运动员居多。射击运动员训练和比赛中躯干长时间保持不对称的姿势，特别是步枪立姿运动员为了
保持的身体稳定，躯干长时间向右后侧（托枪侧）倾斜，从外观上看，运动员右肩高于左肩，骨盆
向左前方突出，长期训练导致腰椎向左侧凸，以 L4-5 节段最为严重。与射击运动相似，击剑运动
员单侧负荷器械重量并长时间保持技术动作要求的姿势，久而久之形成胸椎侧弯，胸椎多凸向对侧
而非持剑侧。

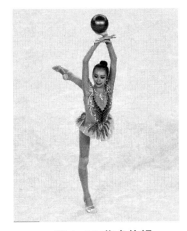

图 1-26 艺术体操

　　躯干柔韧性需求高且转体动作频繁的项目，如艺术体操（图
1-26）、花样滑冰等，极易诱发脊柱侧弯。国外一项研究对 100 名青
少年艺术体操运动员进行 X 射线筛查，有 12 例确诊为脊柱侧弯，患
病率达 12%；而我国一项关于 26 名优秀体操运动员脊柱侧弯的研究
中，14 名运动员 Cobb 角 >10°，患病率高达 50%。艺术体操、花样
滑冰等项目要求运动员具备较高的躯干柔韧性，长期训练导致脊柱周
围韧带松弛，椎体稳定性差，当两侧椎旁肌发展不平衡时易形成脊柱
侧弯。

　　此外，艺术体操和花样滑冰中有许多单脚站立及单侧转体动作，
比如"阿拉贝斯"和"阿提丢"均为一腿支撑另一腿后伸，此时后伸
侧骨盆上提，腰椎向支撑侧凸起，在此基础上进行转体动作会进一步

造成脊柱两侧结构、力量失衡。而且躯干长期进行单侧旋转发力，胸椎也会发生侧弯改变。

二、不对称运动项目青少年运动损伤防治措施

在日常训练过程中应注意增加非优势侧或非负重侧的动作练习，交替使用双侧，或在常规训练结束后增加对称动作或对侧肢体的练习和游戏；基础力量训练时注意脊柱两侧肌力均衡发展，并增加有脊柱凸出趋势一侧的力量训练。对于单侧持较重器械的项目，如击剑、射击、网球等，在青少年时期应指导运动员选择重量适宜的器械，早期训练中减少立位静态保持的时间，多做动态训练。随着运动员脊柱发育趋于成熟及肌肉力量不断增强，逐渐递增静力性训练量。训练、比赛后应充分牵拉放松躯干肌肉，尤其是脊柱趋向凹陷一侧的肌肉，准备活动和整理运动时可增加胸廓平移、骨盆控制等矫正性训练。

本章小结

对于青少年运动员来说，最容易导致运动损伤发生的重要个人因素有年龄、性别、体格、体能、身体缺陷和心理等，而外部因素则包含运动、场地、装备、天气、教练员和比赛控制等。运动损伤是这些因素共同作用的结果。绝大多数的运动损伤都是不严重并且可以预防的。运动损伤的预防可以分为初级、次级和三级预防。

最常用的初级预防措施包括：

① 运动员参加运动前的医学检查；

② 热身、牵拉练习、整理活动；

③ 提高身体素质；

④ 加强有关运动、身体素质和健康方面的培训；

⑤ 加强环境安全；

⑥ 采用合适的运动装备和保护措施；

⑦ 适应运动规则；

⑧ 公平竞争。

次级预防措施包括对运动损伤早发现或进行及时的救护。

三级预防则是进行预防性体能康复训练。

第二章 青少年运动损伤的生物力学

　　运动损伤的发生与人体的生物力学密不可分。本章概述了生物力学在研究青少年体育运动方式、受力情况及相关损伤中的应用，包括某项运动中确定运动方式和受力情况的基本原则和青少年运动员常见的上肢、下肢损伤和脊柱损伤的生物力学评估。

第一节 长骨的特殊性

　　近些年来，青少年参加高强度运动人数的增多，以及随之带来的运动损伤发生率的增高，已经引起了运动医学界和科学界的重视，研究重点集中在对伤后治疗方法的再评估和损伤预防上。初步评估应包括对运动项目的运动方式、力学因素以及对单独运动个体特殊运动方式的评估。

　　青少年运动损伤生物力学研究的目的是：结合受力情况、运动方式和解剖结构对技术、训练方法、损伤和康复进行评估，通过对损伤进行生物力学研究，使我们更好地探索预防和治疗运动损伤的方法。

　　成年人的生物力学研究资料可以为青少年运动员提供参考，但并不是简单的套用，因为青少年不是"微缩的成人"，青少年存在生长发育的问题，应对其解剖结构、骨骼和肌肉力量和损伤的长期影响予以特别关注。只有了解身体各关节的功能以及与体育运动相关的生物力学因素，才能提高对预防损伤和康复训练的运动技巧和训练方法的认识。

　　在运动生物力学中，一般将长骨作为一个动作节段。在评估运动损伤时，了解长骨的特殊性非常重要。长骨包括骨干和骨骺，长骨轻微弯曲，可以使力量更好地分布在整块骨上，从而更好地吸收冲击，减少骨折的发生。解剖力线可以影响作用力的分布及运动方式，由于应力分布的改变和身体适应能力的下降，骨骼排列不齐将会导致损伤概率增加。

一、骨骺的特性

骨骺（epiphyseal growth plate，又名生长板，也称骺板）是分隔骨干和骨两端的环状软骨。青少年时期，此种软骨结构使其成为骨的最薄弱部分。在未成熟的骨骼中，软骨主要位于三个部位：骨骺、关节面、主要肌肉－肌腱单位的骨突附着处。骨的纵向生长发育在骨骺部。骨骺表面形状像人的指纹，在减少骨所受冲击时起重要作用。骨生长时剪切力容易损伤骨骺。值得注意的是，生长发育期不同部位的骨骺闭合时间不同，了解骨骼的成熟过程以及重要生长发育阶段，对于预防骨骼系统损伤十分重要。

骨骺部的损伤占所有运动损伤的6%～18%，参加对抗性运动（如橄榄球和曲棍球）的青少年运动员比其他项目的青少年运动员发生骨骺损伤的概率要高。骨骺损伤可引起该部位的结构改变，包括弧度、肢体长度、成角和骨骼力线的改变，这些改变将影响身体的生物力学功能，严重的骨骺损伤还可能导致部分或完全的生长停止。有些骨骺损伤对生长发育的影响不会马上表现出来，但影响时间很长，在康复期间需要长时间的随访，包括肢体长度的测量以及X射线检查。

骨骺损伤对青少年的影响程度与损伤部位、严重程度以及个体运动水平有关。在康复过程中，可以通过评价与改进运动技术、减少加重损伤的因素等措施来提高治疗效果，而最终的功能恢复情况是完全正常或者出现代偿性动作，在活动时对其他解剖结构上的应力适应性增大。

二、骨的特性

骨可以承受不同方向、不同强度的应力。在相同的应力机制下，青少年的损伤与成人不同，原因在于其未成熟的骨骼肌肉系统特点，主要有以下三点：① 由于拥有多孔结构，儿童骨的弹性要大于成人骨，青少年未成熟骨的高弹性使得骨在发生骨折前能比成熟骨发生更明显的形变，未成熟骨有更好的重塑能力，但也可能发生过度重塑，出现生物力学功能改变；② 骨在压缩与牵拉状态下更容易损伤；③ 肌力不平衡使得骨骼更容易过度扭曲，由于肌肉附着点改变、运动方式改变和骨突形成高应力区等因素，愈合的过度成形和排列不齐都能够加大损伤的危险。

根据Wolff定律，正常的骨骼生长需要一定的应力，作用在骨骼上的应力决定了骨骼生长的方式，所以骨骼功能的改变会导致骨骼生长方式的改变。运动量和运动强度过大会导致骨的不规则生长，如网球和棒球运动握拍臂的桡骨和肱骨增粗，年轻滑雪运动员的手脚增大，儿童的腓骨肥大等。

不同于成年人发生更多的韧带损伤，青少年更容易发生骨骺骨折和撕脱性骨折，原因是骨骼强度的增大迟于韧带和肌腱强度的增大，从事某些需要承受较大突然外力项目的年轻运动员撕脱性骨折的发生率较高。对儿童而言，当外力作用于骨生长中心的骨突处，容易发生骨骼损伤而不是韧带和肌腱损伤。

骨软骨病与发育紊乱和软骨骨化有关。不同生长时期，训练中骨骼受到的应力对骨骼的影响不同。反复创伤和肌力失衡将使软骨骨化受阻，导致骨软骨病的发生，病理变化表现为骨骺异常、骨化区域分离。骨软骨炎可导致关节绞索、失稳、关节退行性变、压缩性骨折和关节活动度丧失。此变化随着年龄的增长和骨骼的成熟会进一步加重（仅有很小的可能性再向正常的生长方式生长），导致下肢不等长与成角畸形，如布朗特病中的表现，可能最终导致运动员运动生涯的结束。一些措施可以减轻骨软骨炎的影响，如正确的技术训练、合适的鞋、限制运动时间、缩短赛季和夏训时间等。

可导致运动生物力学改变的因素有：① 一些与生长突增期有关的因素（如肌肉长度、力量平衡和骨骼力线的改变）；②在高对抗性项目中，速度、力量和技术水平的提高均可能是损伤多发的原因；③ 依据年龄分组的运动员存在体形差异，同样也可能导致生物力学的异常。

青春期前运动员的损伤机制与青春期运动员和成人运动员的损伤机制各有特点。年龄较小的儿童运动员脊柱损伤的发生率低于年龄较大的儿童运动员，这可能与脊柱的发育程度有关，年龄较小的儿童承受较轻的体重，运动相对缓慢，也是原因之一。年轻运动员未达到其所参与的相应级别比赛要求的技术水平也会导致损伤率增大，这和力量不足与技术动作不正确有关。

第二节 生物力学在运动损伤预防和病因学中的作用

生物力学在研究损伤方面的作用是多方面的，主要有以下几点：① 可以增进对运动损伤病因学的理解，有助于制订正确的训练计划和改进运动技巧；② 有助于预防损伤和防止损伤复发；③ 对技术动作受力情况的生物力学研究有助于提高运动能力和减少损伤。

损伤危害表现在以下几方面：① 影响运动能力；② 出现代偿性动作，增加损伤以外部位的应力与受伤概率；③ 加速疲劳，使运动员反应下降，容易受伤。技术上的微小改进，即可改变特定的关节受力，从而减少损伤的发生。例如，改变运动员仰卧举重时的姿势，手臂姿势的改变可以使手臂和肩关节保持更好的力线，从而减少肩关节所受的剪切应力，减少损伤的发生，并能提高运动员的举重能力。

高强度运动能影响肌肉的力量与柔韧性。如果强调各肌群不平衡的力量训练，可能会导致肌力失衡和柔韧性下降，进而出现生物力学与运动方式的改变，影响运动能力，增加受伤的概率。不正确的技术动作引起的过度负荷，以及因失衡造成解剖上的排列不齐都会引发肌肉力量和柔韧性的失衡损伤。在生长期，过度负荷损伤的反复发生与运动员的身高和体重增加有关。可能的原因是，随着肢体长度的增加，身体重心变高，杠杆力变大，从而增大关节所受应力。力量增加和重复练习可永久性改变（骨）关节排列不齐，例如年轻的体操运动员脊柱反复过伸的动作易导致峡部不连。

骨骼、肌肉损伤的机制主要有三方面：① 巨大的外力或压力会导致急性损伤或严重创伤；② 较小力量的反复刺激会导致受力部位没有足够的休息恢复时间，引起微小损伤或过度使用损伤；③ 过度的不协调动作以及受力过大，会增加运动损伤发生概率。

过度使用损伤的常见原因是训练不科学，包含以下几种情况：① 最常见的训练错误易发生在赛季的开始阶段，此时青少年运动员要在较短的时间内从相对安静的状态转变到高强度的训练状态；② 还会发生在刚从伤病中恢复的运动员，或在短期内增加训练距离、投掷次数和比赛次数的运动员身上；③ 夏训的活动也可导致过度使用损伤的发生，因为在训练中安排高强度和高密度的训练与比赛，使得骨骼肌肉系统只有很短的时间恢复和适应，从而增加过度使用损伤的发生概率，甚至因为疲劳或过劳积累发生急性损伤；④ 运动员参赛级别的突然变化，常会导致骨骼肌肉系统的过度负荷，此种过度负荷常超出骨骼肌肉系统的适应能力。

对技术动作受力情况的生物力学研究有助于提高运动能力和减少损伤。例如，棒球投球时全身协调用力要比仅用上半身发力能提供更大的投球力量，并减少身体所受应力。各个关节的同步运动是成功完成投掷动作的重要保证，同时也能降低损伤的危险性。

伤后的康复对青少年运动员非常重要，除了力量和柔韧性练习外，还应改进技术动作，循序渐进地重返赛场可降低伤病复发的概率。技术动作的评估有助于了解容易损伤的真相。

第三节 运动损伤的生物力学评估

一、上肢

青少年运动员，特别是投手和体操运动员容易发生肘关节损伤。肘关节在解剖学上是稳定关节，但投手和体操运动员经常出现肘部过伸，进而导致肘关节运动损伤的发生。由于青春期运动员肩部和肘部力量增加，损伤常表现为骨骺部的撕脱性骨折，15 岁左右青少年骨骺部分闭合时，撕脱性骨折比完全性骨骺骨折更常见。

肘关节多种损伤与投掷动作有关，引起疼痛的潜在原因包括投掷次数过多、肌肉力量失衡、动作不正确和不同投球动作时解剖学上力线发生改变。

投手肘关节疼痛多发的一个重要生物力学因素是在投掷过程中存在一个加速期的外翻应力，牵拉肘关节内侧，挤压外侧。需要指出的是，可以对投球的每个阶段进行评估，而后对技术加以改进，减少损伤的发生，除了研究肘关节和肩关节的力线，也要研究躯干和下肢的位置和运动方式。减少运动损伤的一个有效措施就是尽量减少身体不正常的应力，如减少每局或每场比赛的投掷次数。

体操运动员是肘关节疼痛和过度使用损伤的另一高发人群，主要是因为他们常以上肢作为承重系统，损伤表现为肘关节内侧牵拉伤和外侧挤压疼痛。另外，体操垫太软会导致腕关节的过度背伸而产生损伤。跳跃转体时腕关节过伸和尺偏，在进行支撑和翻转动作时，手部固定，而前臂反复承受扭转应力易导致骨骺损伤。其他因素还包括进行重复性动作、高难度动作时技术不正确。

改变扭转运动的方向，减少运动量，尤其是调整应力大小和不协调姿势，如减少手腕过度背伸，可以预防损伤发生和复发。随着动作力量和重复次数的增加，发生损伤的危险性也在加大。由于骨龄滞后，其抵抗应力导致成角畸形的能力下降。避免或尽量减少负重可以防止损伤复发。教练员应该仔细评估运动员的力量和柔韧性，并依据个体差异制订合理的训练计划。

肩关节周围的肌肉是稳定肩关节的重要因素。肩关节是最容易发生脱位的关节，脱位在儿童和青春期人群中很常见，这是因为年轻人肩关节肌肉组织弹性的增加会导致其不可逆伸展，韧带的松弛程度和创伤时肩关节所承受应力的大小也是影响损伤的因素。

肩关节松弛度增加会影响肩关节的稳定性，尤其是进行受力运动时，肩关节周围肌肉力量的不平衡会导致肩关节受力不对称。肩关节撞击综合征的发生和肩周肌力不平衡有关，主要是肩袖相对无力和超负荷所致。肩关节在完全屈曲下旋转，会增加损伤的风险，多见于游泳和投掷项目，为防止复发，必须改进技术和训练方法。

二、脊柱

腰痛是青少年运动员最常见的运动损伤。腰部过伸动作是引起腰痛的主要原因，如橄榄球中的阻截、举重中的推举塌腰、撑竿跳、跳水、投掷、体操和网球发球等。当反复进行以上动作时，常发生上下关节突之间的椎板（峡部）应力骨折，最常见于第五腰椎。

体操运动员的骨折几乎都是峡部的骨折，该部位也是橄榄球内锋骨折的多发部位。这两个项目人群腰部应力性骨折的发生率是普通人的 4 倍。峡部不连是体操中最常见的腰部损伤。

三、下肢

儿童最常见的下肢损伤部位之一是股骨远端骨骺。篮球和足球急转动作时强大的扭转应力，以及接触性运动中屈膝外翻应力常是股骨远端骨骺损伤的原因。青少年韧带的强度比临近的骨骺和关节软骨大，这种强度的不平衡就是儿童和青春期运动员膝关节韧带损伤发生率低于1%的原因。

胫骨和腓骨骨折在青春期运动员中也很常见。在橄榄球运动中，膝关节外侧常承受较大力量，会导致胫骨近端的骨骺损伤。胫骨近端骨骺损伤包括胫骨结节骨折。这些骨折常发生在减速动作中股四头肌强力收缩的时候，此时，膝关节伸直并受到了压缩应力。篮球运动中的起跳和落地，也可引起这类骨折，此时小腿在减速运动，而膝关节却在持续伸直甚至过伸。

踝关节骨折常发生在胫骨和腓骨骨骺闭合前，大部分受伤的运动员年龄在15～16岁。踝关节骨折包括外旋损伤导致的胫骨远端骨折和三翼骨折，内翻损伤导致的腓骨远端骨骺骨折。

下肢的骨突损伤主要发生在骨盆和股骨。高强度接触性运动和承受很大应力的动作可导致骨突部分或完全与骨分离。青少年踢足球时肌肉力量过大可以导致坐骨结节撕脱，多见于膝关节伸直而髋关节屈曲时。

髂前上棘撕脱性骨折的原因是缝匠肌止点处的过度收缩。缝匠肌起到屈曲髋关节和外旋的作用。跑步运动员反复进行屈髋动作，因此常发生此类骨折。髂嵴骨突炎是髂嵴骨骺的一种炎症，在越野跑和长跑中多见，多由腹肌在髂嵴止点处反复牵拉所致。

奥施病又称"非关节骨软骨病"，也称"牵引性骨软骨病"，是另一种骨突损伤，由髌腱在胫骨结止点部的多个微小撕裂引起。本病主要发生在10～15岁青少年中，且男孩比女孩多见，跑跳等有股四头肌参与的动作可能会因髌腱牵拉胫骨结节部而出现收缩疼痛，疼痛常发生在生长突增期或紧随生长突增期。股四头肌的牵拉通过髌腱造成髌腱在胫骨结节附着处撕裂，通常是由过度生长综合征引起的伸膝装置（主要包括股四头肌肌腱、髌骨和髌腱）不平衡导致的，骨骼生长但肌腱不生长，导致腘绳肌和股四头肌柔韧性下降。

辛丁－拉森－约翰逊氏病（Sinding-Larsen-Johansson Syndrome）是髌骨下极骨骺炎，发生在髌骨下极部位的多处微小损伤，与髌腱的反复牵拉有关。

跟骨牵拉性骨突炎又称"塞维尔病"，常见于足球和篮球运动，以及其他需要大量跑动和跳跃的运动中。小腿三头肌和足底筋膜于跟骨骨突部位垂直方向的牵拉，产生很大的剪切应力，引起足跟疼痛。由于力量分布和运动方式的改变，跟腱紧张和足过度前旋还可以导致青少年其他运动损伤。

跖骨头无菌性坏死，是反复创伤引起的缺血性跖骨骨骺坏死所致。青少年运动员因其足部反复受压，为此病的高发人群，常受累于第二跖骨。由于跖骨是前足分散应力的重要结构，这种损伤对运动能力影响极大，表现为前足疼痛，特别是会在负重时疼痛加重。本病在12～15岁发病率最高，且女孩发病率高于男孩。骨骺分离及跖趾关节继发退行性变与本病有关。

髌骨骨折多是直接暴力所致。在骨骼系统不成熟时，髌骨主要由软骨构成。带有一小片关节软骨的髌骨下极骨折最常见，是一种髌骨撞击坚硬物体所引起的急性损伤。

青少年运动员的损伤并非都由一次受力或者撞击导致。在受到冲击时，应力会被骨骼、肌肉和结缔组织吸收。冲击力量主要由肌肉吸收，但在肌肉疲劳或者力量过大时肌肉并不能吸收所有的冲击力时，骨骼、肌腱和关节软骨受到的负荷会加大，可能导致肌腱的微小撕裂或骨骼的微小损伤。当冲击力超过解剖结构的承受能力时将发生损伤。

　　那些需要反复动作的运动会导致青少年运动员骨骺超负荷。例如，跑步可能导致股骨骨骺滑脱，在负荷的反复作用下，股骨近端骨骺会从正常的垂直位移动到相对易损伤的位置，剪切力作用于股骨干，可导致股骨头移位。

　　应力性骨折的影响因素包括肌肉和骨骼强度的不平衡、短时间内训练量增加过快、地面过硬和运动鞋不合适等。解剖学异常的个体容易发生过度使用损伤，例如，髌股应力综合征常见于股骨过度前倾的青少年跑步运动员，髋关节过度内旋会导致步态的支撑中期足过度前旋，出现膝关节 Q 角增大，从而加大髌股关节面的负荷。股骨的前倾、膝关节的内翻和外翻、胫骨外旋增加以及前足过度前旋都是引起膝关节疼痛及损伤的原因。

　　儿童膝关节过度使用常累及伸膝装置。骨骼和肌肉生长不平衡可导致髂胫束紧张，引起活动度受限或导致骨骼结构移位，出现受力与骨关节排列改变。例如，髂胫束紧张常导致膝关节外翻，股四头肌作用力偏向外侧常导致复发性髌骨脱位和半脱位。

第三章 青少年运动损伤预防的基本措施

青少年作为一个特殊群体，正处于生长发育的黄金阶段，其运动损伤发生的特征和损伤的发展，除了受到与成人相似的损伤原因以及性别、训练年限等因素的影响外，还会受到自身发育特点的影响。青少年时期，由于各器官系统发育不完全，神经肌肉控制能力以及协调和平衡能力尚不完善，且肌肉力量薄弱、动作技术不稳定、运动时易疲劳，再加上缺乏良好的自我保护意识，很容易导致运动损伤的发生。

从整体情况来看，青少年参与体育运动的人数逐年增多，其运动伤病发生的数量在过去20年有很大的增长。但青少年运动损伤约75%无须复杂的医疗处置，因为最常见的损伤是擦伤或其他并不严重的损伤，如轻微扭伤、拉伤和挫伤。不同运动项目的急性运动损伤中，骨折的发生率较高，为15%～60%，其中以上肢骨折最为常见。此外，儿童轻微创伤及过度使用损伤的发生率也呈上升趋势。

青少年若在运动过程中出现损伤，很有可能对其生长发育产生终生影响。因此，预防并在损伤发生后进行及时的处理尤为重要。本章将从肌肉牵拉、运动护具的使用、运动贴扎、运动损伤的现场急救与处理等方面，介绍有关青少年运动损伤预防的基本措施。

第一节 肌肉牵拉

肌肉牵拉的目的是维持和改善关节活动范围，增加肌肉的柔韧性。青少年在运动前后进行适当的肌肉牵拉，有利于提高运动表现，减轻肌肉疲劳，预防运动损伤的发生。根据动作的特征可将牵拉技术分为静态牵拉、动态牵拉、本体感神经肌肉促进技术、振荡牵拉等。

一、静态牵拉

静态牵拉是指肢体在一定活动范围内缓慢、柔和并保持一定时间的牵拉练习，是一种安全有效且简便易行的增加关节活动范围、发展柔韧性的方法。在运动前，静态牵拉作为准备活动可以降低肌肉的黏滞性，增加肌肉的顺应性和关节活动度，有利于提高肌肉的工作能力，发展肌肉力量，预防运动损伤。在运动后，常常用于整理活动，能即时放松肌肉，改善局部循环，加速消除疲劳，有效预防延迟性肌肉酸痛与肌肉劳损等。

（一）分类

静态牵拉一般划分为主动和被动两种方式。被动牵拉所施加的力是由外在（同伴施加的力或机械力）所提供的；而主动牵拉所施加的力是由锻炼者自己提供的。

进行主动性静态牵拉时，主动肌保持收缩，牵伸相应的拮抗肌，尽力牵伸到最大幅度并保持较短时间。主动性牵伸受到肌力的影响不能达到最大的牵伸范围，相对安全但幅度不大。

进行被动性静态牵拉时，主动肌不收缩，依靠外力牵伸拮抗肌。牵伸的姿势可以通过自身体重或外界力量维持，能够有效提高关节活动度，降低肌肉紧张，加速局部血液循环，预防损伤的发生。

（二）基本原则

牵拉时不应超过肌肉的牵拉极限，否则可能会造成肌纤维和结缔组织的损伤，应以达到能感知一定酸胀感、有轻微不适但能耐受的程度为宜。

（三）方法

当肢体牵拉达到某一位置时，将肢体固定在该位置保持 30 ～ 60 s 后放松，可重复 2 ～ 3 次。牵拉时要配合呼吸的调整，不要憋气。

（四）注意事项

长时间的静态牵拉会使肌肉过于松弛，组织温度降低，血液循环受阻，导致肌肉力量下降，还会使中枢神经的兴奋性下降，神经冲动传导速度减慢，从而影响运动表现力。因此，静态牵拉在准备活动中总是较早进行的，安排在针对特定运动的热身活动和动态牵拉之前，或者运动训练全部结束之后进行。（图 3-1）

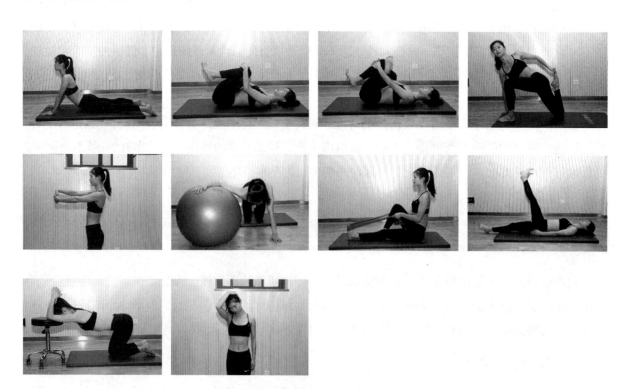

图 3-1 全身主要肌群静态牵拉动作

二、动态牵拉

动态牵拉作为准备活动的一部分，其动作常常集平衡、稳定、协调、牵伸为一体，以缓慢、有控制地活动肢体来增加关节的活动范围。动态牵拉练习可以激活稳定关节小肌群，使参与运动过程的关节更加稳定，使得机体更快地进入工作状态，增加运动表现力和预防运动损伤。

在进行动态牵拉时，一般采用与专项技术动作相似的动作，在原地或规定的距离内重复 5～10 次，在重复中缓慢地将肌肉牵伸到最大范围。在牵拉的过程中要体会肌肉积极性收缩的感觉，避免由剧烈地摆动和回弹而引起的牵张反射。应注意牵拉时要循序渐进，牵拉过程中不能为了追求额外的关节活动范围而偏离动作标准。

下面简单介绍几种常用的动态牵拉动作。

（一）单腿抱膝提踵

方法：直立，左腿直膝支撑，右腿缓慢抬起，两手抱右膝至最大幅度，左脚跟提起，保持 1～2s，控制重心，尽量避免晃动。还原直立，换另一侧牵拉。原地或行进进行，重复 5～10 次。（图 3-2）

目标肌肉：臀大肌，半腱肌，半膜肌，股二头肌。

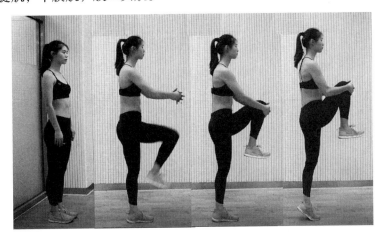

图 3-2 单腿抱膝提踵

（二）侧弓步

方法：直立，两臂前伸或置于胸前，保持上体直立，一腿侧出一步，成侧弓步。弓步幅度尽可能大（大腿与地面平行最佳）。还原直立，换另一侧。原地或行进进行，重复 5～10 次。（图 3-3）

目标肌肉：臀大肌，股内收肌。

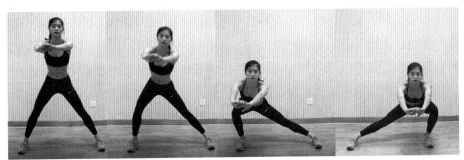

图 3-3 侧弓步

（三）爬行

方法：俯卧，身体展平，四点支撑。两腿直膝向前移动至离手最近的距离，双臂前移至身体展

平，还原成起始姿势。牵拉过程中，注意保持躯干笔直，不要塌腰。原地或行进进行，重复 5 ～ 10 次。（图 3-4）

目标肌肉：半腱肌，半膜肌，股二头肌，竖脊肌。

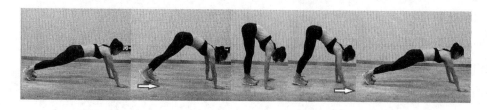

图 3-4 爬行

（四）弓步压肩

方法：直立位，右腿提踵，左腿向前迈出成弓步。右手撑地，左臂屈肘下压，尽量使肘贴近地面。左右交替，原地或行进进行，重复 5 ～ 10 次。（图 3-5）

目标肌肉：髂腰肌，腹内斜肌，腹外斜肌，比目鱼肌，腓肠肌。

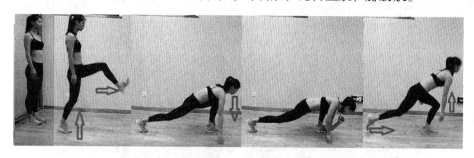

图 3-5 弓步压肩

三、本体感觉神经肌肉促进技术

本体感觉神经肌肉促进技术（Proprioceptive Neuromuscular Facilitation，PNF），是通过刺激人体本体感受器，激活和募集最大数量的运动肌纤维参与活动，促进瘫痪肌肉收缩，同时通过调整感觉神经的兴奋性以改变肌肉的张力，缓解肌痉挛的一种神经肌肉促进技术。PNF 技术在牵伸前包含静力收缩的成分，有助于改善肌肉力量，在放松牵拉过程中具有良好的放松肌肉效果和改善牵伸肌肉内血液循环的作用。PNF 技术与静态牵伸技术相比，能更好地增加关节活动度，不仅有助于发展柔韧性，还是预防延迟性肌肉酸痛的有效方法。下面简要介绍最常用的两种 PNF 牵伸方法。

（一）缓慢 – 逆向运动 – 保持 – 放松 – 相反方向牵伸

如要牵伸大腿后肌群，首先将被牵伸者的下肢在伸直状态慢慢抬起，在适当抵抗的同时，将肢体牵伸至接近该关节的最大活动范围，令被牵伸者向牵伸相反方向持续用力，并保持 10 s 左右。然后放松肌肉，接着缓慢牵伸用力的肌群，将肌肉牵伸至更大的范围，保持 30 s 左右，再次重复上述过程 3 ～ 4 次，直至最大牵伸范围。

（二）收缩 – 放松 – 向相反方向牵伸

第二种方法与前一种方法相比较为简单，如要牵伸某块肌肉，先令其主动收缩，抵抗外力，保持 10 s 左右，然后放松，同时向相反方向牵伸，将肌肉牵伸至最大长度后，保持 30 s。再次重复上述过程 3 ～ 4 次，直至最大牵伸范围。

无论是第一种方法还是第二种方法，均可在肌肉放松后，令被牵伸者主动收缩原动肌，操作者同步实施牵伸练习。

四、振荡牵拉

振荡牵拉（Ballistic stretching）也称"摆动牵拉"，是指通过快速的肢体摆动，将肌肉的活动范围拉伸至最大的牵拉练习。在一些现代科学文献中提倡在比赛前或在极限强度运动前即刻使用振荡牵拉，这在增加肌肉和身体温度、增加肌肉间的血流量，以及为运动中特殊需要的肌肉做好准备等方面有重要意义。

但是这些练习是动态的，而且相当突然，牵拉产生的肌肉张力相当于静力伸展的两倍以上，因而可能引起肌肉酸痛，甚至肌肉损伤。振荡牵拉激活了牵张反射，会产生相反的结果，使被伸展的肌肉收缩，而阻碍伸展过程。

摆动牵拉的明显特征是运用了弹性拉伸，无论是肌肉的弹性还是组织的弹性。常见的摆动牵拉有肩绕环、侧压腿、扩胸运动等。

（一）肩绕环

两臂肩侧屈，做绕环动作。绕环时保持动作速率与幅度适中，身体保持笔直，不可前后摆动。向前绕环、向后绕环各做 15 ～ 20 次。（图 3-6）

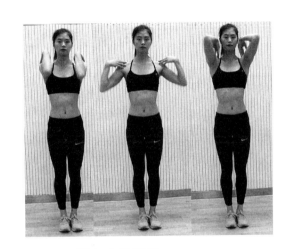

图 3-6 肩绕环

（二）侧压腿

一腿屈膝全蹲，全脚掌着地；另一腿脚跟着地伸直，做振荡性下压，以达到牵伸肌肉的目的。一侧做 15 ～ 20 次，换另一侧练习。（图 3-7）

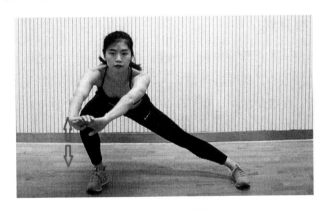

图 3-7 侧压腿

（三）扩胸运动

两臂做屈臂扩胸和直臂扩胸，手展开或半握拳皆可，主要拉伸胸部和肩关节周围肌肉（图3-8）。也可以两手向上或一上一下振臂。

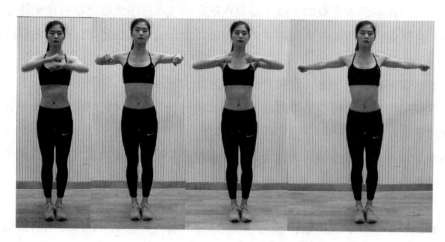

扩胸运动

图 3-8 扩胸运动

第二节 运动护具的使用

运动护具是保护运动中的人体免受伤害的一种工具。运动中，相应关节、肌肉、韧带因为反复且频繁的延展与挤压容易发生损伤，且运动时瞬间的挥击、拉伸动作也会使强度不足的肌腱等软组织发生拉伤或扭伤的情况。护具可以通过限制某一关节的活动度、协助相应的肌肉收缩并减缓可能的过度牵拉，吸收冲击力量，达到防护的目的。因此，青少年可以针对不同的运动项目选择必要的护具，来预防运动伤害或保护已受伤的部位。

一、护具的功能和特性

护具的设计结合了生物力学和运动人体科学的知识原理，能够矫正错误姿势、减少关节活动、分散过度压力、避免再次伤害。从相关专利技术的发展历程来看，运动护具始终朝着舒适、灵活、更符合人体运动学的方向发展。随着体育运动的快速发展、科技水平的提高，运动护具已趋向于针对单一项目的特别需要来进行设计，兼具了美观性、功能性与舒适性且经济实惠，运动参与者可以多次使用、自己穿戴并调整，使运动变得更舒适、更安全。

二、护具的种类和分级

运动护具按照佩戴部位一般可分为护头、护肩、护肘、护腕、护腰、护腿、护膝、护踝、组合运动护具和其他运动护具。另外，根据运动护具的功能特性和适用运动及对象，还可将其分为初级防护护具、进阶防护护具、高级防护护具和极限防护护具。运动护具的种类很多，要针对不同的运动项目选择适合的护具，对容易受伤的部位进行有效保护。

（一）初级防护护具

初级防护护具主要用于预防保护，适合一般大众使用。此类护具具有轻、透、软、弹的特点，佩戴时感觉舒适，多为针织式护具，使用医疗级剪裁，具有较高的弹性和包裹性，其适宜的保温功能一定程度上有利于血液循环，适用于所有运动对象及运动项目。（图3-9）

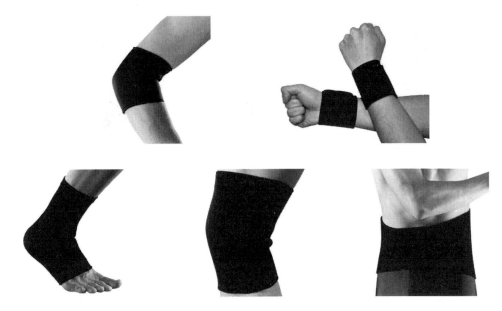

图 3-9 初级防护护具

（二）进阶防护护具

进阶防护护具大多使用氯丁橡胶（Neoprene）材质，包覆性和束缚力较初级防护护具有一定的提升，弹性较初级防护护具低，在具备初级防护护具大多数特点的同时，还具有缓解肌肉疲劳的功能，适用于所有运动对象及运动项目，不仅能预防或减轻损伤的发生，还能起到辅助治疗作用。（图3-10）

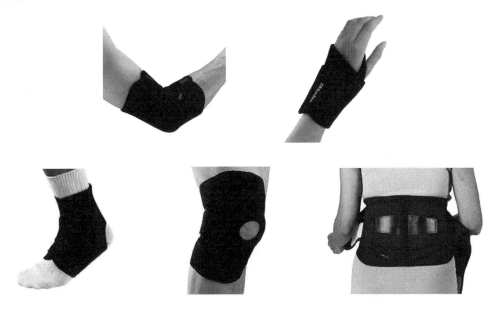

图 3-10 进阶防护护具

（三）高级防护护具和极限防护护具

高级防护护具和极限防护护具多在氯丁橡胶（Neoprene）材质的面料里植入软支撑，这是相对于前两级护具的一个本质区别。其弹性较低，但支撑力强、固定性强、保护性高，能有效预防关节损伤的发生，但由于束缚力强，建议每 2 h 卸下以利于软组织休息。适用于运动员或者长期参与激烈运动的运动爱好者，能够有效预防肌腱、韧带的撕裂和关节扭伤，保护已受伤的部位。（图3-11）

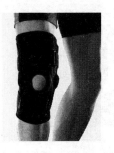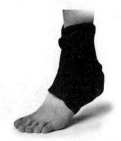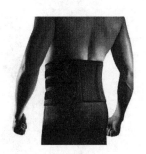

图 3-11 高级防护护具和极限防护护具

三、青少年运动中的护具使用

（一）青少年头盔的使用

青少年头部与手指是最容易发生运动损伤的部位，其次是踝关节和膝关节。头部损伤是青少年运动损伤中最主要的致死原因。因此，在运动过程中对头部的保护至关重要，使用头盔可以大大减少头部重伤的危险系数，从而避免不幸事件的发生。目前，许多运动项目要求儿童参与时佩戴头盔，例如冰上项目（轮滑、冰球、速滑、滑雪等）和户外项目（攀岩、骑行等）。选择的头盔要轻量、坚固、透气，最重要的是要具有良好的缓冲性能，以吸收发生头部撞击时所产生的巨大冲击。（图 3-12）

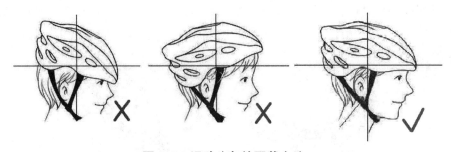

图 3-12 运动头盔的配戴方法

（二）生长痛护具的使用

生长痛是一种发生在青少年生长最旺盛期之前的肢体疼痛症状，临床上十分常见，但确切的发生机制尚不明确。在对青少年生长痛分布部位的调查统计中可以发现，青少年生长痛以膝关节周围最为高发，小腿周围及大腿亦为常见。（图 3-13）

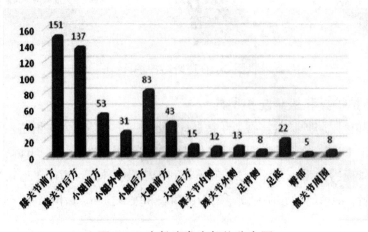

图 3-13 生长痛发生部位分布图

生长痛的发生多与孩子活动量相对较大、长骨生长较快、局部肌肉肌腱的生长发育不协调相关。因此，对于有生长痛症状的青少年来说，可以适当使用护具对肌腱止点进行压迫，从而缓解疼痛症状。（图3-14）

（三）防摩擦贴布的使用

青少年在各种运动中容易因各种因素发生跌倒，跌倒后导致的擦伤也十分常见。擦伤后的创面容易受到其他异物的影响而导致感染。运动前在容易受伤的部位，如肘关节、膝关节使用防摩擦贴布可以有效预防皮肤擦伤。（图3-15）

值得注意的是，在日常生活的运动锻炼中，应尽量避免长时间使用护具，高风险的运动中也要适当使用护具。

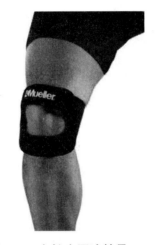

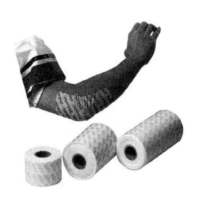

图 3-14 生长痛压迫护具　　　　　　　　图 3-15 防摩擦贴布

第三节 运动贴扎

一、运动贴扎的概念

运动贴扎是指借助无弹性和有弹性的材料来保护运动员的受伤部位或保护运动员免于受伤的方法。运动贴扎的作用如下：

—— 限制过度或异常的动作，以支撑和保护不稳定关节。

—— 促进肢体或关节的本体感觉反馈。运动时，贴扎可以增进伤处本体感觉的反馈，使运动员下意识地提早收缩关节周围的肌肉而控制其不稳定现象。

—— 压迫及限制动作，以支撑和保护肌肉、肌腱等软组织。

—— 固定和保护关节及周围软组织，常用材料包括垫片、敷料、夹板等。

贴扎可以减少受伤的概率，缓解疼痛症状，但没有治疗作用。无论贴布或者护具多么有效，它们仍然不能代替运动的功能。经常性贴扎而缺乏运动是绝对不够的。因此，损伤的预防应当以自身身体素质强化为主，在必要的情况下选择合适的贴扎加以保护。

二、运动贴扎的材料

要完成各种不同的贴扎保护工作，需要许多工具。一般分为无弹性的贴布、有弹性的贴布和绷带、肌内效贴布、皮肤膜、剪刀等，这些材料各有不同的材质和尺寸。

（一）无弹性的贴布

无弹性的白贴布单侧有胶、可被撕断，通常是可透气的，其长度为 15 yd（1 yd=9.144 m），宽度有 1 in（1 in=25.4 mm）、1.5 in 和 2 in 三种主要选择，是应用最广泛的材料，使用时可以根据贴扎部位或损伤预防目的来选择贴布尺寸。（图 3-16）

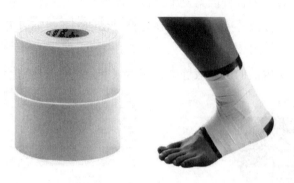

图 3-16 无弹性贴布

无弹性贴布可以为关节提供足够的支撑以实现对关节动作的限制。例如：无弹性的白贴布贴扎踝关节时，可以预防踝关节过度内翻而导致的踝扭伤。尽管白贴布可以提供很好的支撑保护，但是有不易使用的缺点。因其无弹性，所以在对身体凹凸不平的部位贴扎时易产生褶皱，因此需要花费大量时间来学习如何使用这些贴布，使它们能顺畅、平整且有效地保护被贴部位。

（二）有弹性的贴布和弹性绷带

当被支撑保护的身体部位需要较大活动时可利用有弹性的贴布（重弹贴布、轻弹贴布）（图 3-17、图 3-18）或弹性绷带（图 3-19）进行贴扎。目前，弹性贴布的宽度主要有 1 in、2 in、3 in、4 in；弹性绷带主要有 2 in、3 in、4 in、6 in 等不同的宽度，可符合不同部位的需求。例如：当需要用环绕的方式来保护腿后肌肉时，使用 3 in 或 4 in 弹性贴布能使肌肉正常收缩而不会限制血液循环。

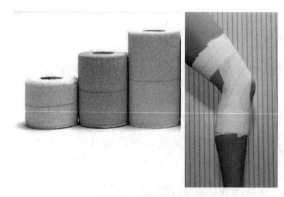

图 3-17 重弹贴布

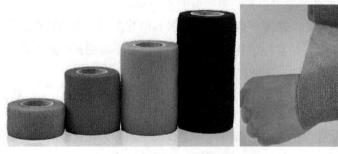

图 3-18 轻弹贴布

身体受到急性伤害时，利用弹性绷带包扎来提供压迫力量是很有效的处理方式。利用压迫（通常配合冰敷处理）可以有效地控制由软组织损伤引起的肿胀。但要注意在利用弹性绷带进行包扎时力度的控制，可通过观察指（趾）甲床的颜色来判断是否有血液循环受到限制的现象。若甲床的颜色由粉红转为暗沉或蓝灰色，就表示绷带绑得太紧而妨碍了正常的血液循环。

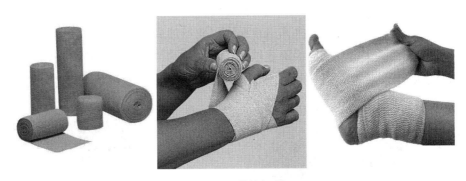

图 3-19 弹性绷带

一些保护性的护具和护垫通常用来限制活动、保护伤处或分散伤处可能会承受的压力，贴布和绷带就是将这些护具固定在伤处的工具。这些护具有泡棉、毛毡、橡胶、热塑板、聚乙烯甚至玻璃纤维等。

（三）肌内效贴布

肌内效贴技术是软组织贴扎技术的一种。肌内效贴布有着良好的弹性，利用其自身的弹性回缩力，可沿神经肌肉走向应用于身体各个部位，且不影响关节活动范围。不仅能满足运动过程中的灵活性和舒适性，还可以通过不同拉力、方向和贴布与软组织的交互作用起到支持、激活和放松组织的作用。已有的研究表明，肌内效贴布具有预防和治疗运动损伤、协助肌肉收缩、缓解肌肉疲劳、消除组织肿胀和缓解疼痛等作用。肌内效贴布的使用方式有着专业的贴扎原则，需要根据贴扎目的按照一定的形状和方向使用不同拉力贴于特定的起止部位。（图 3-20）

不同的贴扎形状和方向有着不同的作用，主要分为 I 形、Y 形、X 形、O 形和爪形。I 形支持和放松肌肉，亦能提高肌肉能力表现；Y 形可以调整肌肉张力，适合放松紧绷的肌肉；X 形可以促进

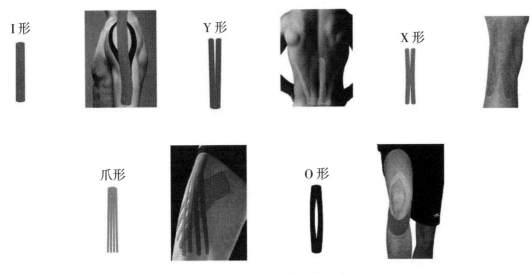

图 3-20 肌内效贴常用贴法

固定端的血液循环，适合部位止痛；O形可以固定及保护，应用于骨折或软组织损伤；爪形可以将组织液导引进最近的淋巴结，常用于消肿。一般从肌肉的起点贴向止点是对该肌肉的促进，反之则是让该肌肉放松的贴扎方法。

（四）其他

在使用白贴布、重弹贴布、轻弹贴布和弹性绷带时，常配合使用其他工具。例如：对需要长时间包扎或皮肤易过敏的人可使用皮肤膜来减少贴布对皮肤的刺激（图3-21）；助粘剂可以增加皮肤膜在皮肤上的牢固性；去粘剂帮助去除皮肤膜；水泡垫片可以防止皮肤擦伤（图3-22）；蕾丝垫可以保护皮肤，减少水泡的发生；护垫用来做伤后的处理，保护水泡不受压等。

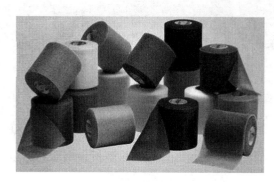

图 3-21 皮肤膜

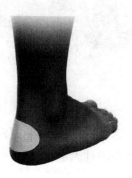

图 3-22 水泡垫片

三、常见部位的损伤及贴扎方法

（一）踝关节扭伤

众所周知，踝关节是所有运动项目中最容易受伤的部位之一。据统计，踝部损伤约占所有运动损伤的25%。大约85%的踝部损伤是踝关节外侧韧带的损伤，而踝关节外侧韧带是固定和维持踝关节位置的重要结构，损伤后容易导致踝关节不稳而发生多次扭伤，因此应特别关注踝关节损伤的预防。

1. 闭锁式编篮贴扎法

闭锁式编篮贴扎法利用白贴布在做完固定锚点贴扎后，做数道马镫和马蹄贴扎的交叉组合，结束时，以一道或数道锁跟贴扎来完成。步骤如下：

（1）将踝关节摆在90°中立位并维持至贴扎结束。

（2）在腓肠肌肌腹下缘做两道固定锚点贴扎。

（3）在足部中端（尽量靠近踝关节）处做一道固定锚点贴扎，不可太紧；如遇较敏感者，可忽略此道贴扎。（图3-23）

（4）做马镫贴扎时，若是内翻性扭伤，应由内向外拉；若是外翻性扭伤，则应由外向内拉。（图3-24）

（5）做水平式的马蹄贴扎时，原则上应由内向外拉。马镫和马蹄贴扎垂直交叉于内外踝处（图3-25）。反复进行马镫和马蹄贴扎，做3次交叉的组合，形成编篮状（图3-26）。

（6）做双侧连续锁跟贴扎，分别经过外踝、跟腱中点，环绕足跟后回到跟腱中点再至内踝。

（7）"8"字贴扎，上绕至小腿，下绕至足。（图3-27）

（8）以环形贴扎覆盖所有空缺，整个贴扎完成。

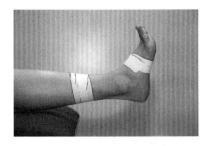
图 3-23 上下锚点

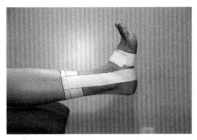
图 3-24 由内向外的马镫

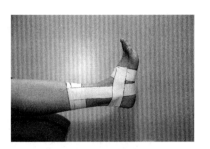
图 3-25 马蹄

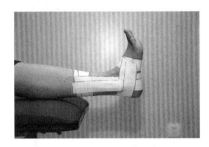
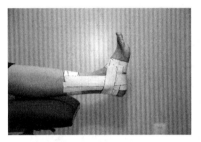
图 3-26 三条马镫与三条马蹄交叉编篮

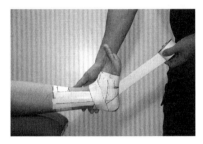
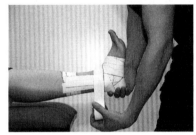
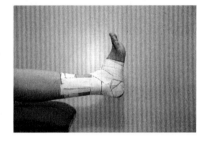
图 3-27 双侧锁跟与"8"字

2.开放式编篮贴扎法

开放式编篮贴扎法可以用来给运动员刚受伤的踝关节提供支撑和压迫。整个贴扎流程和闭锁式编篮贴扎法类似,但贴扎时是将足踝背部"空"出来。当然,在已做开放式编篮贴扎处理的踝关节上可以利用弹性绷带进行覆盖,以提供更多的压迫,到了晚上需要拆掉绷带,但开放式贴扎仍可保留。

3.踝关节加压包扎法

在利用白贴布做完踝关节扭伤的包扎后可以使用弹性绷带进行加压包扎以提供更多的压迫。

踝关节加压包扎法步骤如下:

(1)把绷带的一端放在脚踝上,从外部沿着脚缠绕绷带,不要从内部绕,确保绷带缠绕的位置和方向正确。(图 3-28)

(2)一手把绷带的一端压在脚踝上,另一只手把绷带从外部绕在脚上。从前方到脚跟缠绕三圈,每圈都使绷带相互重叠一半。(图 3-29)

(3)"8"字包扎。绕着脚包裹 3 圈以后,把绷带提起绕过脚背再回到脚踝。然后绕到脚跟,绕过脚背、脚底再回到脚踝。(图 3-30)

(4)固定绷带。用金属扣子把绷带的末端固定好。如果绷带最后带有黏合剂,则用黏合剂来固定。(图 3-31)

注意:绷带应该牢固,但不能包扎得太紧,否则会阻碍血液流通。要确保包扎均匀,没有膨胀或隆起,如果需要则重新包扎一次。

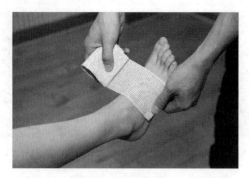

图 3-28 包扎起始

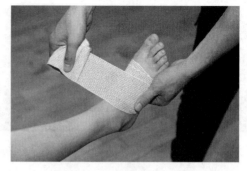

图 3-29 环形包扎三圈

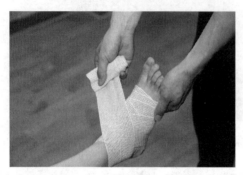

图 3-30 "8"字包扎

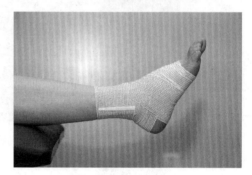

图 3-31 固定绷带

（二）膝关节损伤

脚在地面不动时，身体向膝关节外侧冲击或经常重复膝关节向内的动作是膝关节内侧副韧带损伤的原因。关节内侧副韧带损伤后，膝关节内侧会感觉疼痛、肿胀、不稳，即使轻微受伤时，不稳定感也很明显。使用贴扎的方法进行防护的具体步骤如下：

（1）站立位进行。

（2）用毛巾之类的物品垫高患侧脚跟，健侧腿在后。患侧腿脚趾朝前，膝微屈，承担体重。

（3）在膝关节上下方相同的距离各做两道固定锚点贴扎。（图 3-32）

（4）在膝关节内侧用重弹贴做交叉式贴扎。

（5）在膝关节外侧用重弹贴做交叉式贴扎（注意把髌骨空出来）。（图 3-33、图 3-34）

（6）在想要进一步加强的一侧，可以用白贴布再做一次交叉式贴扎。贴布在经过髌骨旁时要将其边缘向内折以增加其张力。

（7）在近端及远端分别做副韧带贴扎的结束固定和贴扎范围内的覆盖。（图 3-35）

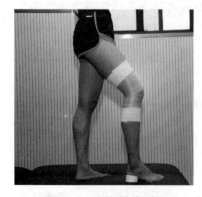

图 3-32 固定锚点贴扎

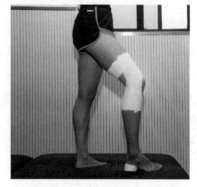

图 3-33 膝外侧交叉式贴扎

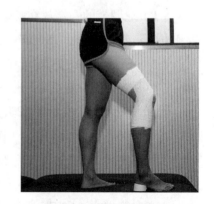

图 3-34 覆盖上下锚点

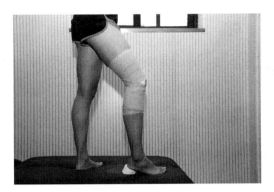 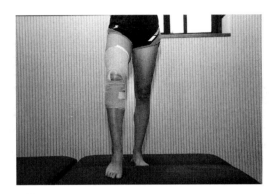

图 3-35 覆盖

第四节 运动损伤的现场急救与处理

人们进行体育运动时，尽管做好了防护措施，但难免会因很多不利的因素导致意外事故的发生。青少年的体育教学中，教师应该注重运动损伤的预防，并做好急救方案，避免在学生发生运动损伤时束手无策。发生运动损伤时，教练员、老师和同学是最早出现在现场的人，如果具备一定的救护常识，对于轻度损伤可进行紧急处理，对较重损伤实施正确急救可防止二次损伤，从而降低危重伤者的致残率，甚至死亡率。因此，运动参与者掌握急救知识和技术是十分必要的。

一、现场急救原则

保证生命安全，控制大出血，控制可能加重全身状况恶化的情况，固定受伤肢体，处理慢性出血。

二、常见的运动损伤及其处理方法

（一）出血和止血

人体血量因性别、时间、机能状况的变化而发生变化，一个人的总血量占全身体重的 7% ～ 8%，一般达到 4 000 ～ 5 000 mL。当失血达总血量的 1/5 时，即会出现乏力、头晕、口渴、面色苍白等急性贫血症状，如果失血达总血量的 1/3，则会有生命危险。

1. 出血的分类

出血按部位可分为内出血和外出血。内出血是指血液由损伤的血管内流至皮下组织、肌肉、关节腔、胸腔、腹腔、颅腔等，其性质较为严重且早期不易发现，容易被忽视。外出血是指损伤后，血液从皮肤创口处向体外流出，是运动中最为常见的出血类型。因此，本节将着重介绍外出血时的止血方法。

2. 止血方法

（1）抬高伤肢：用于四肢少量出血，使出血部位高于心脏，出血部位血压降低，血流量减少，达到减少出血的目的。

（2）压迫止血：① 直接压迫伤口止血，用绷带加压包扎伤口或者指压伤口止血；② 压迫止血点止血，用于体表动脉出血的止血方法，简单有效。最容易止血的压迫部位称为"压迫点"，一般在出血部位的上方。（图 3-36）

（3）冷疗：降低局部组织温度使血管收缩，抑制局部充血，抑制神经的感觉，有止痛、止血、预防肿胀的作用，常与前两者同时使用，越及时效果越好。

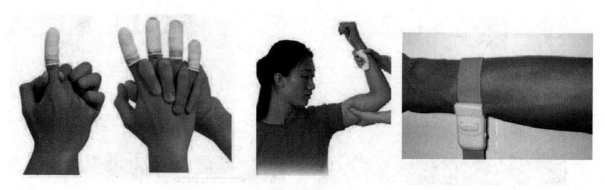

图 3-36 压迫止血法

（二）休克

休克是指机体在各种致病因素下引起的急性循环功能障碍，以致微循环灌流不足而出现的一系列全身的急性病理过程。

1. 休克征象

休克早期表现为烦躁不安、面色苍白、呼吸加快、血压下降等，但尿量不减；中期时精神萎靡、表情淡漠、口渴、气促、四肢湿冷、血压明显下降、尿量减少；晚期则出现皮肤发绀（cyanosis，又称"紫绀"）、无尿、酸中毒，甚至昏迷死亡。

2. 休克的急救

进行急救时，应迅速使病人平卧休息，避免头低脚高位以防止颅内压增高、静脉回流受阻、呼吸不畅等。对失血者进行止血处理，对昏迷者需将其头偏向一侧，舌牵出口外以保证其呼吸道通畅，同时可点掐穴位：人中、内关、足三里、合谷、涌泉等。在临时正确处理后及时转送医院。

（三）开放性软组织损伤

开放性软组织损伤是指伤处皮肤或黏膜的完整性遭到破坏，有伤口与外界相通，如擦伤、裂伤、刺伤等。此类损伤如果处理不当常会由伤口污染而致感染。

1. 擦伤

皮肤表面受粗糙物摩擦所引起的损伤称为"擦伤"。擦伤可导致皮肤的表层损伤、脱落，有小的出血点和组织液的渗出。

小面积的擦伤可涂擦碘伏进行消毒，大面积且污染较重的擦伤应先用 0.9% 的生理盐水冲洗伤口，清除沙砾、碎石等异物，再敷以 1% 的凡士林溶液，加盖消毒纱布并用绷带加压包扎，每日或隔日换药，必要时服用抗生素。（图 3-37）

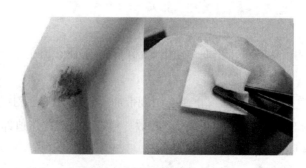

图 3-37 擦伤的处理

2. 裂伤、刺伤、切伤

裂伤是指人体遭受钝性物体暴力的打击时皮肤和皮下软组织的撕裂性损伤。刺伤指尖锐长细物品刺入人体所致的皮肤、皮下及深部组织的损伤。切伤是锐器切入皮肤组织时所致的皮肤及皮下等组织的损伤。（图3-38）

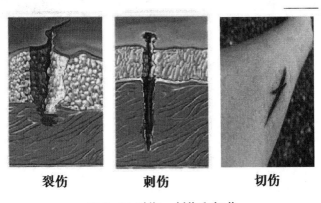

裂伤　　　　　刺伤　　　　　切伤

图3-38 裂伤、刺伤和切伤

当发生裂伤、刺伤或切伤时，轻者可先用碘酒、酒精将伤口周围皮肤消毒，再用消毒纱布覆盖，加压包扎；伤口大、深，污染较重者，应及时送医，由医务人员进行清创手术；伤口小、深，污染较重者，应注射破伤风抗毒素以预防破伤风。

（四）急性闭合性软组织损伤

急性闭合性软组织损伤是指伤处皮肤或黏膜无破损，没有伤口或与外界相通的损伤，如肌肉拉伤、关节扭伤等。

1. 早期处理原则和方法

在24～48 h内，受伤组织会出现出血、渗出和功能障碍等症状。进行处理时应遵循"POLICE原则"，即保护（Protection）、最适负荷（Optimal Loading）、冷疗（Ice）、加压包扎（Compression）、抬高患肢（Elevation）。

（1）保护：在急性闭合性软组织损伤后的一段时间内，应尽量减少损伤部位的负荷。但应对损伤后的制动时间进行限定。

（2）最适负荷：机械力学负荷刺激与软组织的愈合密切相关。适当的负荷能促进细胞的反应和组织结构的重塑。应根据受伤的具体情况、受伤程度和性质来确定最佳负荷，即负荷的性质、时间、力度等。

（3）冷疗：冷疗具有减轻疼痛、抑制炎症反应、收缩血管以减少水肿等作用，最好在急性伤害出现后尽快开始进行。不同冷疗方法有不同的冷疗时间：冰袋15～20 min、冰按摩10～15 min、冷喷30 s内（距离伤处20 cm以上，可重复5～10次）。（图3-39）

（4）加压包扎：一般采用绷带环绕住受伤处，以达到收缩血管、缓解急性出血的功效。加压包扎能促使渗出物挤散至周围正常组织中，扩大接触面积，有利于吸收，可以避免关节粘连及软骨变性等病理变化的发生。（图3-40）

（5）抬高患肢：将患肢抬高30°左右，可以促进患肢血液回流，减少炎性出血和渗出。（图3-41）

2. 中期处理原则和方法

受伤48 h后，出血停止但仍有淤血和肿胀，生成肉芽组织，形成瘢痕。此时的处理应以改善

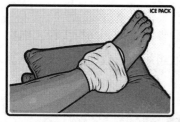
图 3-39 冷疗

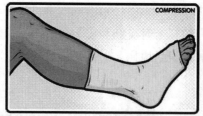
图 3-40 加压包扎

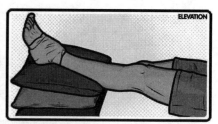
图 3-41 抬高患肢

血液和淋巴循环、散瘀消肿、加速组织修复为主，可以采用热敷、按摩、针灸等方法并配合适当的功能锻炼。

3. 后期处理原则和方法

后期，临床征象已经基本消失，但功能尚未完全恢复。应该尽快恢复和增强肌肉、关节功能。如有瘢痕，应尽早地软化、松解。可以进行热疗、按摩、火罐、中药外敷熏洗等，更重要的是，进行相应的康复训练。

（五）心脏骤停

心脏骤停是指各种原因导致的心脏泵血功能的突然终止，大动脉搏动和心音消失，重要器官缺血、缺氧，导致生命终止。运动时，自身身体素质和各种不利因素的综合作用都可能导致意外事故的发生，运动参与者都应正确掌握心脏骤停的急救方法，为挽救患者的生命争取宝贵的时间。

标准的心肺复苏（Cardio Pulmonary Resuscitation，CPR）过程包括：叫（轻拍、重呼，判断患者是否有意识）、叫（寻求帮忙或拨打120）、C（Circulation，胸外心脏按压）、A（Airway，开放气道）、B（Breathing，人工呼吸）。

【注意事项】

（1）判断病人神志是否清楚，有无自主呼吸，检查有无颈动脉搏动。（图3-42）

（2）使病人处于去枕仰卧位，放在质地较硬的平台、地面或床上。

（3）检查呼吸道是否通畅，如不通畅应迅速清理分泌物或口腔异物。

（4）对无反应的患者和呼吸异常的患者都应当立即进行胸外心脏按压。最先开始胸外心脏按压会促进氧气更快地分布到大脑和心脏。

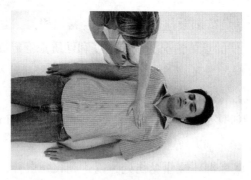
图 3-42 判断伤员有无意识（5 s）

1. 胸外心脏按压（Circulation，C）

按压部位：胸骨中下 1/3 交界处，沿肋缘至剑突向上两横指。按压深度为 5 ～ 6 cm。

按压频率：100 ～ 120 次 / 分。

按压比例：30 : 2，即每 30 次胸外按压要进行 2 次人工呼吸并循环进行。（图3-43）

按压姿势：按压时，左手掌根放在按压区，右手重叠在左手手背上，双肩正对病人胸骨上方，两肩、臂、手垂直向下按压。每次抬起时，掌根不要离开胸骨。要保证每次按压后胸部回弹，尽可能减少胸外按压的中断（<10 s）。

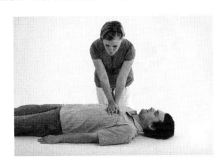 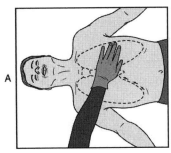 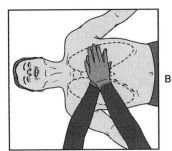

图 3-43 胸外心脏按压的部位、比例、姿势

2. 开放气道（Airway，A）

利用仰头抬颏法，一手向下按压额头，一手将下颏抬起。解除病人舌后坠问题，确保人工呼吸、人工循环有效。（图 3-44）

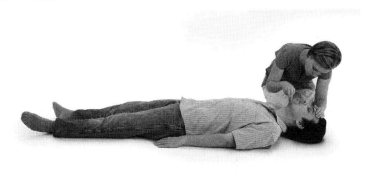

图 3-44 仰头抬颏法打开气道

3. 人工呼吸（Breathing，B）

常用方法：口对口人工呼吸、口对鼻人工呼吸（口腔有阻碍）、口对口鼻呼吸（婴幼儿）、使用简易呼吸器。（图 3-45）

吹气频率：连吹 2 口气，每次吹气时间为 1 ～ 1.5 s。

吹气量：800 ～ 1 000 mL，可以看到伤员胸廓抬起。

注意事项：两次吹气中间，需将捏住鼻子的手松开，待气体排出后再吹下一口气。

有效指标：按压时在颈、股动脉处摸到搏动；面、口唇、甲床、皮肤等色泽转红；扩大的瞳孔再度缩小；呼吸改善或出现自主呼吸。只要有 1 ～ 2 项指标出现，心脏按压就应该坚持下去。

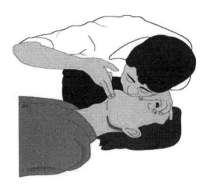

图 3-45 人工呼吸

结束指标：患者恢复自主呼吸和心跳；急救医护人员赶到；心肺复苏 1 h 以上仍未恢复，确认死亡。

（六）骨折与脱位

1. 骨折

骨的完整性遭到破坏的损伤叫"骨折"，可分为闭合性骨折、开放性骨折、复杂性骨折，主要由直接暴力、间接暴力造成。可见病理征象有疼痛、肿胀及皮下淤血、功能丧失、畸形、压痛和震痛、假关节活动、X 线检查有骨折线等。

（1）骨折的临时固定

骨折时，用夹板、绷带将折断的部位固定包扎起来，使伤部不再活动，称为临时固定。其目的是减轻疼痛，避免再伤和便于转送。

【注意事项】

①骨折固定时不要无故移动伤肢。

②固定时不要试图整复。开放性骨折断端外露时，一般不宜还纳，以免引起深部污染。

③固定用夹板或托板的长度、宽度应与骨折的肢体相称，其长度必须超过骨折部的上、下两个关节。

④固定的松紧要合适、牢靠，过松则失去固定的作用，过紧会压迫神经和血管。

（2）上肢及下肢骨折的临时固定与搬运

上肢骨折：上臂骨折可用前后夹板固定，屈肘悬吊前臂于胸前。如无夹板，也可屈肘将上臂固定于胸部。前臂骨折时在前臂及腕部背侧放一夹板，用绷带或布带缠绕固定，屈肘，悬吊前臂于胸前。

髋部大腿骨折：夹板放在伤肢外侧，上自腋下，下至踝上，用绷带缠绕固定，也可用两腿并拢中间放衬垫，用布带捆扎固定。

小腿骨折：小腿内外侧放夹板，上端超过膝关节，下端到足跟，再缠绕固定。

（3）脊柱骨折的搬运

搬运时必须使脊柱保持在伸直位，不能前屈、后伸和旋转，严禁1人背运、2人抱抬或用软垫搬运，否则会加重对脊髓的损害。（图3-46）

颈椎骨折：一人双手托住枕部、下颌部，维持颈部伤后位置，另两人分别托起腰背部、臀部及下肢。

胸腰椎骨折：一人托住头颈部，另两人分别于同侧托住胸腰段及臀部，另一人托住双下肢，维持脊柱伤后位置。

髋部及大腿骨折：一人双手托住腰及臀部，伤员用双臂抱住救护者的肩背部，另一人双手托住伤员的双下肢。

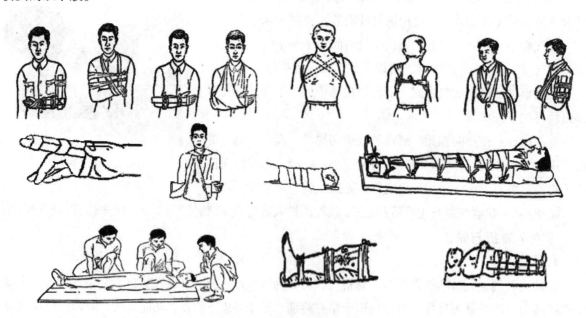

图3-46 各部位骨折的临时固定与搬运

2.脱位

关节脱位也称脱臼，是指构成关节的上下两个骨端失去了正常的位置，发生了错位。多为暴力作用所致，以肩、肘、下颌及手指关节最易发生脱位。临床上可分损伤性脱位、先天性脱位及病理性脱位等几种情形。关节脱位后，关节囊、韧带、关节软骨及肌肉等软组织也有损伤，另外关节周围肿胀，可有血肿，若不及时复位，血肿机化，关节粘连，会导致关节不同程度丧失功能。

关节脱位一般症状包括疼痛、肿胀和关节失去正常活动功能或出现功能障碍。特殊的表现包括畸形、弹性固定以及关节窝空虚等症状。一旦发生关节脱位，应让病人受伤的关节固定在病人感到最舒适的位置。尽可能在进行妥善固定后，迅速就医。应注意的是，在为病人脱衣服时，应先脱正常一侧的，再脱患侧的，穿衣服时则反之。复位应该由有经验的医生实施，不要贸然复位，以免造成二次损伤。

第四章 青少年运动损伤的康复

运动员伤后的康复是个重要而棘手的问题。教练员应了解运动损伤康复的基本原理与原则，合理安排急性期和恢复期的运动训练，帮助运动员更快恢复运动能力，重返运动场。

第一节 康复的重要性

肌肉骨骼系统损伤后的康复对于青少年回归训练、比赛，以及预防二次损伤都至关重要，针对性的康复训练有助于解决损伤造成的功能障碍问题。康复除了缓解损伤引起的肿胀疼痛外，还包括恢复肌肉的力量、耐力和爆发力，恢复躯体柔韧性及神经肌肉的协调性，重塑正确的动作模式和发力方式。忽视伤后康复可能导致继发性损伤或二次损伤。例如，青少年在运动中经常发生的踝关节扭伤，若未及时进行康复训练，长时间跛行可能引起股四头肌萎缩，继而发生髌股关节疼痛。

青少年运动员可能由于韧带松弛、肌肉力量缺乏或柔韧性差等原因造成损伤。青少年参加运动前，需要对他们进行宣传教育和筛查，发现他们在力量、耐力、柔韧性和协调性上的不足，并在专项训练前纠正这些不足。在骨骼未发育成熟前，柔韧性不足与某些运动损伤有着一定的关系，6岁以后，腘绳肌、髋关节后部和躯干的柔韧性开始下降，平均在16岁后柔韧性才重新提高。增加肌肉体积和力量可以减少某些急性和慢性损伤的发生，例如在网球和游泳中，加强上肢肌肉的力量可以减少肩关节损伤的风险。此外，拮抗肌的平衡对于损伤预防也至关重要，例如股四头肌与腘绳肌的平衡。

第二节 康复方案

青少年集中注意力时间不长，因此康复方法要简单、高效且有趣味性。青少年不同于成年人，对于损伤的认知程度较低，很少会担心运动中受伤，也很少关心为何要进行康复训练，他们不希望在训练中与其他同伴有所区别。因此，通过告知青少年损伤的危险性来督促其康复的效果并不好，应该将注意力放在提高成绩上，这样能促进青少年有效地执行康复方案。

防腐方案设计原则主要包括以下几点：①需要设立一个明确的康复期限，通常在 2 个月内达到康复目标，并在这一期限内设计许多小的阶段性目标；②每组康复训练时间要短；③康复训练内容尽可能精简，重点放在动作的准确性与规律性上；④最好能让青少年看到明显的进步，比如在短时间内增加 500 g 的提举重量；⑤设计康复方案时应尽可能增加趣味性，带有奖励机制，使用色泽鲜艳的器械和幽默有趣的语言均有助于执行康复方案；⑥康复方案一定要列入青少年的日计划与周计划中。

一、明确康复期限

对绝大多数发生损伤的青少年而言，1～2 个月应该可以达到预期的康复目标，收获可观的进步。疼痛和功能受限持续存在的时期是青少年最容易配合训练的时机，若不能及时启动康复方案，反而采用保守和被动的治疗措施或进度缓慢的等长收缩练习等，则容易丧失最佳康复机会。最佳的治疗方案应在短时间内尽可能地控制疼痛和肿胀，以便尽早实施主动的功能性康复训练。对青少年来说，康复治疗和训练一般在伤后或术后第一周内开始，并贯穿整个康复过程，直至重返训练和比赛。

二、康复训练时间

青少年单次康复训练时间要短，大约控制在每次 15～30 min，总体康复治疗时间（包括理疗、手法和训练）应控制在 1 h 以内。理想的康复方案应该包括对所有造成损伤的异常肌群的训练，但由于时间和专注力的限制，应该首先针对严重部位和急需强化的项目进行训练，而不是所有的部位和项目。

三、少量的康复训练

针对特定损伤的康复应尽量采用简单的康复方法，使青少年容易完成，产生成就感和认同感。方案中如果仅设计 3～5 个动作，则可以在 15～30 min 之内完成。如果训练内容过多，青少年可能会出现专注力下降、失去兴趣或者产生疲劳等情况而不再进行更复杂的训练。

另外，还要重视康复训练的先后顺序，不同重要程度的训练可用不同的符号或颜色标注区分出来，训练时应该尽早进行最重要的训练内容。在第一部分最重要的练习结束后，若有足够的时间和专注力，可按标注的先后顺序进行其他的训练。

四、明显的进步

与成年人相似，明显的进步能使青少年产生成就感，从而更加投入地进行训练。在训练中目标设计得越多，效果越好，若有可能，受伤的青少年应该在尽可能短的时间内达到制定的中期目标。变换弹力带的颜色（磅数），增加动作的重复次数或保持时间，以及增加抗阻重量等均可以显示康复的进步。研究显示，青少年对能提高的负荷重量最感兴趣，提高负荷的效果要优于简单地增加锻炼重复次数和弹力带力量。青少年在进行肌肉力量练习时，通常在短期内就可以增加大约 250～500 g 的抗阻重量，而增加弹力带负荷则需要一段较长的时间。

五、趣味性和娱乐性的康复方案

在训练中应采取简单有趣的方式对青少年进行康复指导，将训练内容与游戏相结合，使训练过程生动有趣。对于康复中的青少年，将其与体育明星进行比较也非常有效。青少年尤其喜欢"小花招"，色彩明亮且有趣的康复设备对青少年最具吸引力，可鼓励青少年用他们喜欢的个性化贴画来装饰康复仪器，从而使他们更愿意执行康复方案。也可以采取在日历上粘贴星星等激励方式，让青少年记录自己的康复进程，同时回顾当日的训练表现和康复效果。（图4-1）

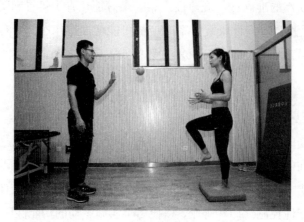

图4-1 趣味康复训练

六、将康复方案融入日常生活中

康复师和教练员应帮助受伤的青少年将康复方案融入日常生活中。对大多数青少年而言，不太可能每天不止一次地进行长时间训练。让青少年一周进行6天的康复训练，将另外一天的休息时间作为奖励，会使他们产生康复的动力。

对于只需花费1～3 min就能完成的训练，如牵拉练习，可以放在任何琐碎的休闲时间，如课间、等车或等人的时间来完成；对于需要较长时间（10～15 min）才能完成的练习，可以安排青少年在进行其他休闲娱乐活动时进行，如听音乐或看电视时。

建议协助青少年执行康复方案的教练员和父母将康复器械放置在他们空闲时花费时间最多的场所，并配备音乐、电视等，然后青少年就会有兴趣考虑在听一首歌曲或看一部电视剧的同时进行康复训练。还可以与他们进行某种约定，即当完成规定练习内容后，允许他们在某一段时间内继续进行娱乐活动，但若未能完成练习内容，则取消娱乐活动，这种办法也有助于青少年在休息日安排一些短时间的治疗。

第三节 康复方案的组成

一、损伤分期与阶段性康复

损伤组织的康复分为三个阶段，即急性炎症期、组织机化期和功能重塑期。不同时期康复的主要目标不同，治疗和训练的着重点也相应改变，康复的最终目标是力量、柔韧性以及神经肌肉协调性的恢复。

急性炎症期的康复目标是缓解炎症反应，促进组织愈合，加强关节功能，使其能够进行下一阶段的康复训练。消肿与止痛是整个康复中首要的问题，可以采用冰敷、加压包扎、抬高患肢或使用理疗仪器等方法尽早消肿止痛（图4-2、图4-3）。有时患肢需要用石膏、支具或其他装置进行临时固定，等待组织愈合期间不能忽略其他身体部位的训练，在功能性康复训练开始实施前，应尽早进行关节活动度练习。

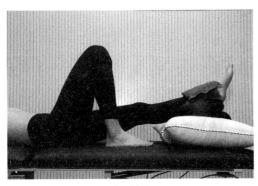

图4-2 冰敷并抬高患肢

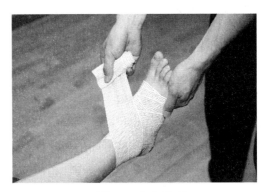

图4-3 加压包扎

组织机化期与损伤愈合增殖相对应，这个阶段的康复目标是恢复损伤组织的稳定性和灵活性，一方面促进关节活动度恢复至全范围，另一方面增加肌肉耐力和神经肌肉协调性的训练。此阶段的康复训练应控制在无痛或少痛的范围内。

功能重塑期主要针对损伤部位残留的代偿动作模式或生物力学改变进行康复，纠正任何可能恶化伤情或造成再次损伤的行为，重塑正确的动作模式和发力方式。

二、各阶段损伤康复训练内容

根据损伤分期和阶段性目标制订康复方案，各项训练内容要适宜青少年的训练量。一个完整的康复方案应包括所有需要康复的身体部位，康复训练不仅仅局限于患处，还应包括患处四周以及远端肌肉和关节的训练，同时还应注意恢复无氧能力，并保持或加强有氧耐力。（表4-1）

表4-1 各阶段损伤康复训练内容

	活动度	协调	耐力	力量
急性炎症期	无痛范围内活动	禁忌	禁忌	禁忌
组织机化期	低负荷	局部激活 反馈训练	低中强度	禁忌
功能重塑期	低负荷 高负荷	局部激活 反馈训练 前馈训练	允许所有 动作模式	肌肉耐力 增肌 肌群协调 快速力量 反应性力量

三、明确致病因素

康复方案的一个重要的组成部分是消除损伤致病因素。若为急性损伤，主要致病原因可能是意外事件和意外碰撞，但急性损伤的发生也可能与训练技术、装备、比赛场地有关，应尽可能对这些因素进行检查并加以改善。其他一些因素还包括存在未完全康复的旧伤、未受伤部位肌肉力量与关节柔韧性的下降等。

导致过度使用损伤的常见原因包括：①与发育过快相关的柔韧性下降；②未完全康复的旧伤；③生物力学问题，包括解剖上的排列不齐；④训练技术问题；⑤训练失误；⑥使用不合适的装备；⑦先天性异常；⑧其他相关疾病。教练员或医务人员必须对上述问题进行仔细询问，以预防旧伤复发或其他新伤的发生。

四、物理疗法

对青少年而言，最佳的物理治疗方法包括局部冰敷、加压包扎和抬高患肢等。这些方法对急性损伤和过度使用损伤均很有效，仅需要使用一些简单设备即可完成，如脚架或椅子扶手、冰袋、弹力绷带等。一些慢性损伤也可以使用冷热交替疗法，用热疗加速局部血液循环后再用冰敷减少局部的炎症反应。还可以采用一些专门的理疗仪器设备，如压力泵可将水肿积液从肢体远端泵向近端，在消除水肿方面效果显著。超声治疗和超声药物渗透疗法对肌腱炎和肌肉拉伤等有效，可以消除瘢痕和粘连，但需要注意的是，超声波对青少年的骨骺有影响，使用时需特别谨慎。电刺激对缓解肌肉痉挛，尤其是棘突旁肌肉痉挛非常有效，也可用于缓解疼痛，尤其是膝关节、踝关节的疼痛。（图4-4~图4-6）

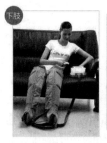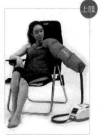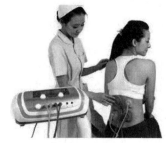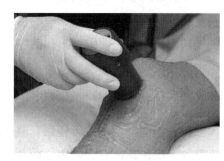

图4-4 上下肢压力泵　　　　图4-5 电疗　　　　图4-6 超声波治疗仪

五、力量训练

康复方案中受伤部位的力量训练类型需根据损伤组织愈合阶段进行变化调整。早期进行低中强度的耐力训练，待肌肉力量有所恢复后再增加力量训练的负荷量，进行增肌训练和肌肉协调性训练，最后过渡到爆发力训练。（表4-2）

表4-2 肌肉力量康复训练参数

参数	肌肉耐力	增肌	肌肉协调	快速力量	反应性力量
重复次数	15 ~ 20	8 ~ 12	1 ~ 5	1 ~ 6	10 ~ 12
组数	3 ~ 4	5	2 ~ 3	1 ~ 5	3 ~ 5
组间休息	≥ 1 min	2 ~ 3 min	5 min	1 ~ 3 min	10 min
训练周期	4 周	10 ~ 12 周	6 ~ 8 周	4 周	4 周

青少年可以使用自由重量和弹力带进行力量训练，也可以用力量训练器械进行练习，但无论是在力量房还是在家中，这些训练都需要在严格的指导和监督下进行，尤其是在进行自由重量器械练习时。使用力量训练器械时必须仔细调节以适合青少年的体型，同样需要加以指导和监督，平均每

组重复 10 次的负荷是安全且有效的。

青少年肌肉力量康复训练指导方案：①确保科学的指导和监控；②保证训练环境的安全性；③每次力量训练前进行 5 ～ 10 min 的动态热身；④训练以轻负荷开始，注重训练动作的正确性；⑤以 5% ～ 10% 的增长量递增负荷；⑥每次训练后进行牵拉放松；⑦每周进行 2 ～ 3 次肌肉力量康复训练，隔天进行；⑧保证训练的不断变化和多样性，防止青少年产生厌倦；⑨训练期间保证合理的营养、充足的睡眠和水分补充；⑩教练员和队友要不断鼓励受伤的运动员，以保证其对康复训练的兴趣。

六、柔韧性练习

青少年要特别注意柔韧性练习。处于生长期的青少年，其肌肉长度短于骨骼长度，随着生长发育，肌肉会逐渐拉长，而青少年骨骼与肌肉长度间的不协调匹配常常是其发生肌肉、骨骼损伤的原因。青少年通常缺乏使用正确方法牵拉肌肉的观念，因此，一定要仔细教授他们各个肌肉的牵拉方法，用通俗有趣的方式解释为什么在热身时首先需要对肌肉进行牵拉和动态激活。

教练员应该引导青少年区分肌肉牵拉（拉伸感）和肌肉撕裂（疼痛感）的感觉，并教导其在放松状态下进行牵拉。缓慢呼吸，在每一次呼气时拉长肌肉，能增强牵拉的效果。每个肌群保持牵拉 20 ～ 30 s，重复 2 ～ 3 组。放松后进行肌肉的收缩练习比单纯的静力性牵拉能使肌肉获得更好的柔韧性。

七、相对休息

运动损伤后较为稳妥的方法是相对休息而不是完全休息，否则会在损伤恢复后突然开始训练时因为力量、柔韧性、协调性和心肺能力不足而发生再次损伤。对于某些损伤，相对休息只需从日常的锻炼方案中减少某一项练习即可，在正常训练之外的时间均可以用来进行康复训练。

八、康复期进行运动的基本准则

康复期进行运动时，需要青少年、教练员和家长把握四条基本准则：

（1）在 24 h 内，组织愈合速度要高于同期的组织破坏速度。最有效的指导原则是，即使活动会引起疼痛，但只要活动后疼痛会在短时间内消失，就可以允许进行此类活动。若疼痛在次日清晨仍持续，组织破坏程度很可能超过了组织修复程度，此时运动员必须减少活动量。

（2）如果活动引起疼痛，并且疼痛会影响患者正确、有效地进行功能训练，必须避免此类活动。例如运动员活动引起肿胀，而肿胀周围肌肉会出现抑制导致不能正常收缩。有些青少年选择在肿胀和疼痛程度最低的早晨进行功能训练，全部完成当天的康复训练后，次日无明显疼痛和肿胀，则可继续进行锻炼。

（3）如果薄弱部位可能会导致进一步的损伤，则运动员不可参加比赛。对于负重项目而言，只有运动员愿意忍受疼痛，并能够完全控制自己的活动，才能继续运动。例如，即使存在轻微跛行，运动员也可以在平地上进行慢跑。但是，运动员参加某些自身无法完全控制的项目，如接触性和冲撞性项目（体操、高山滑雪等），假如青少年自己感觉对患肢恢复不利或其他人发现运动员有跛行时，应停止运动。如果运动员在这种情况下继续参加运动，由于对突发外力的反应下降，很可能发生进一步损伤（可能造成严重的损伤或永久残疾）。

（4）在参加体育运动之前，青少年患者不要采用药物或物理治疗的方法来掩盖疼痛，必须学会鉴别在运动中发生的疼痛，以防发生进一步损伤。

九、用药

青少年可能需要使用药物来控制疼痛，用什么药以及用多大剂量取决于损伤的严重程度。在急性损伤和手术后宜即刻用药，但是，选择治疗过度使用损伤的药物时要谨慎。只有对康复中的损伤部位没有加重损伤的危险时，才可以建议使用药物治疗。例如，一名 15 岁的篮球运动员可以在比赛或训练后、进行治疗性运动前或临睡前服用药物。处于康复期的运动员在运动前不要服用止痛药物，避免损伤延缓愈合或因为使用无力的肢体运动而导致其他损伤发生。当然，运动员为参加决赛或争夺赛季冠军的比赛，可以冒加重损伤的风险服用药物。对于存在明显疼痛和肿胀的患者，除局部治疗（如冰敷）外，还需要服用消炎药物来控制症状，以保证康复治疗的进行。如果发生伴有明显肿胀的软组织损伤，可以考虑服用非甾体消炎药（Nonsteroidal Antiinflammatory Drugs，NSAIDs），它能加快韧带的早期愈合速度。

第四节 康复中的心理问题

大多数青少年认为损伤会暂时中断运动，使他们有别于其他人，不能成为队伍中的一员（消极反应）；或者认为自己是特别的、带有石膏支具以及需要特殊治疗的人（积极反应）。只要丧失运动能力时间不是很长，使其坚信自己不久便会痊愈，青少年就会怀着积极的态度配合康复训练。家长也应加入协助孩子康复及恢复运动能力的训练过程中来。"家长管理"包括缓解家长自身的焦虑，帮助家长理解损伤以及损伤可能导致的青少年情绪状态变化等内容。此外，家长还应学会帮助孩子避免再次损伤的方法。

只有更成熟、竞技水平更高的优秀运动员，在严重损伤后才可能有更好的心理支撑。情感不够成熟的青少年通常会很快接受如下的看法，即严重的损伤会使其失去进入大学或职业比赛的机会，同时他们会认为参加体育运动是不安全的，体育运动容易导致他们受伤。

有些青少年会以损伤为借口来逃避比赛压力，而其中有些人会夸大某一损伤的严重性，强调损伤可能复发或导致能力下降，作为终止运动训练的理由。这些青少年常常承受了来自父母或教练员的巨大压力，而伤病正好给了其逃离运动训练的理由，因为他们无法从运动中体会到快乐。这种情况下，若损伤长期得不到康复，则父母与孩子间的关系可能会出现问题。必要时，康复方案的执行者与心理健康顾问应帮助他们正确认识和对待这些问题。在正确的治疗过程中应尊重青少年的意愿，如降低比赛级别或完全退役，即使教练员或家长都希望孩子继续参加高水平比赛。

一些青少年不能正确区分情绪造成的身体不适（恶心、肌肉紧张、胸闷）与身体疾病或损伤等导致的不适，在青少年运动员中这种躯体化征象最为常见，尤其在被要求参加比赛时。医师和康复治疗师必须帮助孩子们认识到这些心理、生理症状中的差异，分清是损伤愈合良好时产生的不适，还是损伤愈合欠佳时产生的不适。

优秀运动员受伤后，愿意每周花数小时进行心理咨询。对治愈损伤有效的心理干预措施包括学会以自我激励代替自我挫败心理，损伤康复训练的视觉想象练习等。放松练习对自我控制疼痛也有一定作用，常用的练习方法是交替收缩局部肌肉并在几秒之后完全放松，依次对躯干、上肢和下肢的主要肌群进行练习。其他的心理学方法还包括控制练习（想象成功完成某项任务）和应对练习（积极参与解决可能存在的问题）等。

成就动机过强的青少年运动员经常会每天花大量时间来完善技术动作，对这些运动员而言，心理上的损害可能要超过身体上的损害。所以需要在进行身体治疗的同时，进行心理治疗。运动员可能需要经历系统的脱敏阶段，从消除单纯的焦虑过渡到消除专项运动中复杂的焦虑，这在一定程度上可以保证运动员能够随着生物学上的愈合与机体康复在心理上对重返赛场做好准备。心理、愈合与康复这3项进程需要协调进展，同时为重返赛场做好准备。运动员应在放松状态下通过脱敏阶段，想象每一个步骤的成功完成，以视觉化的方式进行康复。例如，篮球运动员的脱敏阶段可以包括以下几个步骤：到球场练习，从简单的冲刺跑开始，完成更多的专项动作，在分组对抗中面对防守队员投篮，直至完成运动员能够想象得到的最复杂的动作。

业余运动员应学会简单的生物反馈原理，包括放松技术（以心率作为监控指标）和肌肉单独收缩技术（视觉监控每一块肌肉的收缩情况）。放松技术有助于控制疼痛和改善柔韧性。肌肉单独收缩技术对加强特定肌肉力量尤其有效。复杂的生物反馈训练方法，如遥测心率、血压和肌电图，对于损伤严重的优秀运动员很有帮助。

对参加有组织的体育运动的一般青少年，某些心理治疗的知识是有效的。康复方案中的心理治疗可以提高积极性并消除消极想法，从而有利于促进康复进程。为使运动员保持积极的自我形象，基于相对休息指标的监控和上文列出的四条基本准则，青少年应该参与所有安全的团队活动。只有允许完全参加训练的情况下，教练员才能允许他们参加练习和训练课。因此，运动员需要与家长和医师互相沟通，在上述指标的基础上共同制订一个合适的康复方案。

第五节 案例分析

一、髌股关节疼痛综合征

髌股关节疼痛综合征是青少年最常见的运动损伤之一，此种损伤主要是过度使用损伤，一般发生于青春期早期和中期，可继发肢体的其他损伤并导致膝关节周围肌群失衡。

多数患髌股关节疼痛综合征的青少年出现轻度和中度症状。在进行系统的治疗性锻炼之前，需要用更积极的方法消除炎症，包括：服用非甾体抗炎药；局部治疗（如超声波或冰敷加压）；使用外侧有支持带的髌骨固定支具。采用这些方法的目的是尽快使患者开始递增抗阻练习，缩短整个康复时间。

（一）明确康复期限

有轻、中度髌股关节疼痛综合征（无论原发还是继发）的青少年通常只需2个月就能够使剧烈的疼痛缓解50%，其余症状的消除还需1～2个月。

（二）少量的康复训练

大多数患髌股关节疼痛综合征的青少年同时会存在力量不足和柔韧性差的问题。最小数量的递增负荷直腿抬高练习是非常有效的锻炼方法，每侧重复8～12次，共3组，双腿交替进行（即使只有单侧有症状）。患者应通过增加重复次数或在踝部递增沙袋的方式增大负荷量。若青少年患者希望进行其他的力量训练，可以增加膝关节小弓步屈伸0°～30°练习或静蹲练习。根据柔韧性评定的结果，在康复方案中安排柔韧性较差肌群的牵拉训练，通常应包括腘绳肌、小腿三头肌和股四头肌，每个肌群牵拉20～30 s，重复2～3组。（图4-7～图4-12）

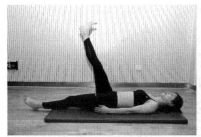
图 4-7 直腿抬高

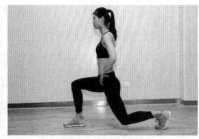
图 4-8 弓箭步

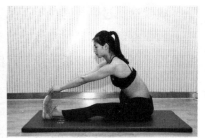
图 4-9 腘绳肌牵拉

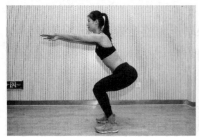
图 4-10 小角度静蹲

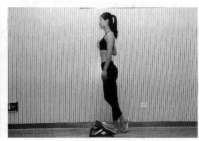
图 4-11 小腿三头肌牵拉

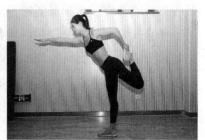
图 4-12 股四头肌牵拉

（三）明显的进步

青少年髌股关节疼痛综合征的康复训练应每天进行 1 次，每周 6 天。在每周的训练中，应尽可能增加训练组数或负荷重量，当患者能够完成 3 组，每组 12 次时，则可增加负荷 500 g，而每组重复次数可减少到 8 次；在新增负荷下，重复次数有可能增加到 12 次，然后再增加负荷 450 g，并重复上述过程。

临床数据表明，一名体重 55kg 的患中度髌股关节疼痛综合征的青少年，约需要 2 个月时间才能完成 3 组直腿抬高负荷 5.5 kg。达到这一标准时，疼痛通常会缓解 50%。体重 55 kg 的青少年最终负荷应达到每组 9 kg，并完成 3 组。一旦达到这一标准，患者最好保持该负荷重量 1 个月以上，每周只需训练 3 ～ 4 次即可。接下来的两 个月，可每周进行 1 次踝部负重训练，确保获得的力量得以保持。若有可能，处于康复期的青少年可以通过每月进行 1 次 9 kg 的负重训练来检查力量的保持情况，持续六个月。

（四）制订生动有趣的康复方案融入日常活动

青少年患者对于一个需要独自完成、没有队友参与、枯燥的康复训练计划会存在一定的抵触情绪。如果在交流过程中出现此种情绪，可以换一个相对轻松的话题，例如患者喜欢的体育明星等，这类话题会减轻青少年的负面情绪，一旦重获兴趣，则可以继续讲解训练方案。

一些康复中心用弹力带进行股四头肌抗阻力量练习，弹力带色彩鲜明，容易吸引青少年注意力，但它不能使髌股关节疼痛综合征的患者获得直观的康复进步感觉。这时可以改用踝关节负重装备，例如可以调整负重大小的金属靴，或者递增重量的绑腿沙袋；若要小幅度增加重量，可在袜中装入硬币或石块，并以"8"字包扎固定在脚踝上，均能达到逐渐增加负荷的效果。

教练员或家长应帮助青少年建立富有激励性的康复训练方案。例如，若在电视剧开始之前完成了康复训练，则以允许其看完电视剧作为奖励；或者在封闭训练时，在常规通话时间之前完成了康复训练，可以允许其多打一个电话。

二、急性Ⅱ度和Ⅲ度踝关节扭伤

发生急性踝关节扭伤的青少年可以在家自己治疗，但如果能够得到康复师或其他医疗专业人士的帮助则可以明显加速愈合和康复的进程。踝关节扭伤家庭治疗和正式康复治疗最大的区别在于，后者通过早期治疗能够更快与更有效地控制疼痛和肿胀。在力量锻炼期，设定的目标可能看上去很难实现，但在医生和康复师的帮助下，患者能够有动力地进行训练。最后的本体感觉训练期，若采用专业的治疗设备会比在家自己练习更有成效性和趣味性。

（一）明确康复期限

青少年踝关节扭伤的治疗进程主要取决于损伤的严重性、患者的年龄和所采用的治疗措施。利用充气马镫型支具保持稳定，并采用和积极的理疗方案，几乎所有踝关节严重扭伤的青少年都能够在损伤后 1～2 天进行关节活动度的训练，3～5 天可以完全负重，7～10 天开始踝关节周围肌肉力量训练。根据损伤严重性、年龄及采用的治疗措施，在佩戴护具的情况下完全恢复活动需要 4～8 周。

（二）少量的康复训练

除了在康复中心完成正规且有指导的治疗方案外，患者还可以在家自己练习作为补充训练。关节活动度的练习可在康复早期进行，每天数次，只需几分钟就能完成踝关节外翻肌、内翻肌、背伸肌、跖屈肌的力量训练。在康复治疗末期尤其应该加强小腿三头肌的牵拉练习与本体感觉的训练，以保证患者能够重新恢复全部运动能力并避免再度受伤。（图 4-13、图 4-14）

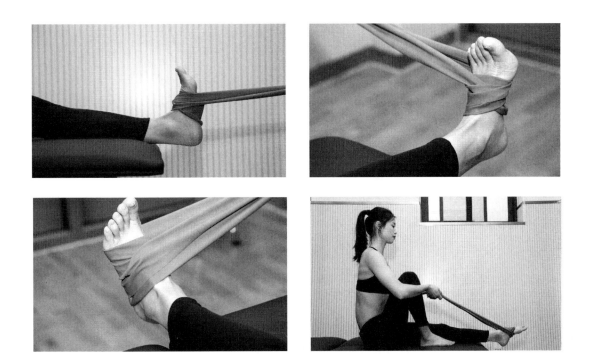

图 4-13 踝关节各方向弹力带训练

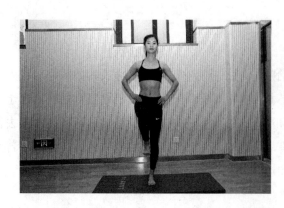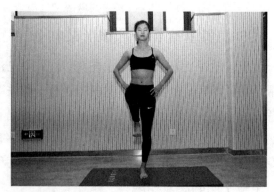

图 4-14 睁闭眼单腿本体感觉训练

（三）明显的进步

在早期，患者可以观察到水肿和淤血的消失，但是康复后期的进展可能比较缓慢，因此康复师和教练员应尽可能帮助患者了解康复的进步。

（四）制订生动有趣的康复方案并融入日常活动

色彩鲜明的弹力带可增加力量训练的兴趣，本体感觉训练和最后阶段的力量训练可以配合跳跃和平衡游戏进行，设计利用琐碎空闲时间进行练习。

第五章 青少年肩部损伤防治与康复

本章主要介绍青少年肩部运动损伤特点，包括常见损伤类型、易发损伤项目及动作、损伤原因和症状、康复治疗和预防方案。

第一节 青少年肩部损伤特点

肌肉骨骼系统的疼痛及损伤在普通青少年和青少年运动员中较为常见，并且会严重影响其未来骨骼肌肉系统的健康。随着青少年比赛水平的增加，年轻运动员越来越容易发生肩伤。运动中出现肩部损伤非常常见，美国一项针对一般人群的调查研究显示，肩部损伤占全部运动损伤的8.1%，其中，有9.4%的人由于肩部损伤错过了至少1次训练或比赛，有5.7%的人错过了至少1个月的训练或比赛，还有10.7%的人结束了运动生涯。

一、青少年肩部损伤流行病学

肩部损伤常常发生于上肢过顶和对抗性强的运动项目中，如投掷、羽毛球、游泳、排球、摔跤等。在上肢过顶项目中，由于运动员在训练和比赛中长期重复上肢过顶动作，肩部的软组织长期受到挤压和摩擦，易出现慢性损伤，如肩袖损伤、肩峰下撞击综合征等。在对抗性强的项目中，运动员上肢会承受很强的外力，一旦超过运动员肩关节可承受的范围，就会出现急性损伤，如肩关节脱位、骨折、盂唇撕裂等。绝大多数时候，由于治疗不及时或训练不合理，急性损伤会转为慢性损伤。

罗宾逊（Robinson）在2005—2006年、2011—2012年统计了美国3100所高中的9个项目约355万名青少年运动员的肩部损伤发生情况。统计结果显示，肩部损伤的发生人数为805人，即每1万名高中运动员中发生肩部损伤的人数高达2.27人，因此，估计在全美所有高中生运动员中约有23万人出现肩部损伤。所有出现的肩部损伤中，57.6%的损伤发生于对抗性运动中，22.8%的损伤与技术动作有关。

投掷项目中肩是最容易损伤的部位，青少年由于骨发育不成熟，长期重复上肢过顶动作，使骨发育产生改变，肱骨头和关节窝的发育向后增厚，这与肩关节长期受到外旋和屈曲压力有关。在棒球和垒球运动中，肩部损伤与身体其他部位损伤相比发生率最高，且多数是过劳损伤。早在 20 世纪就有研究发现，青少年棒球项目中投手发生肩痛的概率约为 52%，当纠正其投球动作后，肩痛会明显减少。因此，美国运动医学协会和美国棒球医学和安全委员会共同制订了针对青少年投掷项目的训练强度。

游泳是另一项容易引起肩部损伤的运动，"游泳肩"一词也已被普遍应用。人们发现游泳时间越长，肩部疼痛的发生率越高，且游泳运动的强度和距离也与肩部疼痛联系紧密。研究显示：肩部疼痛的发生率随年龄的增长而增高。在一项针对不同年龄分组的国家级竞技游泳运动员的研究中发现，年龄在 13～14 岁的竞技游泳运动员中有 11% 的男性和 9.4% 的女性存在与训练相关的肩部疼痛，年龄在 15～16 岁的竞技游泳运动员中有 21% 的男性和 25.5% 的女性曾经在某个不确定的时间出现过与游泳有关的肩部疼痛，而平均年龄在 19 岁的竞技游泳运动员中有 17.7% 的男性和 35% 的女性患有限制其进行游泳训练和比赛的肩部疼痛。大学游泳运动员和优秀游泳运动员持续 3 周以上的肩部疼痛发生率为 50%。

水球是一项综合了游泳和投掷动作的运动，特别是在没有完整的动力链发力的情况下进行投掷很可能导致肩部疼痛的发生。16 岁左右的青少年在网球运动中发生过肩痛的比例大概在 25%～30%。健身和举重之类的运动也可能会反复引起肩锁关节的微损伤，导致锁骨末端的骨质溶解（举重肩），其发生率大约为 27%。

二、肩关节的解剖特征

肩关节是典型的球窝关节，能绕 3 个基本运动轴进行屈、伸、内收、外展、内旋和外旋运动，以及水平内收、外展和环转运动。肩关节属于多轴关节，关节面积相差较大，关节囊薄弱而松弛，关节周围附属结构少而弱，因此肩关节灵活性很大，但稳定性相对较差，极易发生损伤。正常的关节功能需要适当的关节灵活性、适当的关节稳定性和运动过程中的控制能力三个方面共同维持。青少年肌肉骨骼系统发育不成熟，其特点是肌肉柔韧性好而肌力较差，运动控制能力较弱，因此青少年的灵活性好，但其稳定性和运动控制能力较弱，损伤发生风险极高。

（一）肩关节肌肉

肩关节的运动必须具备两个条件：一是良好的肩胛部肌肉功能使肩部保持相当的稳定；二是肱骨头和关节盂之间须保持密切的动力承接（主要由肩袖来完成）。因此，参与肩关节运动的骨骼肌并不单纯地供给关节动力，其在稳定肩关节方面也起很大作用。

参与肩关节运动的骨骼肌有很多（肩肌、臂肌、胸肌和背肌等），主要有三角肌、冈上肌、冈下肌、小圆肌、大圆肌、肩胛下肌、肱二头肌、肱三头肌，肩关节运动需在上臂肌肉的协助下共同进行。

（二）肩关节的稳定结构

静态稳定结构主要包括软组织、喙肩韧带、盂肱韧带、盂唇、关节囊以及关节面的相互接触、肩胛骨的倾斜和关节内压力。

动态稳定结构主要包括肩袖、肱二头肌和三角肌。肩关节周围的肌肉在运动过程中收缩产生动态稳定作用，其作用机制体现在以下四个方面：①肌肉本身的体积及张力；②肌肉收缩导致关节面之间压力增高；③关节的运动可以间接使周围静态稳定结构拉紧；④收缩的肌肉本身有屏障作用。

三、青少年肩部损伤风险因素

过劳损伤和某些急性损伤都是内因和外因共同作用的结果。内因包括生长和解剖结构等不易控制的因素，也包括肌肉 – 肌腱单位、平衡、柔韧性、韧带松弛程度等因素。肌肉组织的力量和柔韧性以及对外加负荷的适应能力与年龄有关，也可能跟性别有关。外因则主要为训练中存在的问题，包括项目技术、过度训练、环境和运动设备等，这些因素都起到了重要作用。

（一）内在因素

1. 年龄

肩痛对于青少年和成人群体的影响是不同的，主要是由于青少年的骨并未发育成熟。超负荷和过劳损伤的问题会随着运动年限的增加越来越常见，如青少年棒球运动员肩部疼痛发生率为 0.7%，大学棒球运动员的发生率为 12.7%，而职业棒球运动员的发生率则为 13.9%。青少年运动员身体发育未成熟，负荷过大或技术不当容易对脆弱的骨性结构造成损伤，如年轻棒球运动员肱骨近端骨骺相关问题，又称"小队员肩"（Little League Shoulder），就是由反复投掷而对肩关节产生的旋转压力造成了骨骺的破碎或撕裂，并引起疼痛。

2. 性别

研究表明，14 ～ 16 岁的青少年运动员中，女性患颈肩部疼痛的风险要高于同龄男性。

3. 解剖因素

肩峰下间隙狭窄，如肩峰的形态呈钩状是肩峰撞击的一个危险因素。对于上肢过顶项目的运动员来说，他们不仅要经受肩峰下撞击引起的肌腱和肩袖损伤，还要经受由逐渐累积的负荷、强度以及肱骨大结节和肩胛盂后上部之间的肩袖受到挤压引起的肌腱和肩袖损伤。上肢过顶项目的运动员，常常会出现肩关节囊后部紧张的情况，容易引起肩部损伤；亦有可能是由其他损伤引起，如肩胛部上盂唇前后位损伤。

4. 静态稳定性

盂肱关节松弛可能会引起肩部的损伤和疼痛，多数运动员存在肩关节前部关节囊松弛的问题，上肢反复过多的外旋动作在前关节囊和肩前方韧带结构上施加了巨大的负荷，易引起损伤。

5. 动态稳定性

有肩胛骨动力异常的运动员未来发展为肩关节疼痛的风险比无肩胛骨动力异常的运动员增加了 43%。肩胛骨相关肌肉的不平衡引起的肩胛骨动力异常，表现为前锯肌、中斜方肌和下斜方肌激活不足，而上斜方肌常表现为过度活化。因此，纠正肩胛骨动力异常，恢复双侧肩胛骨位置的平衡、对称以及正常的运动轨迹，对预防肩关节损伤的发生有重要意义。

（二）外在因素

1. 运动负荷

肩部承受的总负荷（训练年限和训练强度等）是肩部损伤的一个危险因素。大量的投掷动作也与肩部症状的发生有关。青少年运动员如果在一次比赛中的投掷动作超过 100 次，则相关危险性指数为 1.77；如果在一个赛季中投掷动作超过 800 次，则危险性指数为 3.29。

2. 动作技术

肩部问题的危险性常取决于运动员的姿势。在棒球中，投手的危险性最高，棒球运动中转头后退技术与其他的技术相比会导致更多肩部损伤；在橄榄球中，四分卫（Quarterback）的相关危险性高于其他球员，运动损伤模式也会发生改变，橄榄球防守球员中常见的是肩前部稳定性的问题，而锋线球员常见的则是肩后部稳定性和肩袖问题。

3. 外界环境

天气、场地、运动器械等因素也可导致肩部损伤。例如护具的使用，如果运动员肩部与其他运动员的护具相撞，则可能导致肩部的外伤。

四、青少年肩部损伤常见类型

骨折在青少年运动过程中是一种相当严重的损伤。锁骨骨折在青少年中发生率为 5% ~ 10%，锁骨骨干受到外来暴力最容易发生骨折。年龄在 12 ~ 13 岁，锁骨骨折愈合需要 4 ~ 10 周；15 ~ 20 岁愈合需要 3 个月左右。青少年肱骨近端骨折发生率低于 5%，往往伴随肱骨头脱位发生。肩关节脱位最常见的是前下方脱位，因为前下方软组织少而薄弱。有研究显示，在发生肩关节脱位后如果不接受康复训练，肩关节脱位的复发率为 100%，而仅有一小部分肩关节不稳的患者进行康复训练。青少年发生肩关节脱位后，由于其发育不成熟，肩关节不稳的发生率高达 96%；同时肩关节不稳是导致肩关节脱位的主要因素。肩关节脱位会导致肩周围软组织受到挤压，形成创伤。在第一次发生脱位的青少年中，盂唇撕裂的发生率为 10%。

青少年身体的主要特点是骨骼和肌肉发育不成熟。肩关节是人体最灵活的关节，灵活性好意味着损伤发生风险概率高，尤其是在上肢过顶项目和对抗性强的项目中青少年肩部损伤极易发生。

肩部损伤种类很多，各种损伤之间会相互影响，如果损伤发生后不进行针对性的训练，那么将会形成恶性循环。但是，如果能很好地了解肩部各种损伤发生的危险因素，在日常训练中避免或减少这些危险因素，损伤的风险会大大降低。

第二节 肩袖损伤

肩袖损伤是一种常见的青少年运动员肩部损伤，在羽毛球、棒球、排球、游泳、网球等上肢过顶项目中较常见，这些项目常由于技术动作不规范、运动员自身的肌肉力量不平衡或者肩关节的过度使用造成劳损，导致疼痛、无力和较严重的关节活动受限，影响运动员的正常训练及水平发挥，甚至影响其运动生涯。因此，及时地进行正确的康复和训练指导对青少年运动员有着重要意义。

一、易发损伤项目

（一）羽毛球

肩袖损伤是羽毛球运动员的常见损伤，该项目中的跳杀等动作速度快、力量大，对肩部协调性、爆发力和活动度的要求较高，因此也容易造成肩袖肌群的各种急慢性损伤。

（二）棒球

挥击、投掷动作是棒球运动中运用肩关节较多的动作。投掷动作是投手的主要动作之一，它是一个鞭打动作，要将棒球投得更远需要肩关节承担巨大的力量和力矩，从而易导致肩关节软组织损伤和稳定性下降。

（三）排球

排球技术中发球、扣球、拦网和防守等动作都依赖肩部，大力跳发球、快速冲跳飞行扣杀、网上扣拦攻防等技术的频繁应用及长时间、大强度的训练，进一步加剧了肩部负荷。肩袖损伤占排球运动员肩部损伤的 51.43%。

二、常见损伤动作与损伤机理分析

（一）羽毛球正手击高远球

1. 技术动作分析

引拍阶段：以右手持拍为例。持拍上臂随着身体向左转，稍做回环上举，身体充分伸展，肘关节向上，拍头下垂。

击球阶段：右脚蹬转，左手自然下放，腰腹力量带动肩膀，随后带动上臂、前臂加速挥拍，手腕内旋发力击球，击球后收于身体左侧。

2. 损伤机理分析

在击球时，为了将球击得更高、更远，全力使用肩带力量最大限度地外展、外旋后再内收、内旋可能造成肌肉的拉伤。同时，若技术动作错误，不能体会躯干旋转，上臂、前臂协调发力，而单靠肩部发力，长此以往会导致肩袖肌群肌力不平衡、部分肌肉负荷过大和肌腱韧带劳损。

（二）棒球投掷动作

1. 技术动作分析

预摆阶段：提起跨步脚使其在身体前方弯曲，两只手臂向前弯曲从头部上方带到胸部，支撑脚和躯干向投掷臂侧旋转。

跨步阶段：支撑脚膝盖弯曲，跨步脚向前伸展；躯干先向后转动，随着跨步脚继续向前伸展，髋部和躯干同时向前旋转；肩关节外展向后伸，并且外旋。

手腕后拉阶段：躯干继续向前扭转；肩关节外展、外旋并向后拉伸。

加速阶段：肩关节内旋、内收，向前引臂。

减速阶段：肘关节伸展；肩关节内收、水平内收。

收尾阶段：肩关节内收和水平内收，肘关节弯曲，保持身体平衡，完成投掷动作。

2. 损伤机理分析

重复投掷使肩袖肌肉疲劳，无法有效地稳固肩关节，在这种状态下肩关节若受到应力，极易发生肱骨头与肩袖肌肉的撞击损伤。减速阶段，由于抵抗水平内收、内旋，肩前部位移和牵引力量也会使肩袖发生损伤。如果离心力量使得肩袖肌腱负荷超载，微细创伤持续积累，最终会变性，导致肩袖撕裂。

（三）排球正面扣球动作

1. 技术动作分析

引臂阶段：起跳后，身体腾空，挺胸展腹，使身体呈反弓姿势，并伴有躯干向右旋转，右臂从内收到外展，并且肘关节上摆至肩关节平面侧方且高于肩关节，引向后上方，同时伸腕，手掌向上。

挥臂阶段：挥臂时躯干从反弓姿势到做相向运动，身体回转，同时以肩关节为轴依次带动肩、肘、腕关节向前上方挥动。

击球阶段：五指微张成勺形并保持紧张，用全手掌包满球，以掌心为击球中心，击球的后中部，同时主动用力屈腕、屈指向前推压，使扣出的球加速上旋。击球点在起跳和手臂伸直最高点的前上方。

2. 损伤机理分析

肩峰间隙狭窄，扣球时肱骨外展和前屈时，肩峰下表面与肩袖肌腱等组织的接触增加，撞击增多，反复的肩峰下撞击导致肩袖的慢性磨损，扣球侧肩关节内旋肌肉（胸大肌、背阔肌、肩胛下肌）

用力，而相应的外旋拮抗肌肌力被抑制，也容易导致肌力的不平衡，从而为肩袖损伤埋下隐患。

三、损伤症状与功能障碍

（一）损伤症状

早期表现为肩部间歇性疼痛，肩峰及肱骨大结节处有触痛，根据不同部位的肌腱损伤做相应抗阻运动时疼痛加重。中期反复创伤可引起慢性肌腱炎和滑囊炎，持续性肩痛，夜间加重并伴有肩部僵硬和无力。后期可造成完全肌腱断裂变性和骨性改变，疼痛进一步加重，严重影响生活。

（二）功能障碍

肌腱和肌肉渐进性、不可逆的脂肪浸润，撕裂的肌腱无法附着于骨上，导致肌肉萎缩，肌力下降，肌肉的正常功能减退，活动度受限，动作完成质量下降，影响运动表现，从而不能正常训练和比赛。

第三节 盂唇损伤

肩关节是一个典型的球窝关节，盂唇是肩关节周缘的纤维软骨，是维持肩关节生物力学行为和稳定的重要结构。盂唇损伤是一种较严重的肩部损伤，分为两种类型：一种是典型的关节盂唇撕裂，多发生在盂唇的前上部，如肩胛部上盂唇前后位损伤（scapular superior labrum anterior and posterior lesion，又称"SLAP 损伤"）；另一种为表现复杂的关节盂唇损伤，是由盂肱关节反复脱位或半脱位导致肱骨头反复撞击关节盂缘引起的 Bankart 损伤。盂唇损伤通常由其他损伤导致，例如 Bankart 损伤通常由肩关节前向不稳引起，在投掷动作减速阶段多发的肱二头肌长头肌腱损伤通常会合并 SLAP 损伤。

一、易发损伤项目

肩关节盂唇损伤多发于上肢过顶项目，如棒球、体操、排球等。

（一）棒球

棒球运动对投手肩关节的要求较高，特别在挥击、投掷动作中需要力量经下肢－躯干－上肢传递，施加在肩关节的负荷较大，且动作要求速度快、力量大，极易造成肱二头肌将盂唇撕脱。

（二）体操

在体操项目中，肩关节脱位且向前脱位较常见，由处理不当引起的肩关节反复脱位导致肱骨头反复撞击关节盂缘，极易造成 Bankart 损伤。肩关节脱位与肩关节的解剖和生理特点有关，如肩关节肱骨头大、关节盂浅而小、关节囊松弛。

（三）排球

排球运动中，整个上肢反复做鞭打动作，对肩关节内外旋活动度要求很高，起跳后上体稍后仰、挺胸展腹，击球手臂自然屈肘并向头后侧方抬起，使肘关节点高于肩关节点，挥臂时迅速屈体收腹、以肩为轴带动肩、肘、腕关节向前上方作鞭打动作；表现出空中击球动作连贯、短促、突然、爆发力强的特征。肩关节短时间内爆发力大，且击球后肌肉主动制动不足，造成肱二头肌猛烈收缩牵拉到长头肌腱的附着处，导致 SLAP 损伤。

二、常见损伤动作与损伤机理分析

（一）棒球投掷动作

1. 技术动作分析

棒球的投掷需要上下肢及核心部位的配合。投掷动作可大致分为 6 个阶段：身体扭转，早期击打，末期击打，加速，减速，随挥。

关节活动度出现适应性改变（非病理性改变）。外旋角度变大，内旋角度相应减小；肩关节松弛；在末期击打阶段，上肢处于外展和极度外旋位，给肱骨头造成一个向前的力。这个力会被来自盂肱关节静态和动态的稳定装置抵消掉。在投掷的加速阶段，上肢的运动速度可达到每秒几千度（最高可达每秒 7250 度，是有记录的最快的人体动作），在肱骨上段产生一个很大的旋转力，通常会比肱骨上段自然产生的力大数倍。与成熟的投手相比，年轻的投手通常会出现更早的躯干旋转，进一步增加肱骨上段旋转的力，最终引起损伤。

2. 损伤机理分析

在投掷动作中，肩关节处在极度外展和外旋位，导致肱二头肌长头肌腱起始处有很大的扭转负荷，极易产生剥离，造成上盂唇的损伤。除此之外，由盂肱关节内部旋转减少引起的功能障碍、肩胛骨动力异常或者动力链不佳都可能造成在上肢过顶运动中肱二头肌肌腱固定处的结构损伤。

（二）排球强攻扣球动作

1. 技术动作分析

对强攻扣球动作模式分析，可分为助跑、起跳、击球、缓冲落地四个阶段。在助跑跨出最后一步的同时，两臂经体侧向后引，左脚踏地制动，两臂自后积极向前摆动，随着双腿蹬地向上起跳，两臂也有力向上摆动，上臂充分内旋和水平内收，配合起跳；躯干旋转并屈曲，肩、肘、腕关节依次屈曲击球；击球时肘关节应充分打开，并在击球前就应已经开始制动；落地缓冲结束。

2. 损伤机理分析

扣球时肩关节需要充分屈曲、外展和外旋，当球飞来时速度太快或对球预判不准，扣球时肩关节伸展不足或击球时制动不足，都可能导致肱二头肌收缩过猛，进而引起盂唇损伤。

三、损伤症状与功能障碍

（一）损伤症状

肩部疼痛，通常由额外创伤性机械力导致，触诊结节间沟出现疼痛，肩关节复合体力量减弱，肩胛骨位置及姿势改变。

（二）功能障碍

肩关节不稳；伴有疼痛，且疼痛与肱二头肌肌腱固定处相关，特别是在抗阻的投掷动作中；肩关节主动和被动活动度均减少，肩胛骨动力异常，盂肱关节活动障碍。

第四节 肩关节不稳

肩关节不稳（主要指盂肱关节不稳定）指在活动时肱骨头在肩盂窝内存在有症状的移位。肩关节不稳在所有肩关节疾病中占有一定的比例，并且会使肩关节发生严重的功能障碍。

肩关节不稳是由于机体缺乏对盂肱关节的控制，通常由静态平衡系统（骨、关节、韧带等）功能不全、动态平衡系统（肌肉等）功能不全、感觉运动系统（位置觉、运动觉、本体感觉等）功能不全等因素引起。

在北美，肩关节不稳的发病率达到每年每 10 万人中有 23.1 ~ 23.9 例，由于其较高的发病率及由此带来的巨大的医疗支出，已经引起了相关工作者的重视和研究。在所有人群中，青少年运动员被认为具有较高的发病风险，青少年肩关节不稳的发病率达到每年每 10 万人中有 11.2 例。男性青少年运动员有更高的发病风险，在所有男性运动员肩关节不稳发病中，有大约 40% 的患者年龄在 22 岁以下。

在青少年参加的运动项目中，棒球和手球运动员最常发生肩关节不稳。棒球项目中要求投手在短时间内投出速度极高的球，手球运动员射门时也需要在短时间内投出力量大、速度快的球。这两个项目的技术特点决定了运动员肩关节需要承受巨大的负荷，由于肩关节本身稳定性较差，加之青少年运动员力量薄弱，常会导致肩关节不稳的发生。

一、易发损伤项目

（一）棒球

棒球运动是球类运动中最富有田径特色的项目，既有投掷、短跑的特点，又有接、传球战术的运用。它属于动力性工作、周期性练习、最大强度且分工明确的团队合作性运动项目，主要发展速度素质、灵敏素质和耐力素质，特点是单个动作速度最快、强度最大、运动持续时间长达 3 h。攻防队员要有充沛的精力，稳定的情绪，顽强、果断的作风，协调的动作，良好的身体素质，才能在比赛中发挥出良好技战术水平。全队成绩的高低和能否获胜取决于多个队员的反应速度、加速跑和随机应变的能力以及技术的质量。

棒球运动中，投手技战术水平的高低对比赛胜负起到 80% 左右的作用，它是全队的灵魂，亦是衡量一支棒球队强弱的主要标志。投手投球过程中，肩关节参与发力及运动，大负荷的刺激及超出生理范围的动作，使得棒球运动员投手易发生肩关节不稳。

（二）手球

手球运动是一项综合篮球、足球、排球等球类项目特点，并逐渐演变成用手打球、双方攻守、最终以球能够进入对方球门而得分的对抗性很强的接触性项目。手球的比赛规则允许：队员用臂和手去封球和得球；用躯干拦截对方持球或不持球队员，伸开单手从任何一方去轻打对方的球，用弯曲的手臂从正面接触对方球员。手球的射门动作很大一部分需要肩关节的参与，因此存在发生肩关节损伤的风险。

二、常见损伤动作与损伤机理分析

（一）棒球投球动作

1. 技术动作分析

投手投球的方法主要有上手投法、斜上投法、横投法、下手投法。棒球比赛中主要运用上手投法和斜上投法。因为上手投球动作自然，符合人体投掷用力的肌肉工作特点，容易使球达到最大速度，而且球通过"好球部位"的范围很广。有学者从生物力学的角度将棒球投球动作分为 6 个阶段：预备阶段（wind-up phase）、前导脚触地阶段（stride phase）、上肢后摆阶段（arm cocking phase）、上肢加速阶段（arm acceleration phase）、上肢减速阶段（arm deceleration phase）、随挥动作阶段（follow through phase）。

在棒球投手投球过程中，肩关节外旋角度和投手投球的速度有着一定的关系，球速较快的投手有相当大的肩关节外旋角度，优秀投手的肩关节外旋角度达到了180°。

2. 损伤机理分析

下盂肱韧带复合体是肩关节囊韧带中最重要的稳定结构，在肩关节外展45°～90°时，能起到维持前方与下方稳定的作用，外展90°时稳定作用最明显。在此过程中，由于肩关节外旋过大，下盂肱韧带复合体不能很好地起到限制肩关节向前的作用，因而容易发生肩关节不稳。

肩关节的动态稳定主要依靠肩袖及其周围肌肉的协同作用，这些作用包括肌肉本身的体积效应、肌肉收缩带来的屏障效应、关节活动造成的韧带紧张，以及关节腔的球窝结构在压力下压紧等。肩袖及周围的各个肌肉在肩关节处于不同位置时分别对肩关节起到稳定的作用。在肩关节外展90°时，肱二头肌、肩袖肌群和三角肌等对肩关节的稳定起重要作用。肩关节活动时，尤其在外展外旋位，肱二头肌长头紧张，将肱骨头压在关节盂内，维持稳定，下盂肱韧带起着"分担负荷"的作用。如果控制肩关节内旋的肌肉力量不足，会使得肩关节在巨大的外旋过程中出现肩关节不稳。

（二）手球射门动作

1. 技术动作分析

手球运动中的起跳射门，要求运动员在持球后根据防守队员与球员站位在4步内选择一个最合适的角度跳起，腿部自然弯曲抬至胸部，腰部肌肉充分展开，上肢发力，持球手由下向前、向后画弧快速引球至肩上方，非持球侧肩侧对球门，当接近最合适射门点时快速向球门一侧转体，并由肩部肌肉群带动肩关节、手臂用力挥动做鞭打动作，主动肌迅速发力，通过手腕将力量传导至手指再将球射出，整个动作连贯有力，落地屈膝缓冲。

在整个技术动作中，射门的一瞬间，要求肩关节快速向前、向下用力，将球高速射向球门。高水平的鞭打动作要求肩关节极力向前发力，因此存在肩关节不稳的风险。

2. 损伤机理分析

手球射门动作中，上肢做典型的鞭打动作，在高质量的鞭打动作中，肩关节扮演着重要的角色。引臂阶段，上臂在前屈和内旋之后，开始做水平外展和外旋动作；出球的瞬间，上臂内收内旋的时机及力量非常重要。

引臂阶段，肩关节做外展外旋的动作，其损伤机理同棒球投手投球损伤机理相似。盂肱韧带复合体限制肩关节向前，肱二头肌、肩袖肌群和三角肌等对肩关节的稳定起重要作用。突然发力或者用力过大，会导致肩关节前方不稳。此外，肩关节周围肌肉力量薄弱也是损伤发生的重要因素。

出球阶段，如果肩关节的稳定机制出现问题，过大、过猛的发力同样会使得肩关节在内收内旋过程中失去控制，从而导致肩关节不稳。

三、损伤症状与功能障碍

（一）损伤症状

肩关节不稳表现为肩部钝痛，在运动或负重时加重。多数人感觉盂肱关节不稳定及有弹响，常在上举或外展到某一角度时出现失稳感，并在负重时症状更明显。半数以上患者有疲劳及乏力感，尤其是不能较长时间提举重物。约1/3患者有肩周围麻木感，此外还包括肌肉萎缩、关节活动受限。严重者出现肩关节半脱位。当足够大的力量作用于肩关节并造成脱位时，一定会产生肩关节的韧带、软骨、盂唇的一处或多处损伤。甚至，肩关节周围的一些神经也会受到损伤，如腋神经损伤。

（二）功能障碍

肩关节不稳会影响肩关节在各个方向上的动作。运动员如果发生肩关节不稳，在完成技术动作时，下肢传递上来的力不能很好地传递至末端，造成动作完成质量不高。上肢过顶的动作需要肩关节在各个方向上都具备良好的稳定性，肩关节不稳使得运动员无法做出快速而有力的动作。

青少年运动员发生肩关节不稳后，如果未能进行有效的康复治疗，会发生肩关节反复性脱位，对肩关节造成严重的伤害。此外，反复受伤会对运动员的心理产生较大的打击。

第五节 肩峰下撞击综合征

肩峰下撞击综合征（Subacromial Impingement Syndrome，SIS）是指当肩关节前屈、外展时，肱骨大结节与喙肩弓反复撞击，导致肱骨大结节处形成骨赘、肩袖组织钙化、肩袖撕裂等症状，最终引起肩关节疼痛和功能障碍。常见于上肢过顶项目，如游泳、棒球、投掷、排球、篮球、网球等。肩关节周围疼痛、活动受限是该病的主要症状。其疼痛范围可扩散到前臂三角肌附着处，当肩关节完成前屈或外展动作时疼痛加重，部分患者会出现夜间痛。

喙肩弓由肩峰、喙肩韧带、喙突组成，肩峰下间隙指的是由喙肩弓和肱骨头组成的三角形间隙，各种原因导致肩峰下间隙减小或内容物体积增加均可能引发肩峰下撞击综合征。内尔（Neer）按照病理变化将其分为三个阶段：I期为肩峰下滑囊和肩袖组织的炎性充血水肿；II期为肩峰下滑囊和肩袖组织的增生钙化；III期发展为不可逆改变，表现为肩袖组织的部分或完全撕裂及形成骨刺。

其病因主要分为解剖学病因和动力学病因两大类。前者又称"结构性撞击"，主要指肩关节出口部位狭窄，造成肱骨大结节长期反复与肩峰撞击，引起肩袖、肩峰下滑囊等组织增生、钙化，甚至肌腱断裂、发生骨折，进一步导致肩峰下间隙减小，造成恶性循环。比利亚尼（Bigliani）等将肩峰分为三型：平坦型肩峰、弧形肩峰、钩状肩峰。钩状肩峰更易导致肩峰下撞击综合征。另外，肩峰包裹肱骨头的面积过大也容易造成撞击发生。后者是指当肩关节完成前屈或外展动作时，肩袖肌群不稳定，不能控制肱骨头的旋转，从而使肱骨头在运动过程中向上移位，继而导致肱骨头反复撞击摩擦喙肩弓及其下关节囊等软组织，发生肩袖的炎症水肿、退变，甚至撕裂。目前有研究显示，肩关节损伤原因还包括周围关节运动不协调或功能异常等，如肩胛骨周围肌肉不协调，导致上回旋不足从而诱发撞击。

一、易发损伤项目

游泳、网球、投掷等项目运动员要反复做上肢过顶的肩关节运动，因此要求肩关节既灵活又稳定，如果达不到项目要求，则容易在日常反复训练和比赛高度紧张情况下产生肩部损伤。上肢过顶动作对肩关节静态和动态结构产生较大的应力，肩部软组织开始产生微细损伤，最终导致肩部稳定性下降、功能异常，降低运动表现，产生运动损伤。例如，网球正手发球、过顶投掷和排球扣球等动作在加速和减速阶段肩关节接受高强度的旋转应力，容易造成软组织细微损伤。

除了项目特点易引发肩部损伤之外，青少年运动员自身发育的特点也易导致其发生运动损伤。青少年正处于生长发育的黄金阶段，骨组织内有机质多、无机质少；肌肉组织内水分含量多、肌糖原含量少；神经肌肉系统尚不完善；动作技术不成熟、不稳定；肌肉力量差；关节囊及韧带薄而松弛，关节灵活性好而稳定性差。这些因素都导致青少年运动员综合能力无法达到某些运动的要求，另外心理不成熟，易冲动和浮躁也是青少年运动员技术上不够成熟的原因之一。

（一）游泳

游泳运动员易患"游泳肩"，表现为肩前部疼痛和功能障碍，通常在训练中、训练后或比赛后发生。"游泳肩"的形成包括原发性和继发性因素，原发性是指由于关节盂包裹肱骨头的范围过大（通常超过1/3），反复划水动作时容易碰撞挤压冈上肌肌腱或肱二头肌长头肌腱，从而导致损伤和无菌性炎症发生。继发性是指盂肱关节结构或功能不稳从而导致关节运动异常。肩关节盂浅而小、肱骨头较大、关节囊薄而松弛，因此肩关节稳定性较其他关节差。并且，由于前下关节囊韧带少，没有肌肉、肌腱的增强，反复划水动作易引起前关节囊松弛，诱发损伤。可能导致"游泳肩"产生的原因有：神经肌肉协调性下降，关节过度包裹，肌肉疲劳和肌力不平衡，灵活性下降或过度，技术动作不正确，训练方法错误等。

（二）网球

网球运动中，肩关节内旋活动多，久而久之，内旋肌群紧张，牵拉肱骨头向前撞击肩关节后出现肩峰下撞击综合征。肩袖肌群均起于肩胛骨，肌纤维向外移行，以肌腱止于肱骨大小结节及肱骨外科颈外侧，具有稳定肱骨头、协助三角肌外展上臂的作用，但这样形成了肩袖的解剖学弱点：易受到挤压与摩擦。在外展负重转肩、急剧转动或大力扣杀时，肱骨大结节与喙肩弓发生撞击，使位于其中的肩袖受到损伤，从而引发创伤性炎症。

（三）投掷

投掷项目是我国田径运动中的优势项目，包括标枪、铁饼、铅球、链球等，具有举足轻重的地位。投掷项目的特点是在最大力量的基础上发展快速力量，是力量与速度和技术的结合，对运动员的身体协调性和力量要求较高，因此投掷运动员往往频繁出现运动损伤。其中，标枪运动员多发"投掷肩"。"投掷肩"多发生于标枪投掷的最后用力阶段，以胸带动臂，并将力量集中、加强进而作用于器械上，完成超越器械动作。如果下肢冲量传递不足和髋关节旋转不够，上臂爆发用力完成外展外旋时容易产生肩袖损伤或肩峰下撞击综合征。

二、常见损伤动作与损伤机理分析

（一）游泳划水动作

1. 技术动作分析

无论是自由泳、仰泳、蝶泳还是蛙泳，均需借助肩关节的划水增加推进力。从入水到出水过程，肩关节均要进行前屈、外展、内旋、后伸、外旋等动作，而肩关节周围肌肉在水中的受力不均衡且处于动态。以自由泳为例，在抱水和划水阶段，胸大肌、背阔肌和菱形肌向心收缩产生推进力，反复过度地使用内收内旋肌使得其肌力强于外展外旋肌，造成肩关节稳定性下降，盂肱关节动力性稳定机制被破坏，肱骨头向前突出且内旋，容易发生肩峰下撞击综合征。

2. 损伤机理分析

游泳运动员肩关节不稳定还来源于前锯肌下束激活不足，当菱形肌收缩时，不能成为一组肌力水平相当的拮抗肌，因此无法保证肩关节的稳定，从而导致肩肱节律改变，易产生肩峰下撞击综合征。另外一组无法同步的拮抗肌群是冈上肌和冈下肌，由于游泳中肩关节需要多次外展，冈上肌更加容易疲劳，疲劳的冈上肌不能控制肱骨头的向上运动从而发生撞击。另外，在自由泳中，肩胛下肌会被抑制以避免肩关节内旋产生疼痛。如果入水臂出现肩部疼痛，此时三角肌前中束、上斜方肌和菱形肌收缩受到保护性抑制，在抓水时，肘部位置下降，肩关节内旋角度变小以避免疼痛，这将是肩部损伤的高危信号。

（二）网球发球动作

1. 技术动作分析

网球发球技术是网球运动中最重要的技术之一，也是最容易造成肩部损伤的技术之一。网球发球动作可以划分为三个阶段：抛球举拍期、搔背期和挥击期。搔背期是肩关节最大用力阶段，挥击期是肩关节转动速度最快阶段。肩关节损伤主要发生在搔背期和挥击期。在搔背期，肩关节最大用力时外展过度，造成肩关节前后肌肉收缩不平衡，使肱骨头相对关节盂平移，对关节盂唇形成较大挤压，造成肩部损伤；而为了限制这种不平衡，对侧肌肉也加大收缩程度，进一步加大喙肩弓对肩袖的挤压，使关节间隙减小，从而引发撞击。

2. 损伤机理分析

发球时出现的错误动作和肩周肌力不平衡，如上臂过度外展击球，是出现肩峰下撞击综合征的主要原因。而上臂过度代偿主要是因为身体蹬转不够。搔背期膝、髋发力延迟且搔背末期脚离开地面过晚是肩部外展代偿的主要技术原因。因此，有效避免肩部损伤的措施包括纠正错误的发球动作和提高肩周肌力。发球动作的纠正可以从以下方面着手：优化下肢蹬伸发力顺序，按踝－膝－髋依次向上传递力量；改善搔背末期脚离开地面过晚的问题，保证身体向发球方向充分旋转。

（三）标枪最后用力阶段

1. 技术动作分析

标枪运动项目的技术性很强。在最后用力阶段，正确的技术应该是蹬腿送髋－转体振髋－挥臂鞭打，其力学原理应该遵循：加速－制动－传递－高速这样一个过程。此时，上臂、肩关节处于上举位并向后伸接近水平，胸大肌和三角肌被极度拉长，器械几乎与肩关节处于同一水平线上。投掷时，如果标枪偏离身体，形成肩侧投枪，则会使投掷侧肩关节过度外展，此时极度拉长的三角肌前束和肩胛下肌爆发用力，以肩投枪，从而发生损伤。

2. 损伤机理分析

以右侧投掷为例。在最后用力阶段，如果两脚宽度过大或者支撑侧肩下降，易出现左脚支撑身体而向左侧偏离中轴线，被动地使左肩向左侧后倾，阻碍以胸带臂的动作，并且错误的活动范围容易出现投掷臂不能沿标枪纵轴发力，而是在肩外展 120° 左右撤枪；根据解剖特点，肩关节外展 60° ～ 120° 时，肩峰与肱骨头之间的间隙变小，而冈上肌肌腱从中走行，容易发生肩撞击，如果还有肩关节内旋则加重损伤，甚至出现连带伤。

三、损伤症状与功能障碍

（一）损伤症状

肩峰下撞击综合征的症状包括疼痛、活动受限、肌力下降，严重者会导致骨赘形成、骨折发生。其中，主要症状是疼痛和活动受限。通常疼痛位于肩峰前外侧，有时放射到三角肌止点区域。患侧肩主动活动受限但被动活动往往正常，在肩关节外展和前屈时疼痛加重，部分患者有夜间痛。早期主要是出现无菌性炎症反应，如水肿、渗出、出血等；中期则开始出现纤维化变性并增厚等炎性改变；后期表现为软组织纤维化、变硬，失去弹性，出现钙化，易断裂，骨赘形成等。

（二）功能障碍

随着病理变化的进程，早期患者症状较轻，仅有肩部隐痛，没有出现肩无力和活动受限的症状；中期活动受限明显，有夜间痛，上肢肌力和关节活动度明显减小；后期有明显触痛，主动活动受限，肩无力，有可能发展成"冻结肩"。

肩峰下撞击综合征的症状与肩袖损伤相似，但是可以通过特殊实验做出鉴别诊断。其中，阳性率较高的有内尔（Neer）试验、疼痛弧征、肩峰前外缘压痛征，也有研究使用肩峰下间隙封闭试验和霍金斯（Hawkins）试验做出诊断。

内尔（Neer）试验：患者取坐位，检查者站立于患者身旁，一手按压固定患者肩关节疼痛侧肩胛骨，另一手将患者上肢内旋后使其在肩胛骨平面内进行抬举运动，出现肩关节疼痛表明该试验结果为阳性。

疼痛弧征：患侧肩关节在外展至60°前，无明显疼痛或仅出现轻度疼痛；当外展至60°～120°时，出现肩关节疼痛明显加剧；当外展角度超过120°后，疼痛又再次减轻，甚至可自行进行上举运动。

肩峰前外缘压痛征：按压肩峰的前外侧端，出现疼痛表明此试验结果为阳性。

肩峰下间隙封闭试验：在肩峰下间隙注射局部麻醉药品，活动肩关节，若出现疼痛明显减轻，则此试验结果为阳性。

霍金斯（Hawkins）试验：患者肩关节前屈90°，肘关节屈曲90°，前臂保持水平，检查者用力使患者前臂向下致肩关节内旋，出现疼痛代表此试验结果为阳性。

第六节 肩关节脱位

肩关节脱位是常见于青少年运动员的一种疾病，且男性多于女性，约占全身关节脱位的50%，这与肩关节的解剖和生理特点有关，如肩关节肱骨头大、关节盂浅而小、关节囊松弛、前下方组织薄弱、关节活动范围大、遭受外力的机会多等。

通常所讲的肩关节脱位是指盂肱关节的脱位，即肱骨头滑出了肩胛骨关节盂这个平台，二者的连接丧失，出现了脱位。临床表现为肩部活动受限和疼痛，外观呈"方肩"畸形，肩峰明显突出，肩峰下空虚，在腋下、喙突下或锁骨下可摸到肱骨头。另外，应注意检查有无并发症，肩关节前脱位病例中30%～40%合并大结节骨折。

一、易发损伤项目

在青少年运动性损伤中，肩关节脱位多见于篮球、排球、足球、手球、体操等运动项目，初次脱位后如处理不当可导致习惯性脱位。

二、常见损伤动作与损伤机理分析

体操练习或跳跃运动中，错误的落地动作或摔倒时肩部先着地都可能引起肩关节脱位。

（一）技术动作分析

体操运动员利用视觉、位觉、本体感觉和触觉的相互作用，对时间和空间的感知进行精确分化，能在空间中完成复杂动作，为落地创造有利条件，利用视觉调整各关节的屈伸和两臂协调挥摆等身体姿势，维持身体平衡。

在运动过程中正面摔倒时，人体会本能地进行挣扎来避免摔倒，有时这种挣扎可以有效避免伤害，但是更多时候，这会使人们失去做出更好应对措施的时间，进而造成更大的伤害。正确的做法是：在挣扎无效将要摔倒时，要避免自己的关节、骨先与地面接触，而应该尽量选择身体的肌肉部位先落地。在摔到地上时不要惊慌，手抱头，并用打滚的方式来化解冲击力。

相对正面摔倒，向后摔倒可能会带来更大的伤害。大脑是人的重要器官，大脑受伤，可能会造成脑震荡，甚至更加严重的问题。因此，向后摔倒时，关键要保护后脑，建议抱住头部，将身体卷成球状向后打滚，这样可以保护大脑和关节避免受到伤害。

（二）损伤机理分析

肩关节脱位的病因分为直接暴力和间接暴力。受直接暴力的打击或冲撞导致肩关节发生脱位者，临床很少见，由间接暴力导致肩关节脱位者临床较常见。

肩关节脱位按肱骨头的位置分为前脱位和后脱位。肩关节前脱位多见，常由间接暴力所致，间接暴力包括传达暴力与杠杆作用力两种。

传达暴力：如上肢处于外展外旋位跌倒时，手掌着地，暴力由掌面沿肱骨纵轴向上传达到肱骨头，使肱骨头可能冲破关节囊的下壁或前壁而形成前脱位。

杠杆作用力：当上肢处于过度高举、外旋、外展时向下跌倒，肱骨颈受到肩峰冲击，成为杠杆支点，使肱骨头向前下部滑脱，先呈盂下脱位，后可滑至肩前呈喙突下脱位。

肩关节后脱位较少见，多由肩关节受到由前向后的暴力作用，后在肩关节内收内旋屈曲位跌倒时手部着地引起。

三、损伤症状与功能障碍

（一）损伤症状

外伤性肩关节前脱位均有明显的外伤史，如肩部疼痛、肿胀和功能障碍，紧急处理时可将患侧上肢弹性固定于轻度外展内旋位，肘屈曲，用健侧手托住患侧前臂。发生脱位时外观呈"方肩"畸形，肩峰明显突出，肩峰下空虚。在腋下、喙突下或锁骨下可摸到肱骨头。

用普通直尺，沿上臂长轴放置，尺的下端放于肱骨外上髁，另一端向上过肩，肩关节脱位时，直尺上部能与肩峰接触。

肩关节后脱位临床症状不如前脱位明显，主要表现为喙突明显突出，肩前部塌陷扁平，肩胛下不可以摸到突出肱骨头，上臂略呈外展及明显内旋的姿势。

X线检查可明确脱位类型和确定有无骨折情况。

（二）功能障碍

搭肩试验结果为阳性，即患肢手掌搭在对侧肩部时，患侧肘部不能贴于胸壁。

第七节 肩部损伤预防与康复策略

肩关节是人体运动范围最大、最灵活的关节，前屈、后伸、内收、外展、内旋、外旋及环转等运动均不受限，但同时又是全身大关节中结构最不稳固的关节，肩关节的这些特征决定了其在运动中容易发生损伤。

因此，肩部损伤的预防应该是所有青少年运动员、教练员和家长的目标。一般来说，应该针对不同的运动项目损伤特点和损伤危险因素制定相应的损伤预防措施，但仍有一些共同原则可用于青少年肩部损伤预防。

一、热身及整理活动

在训练和比赛前，充分热身是确保良好的竞技状态和预防损伤的有效方法之一。热身活动可以分为一般性热身活动和专项性热身活动。结合自身机能和项目特点，针对性地做一些有氧活动（如慢跑、上肢功率车）和动态牵拉练习，有利于氧从血红蛋白和肌红蛋白中释放，降低代谢化学反应的活化能量速率，增加肌肉血流量，提高身体温度，降低肌肉黏度，增加神经受体的敏感性以及提高神经冲动的速度，防止损伤发生。同时，充分的热身活动可以延缓运动性疲劳的发生，对训练和比赛后的恢复有积极作用。

肩关节的一般性热身活动除了有氧活动（上肢功率车）之外，还可以加入肩关节绕环运动，以及肩关节周围肌肉的动态牵拉。在专项性热身练习中可重点加强肩关节的屈伸、展收及环转的幅度，还要朝不同方向牵拉肩关节，同时要注意使肩关节的运动负荷及幅度由小到大，逐渐增强。

除了热身练习外，应重视训练和比赛后的放松整理活动。上肢过顶项目的青少年运动员经常进行大运动量训练，肩部肌群负荷最大，训练后由于缺乏放松练习和牵引练习，往往造成肌肉疲劳积累。在没有充分休息的情况下又进行下一次训练，这时疲劳的肌肉会变得僵硬，很容易导致受伤。放松整理活动可以使肌肉得到充分放松，加快疲劳的消除，使机体得到有效的休息。肩关节的整理活动主要包括肩关节周围肌肉的静力性牵拉，也可根据需要加入理疗放松手段。

下文将介绍肩关节的一般性热身活动和肌肉牵拉方法，其中肌肉的动态牵拉和静态牵拉的身体姿态相同，训练前后安排不同种类的牵拉方法可以充分放松肌肉。

（一）肩关节绕环运动

双上肢放松置于身体两侧，耸肩使肩关节靠近耳朵，后缩肩胛骨，缓慢向下沉肩至最低位置，随后含胸向前上方运动至最高位置；向后环绕完成后，可做反方向向前环绕运动。

（二）冈下肌牵拉

站立位，牵拉侧上肢置于身后，屈肘90°，手抓住固定物体，向前迈步，使前臂远离后背，静力牵拉保持30 s。可以控制迈步距离以调节牵拉强度。（图5-1）

（三）背阔肌牵拉

双膝跪位，肩关节前屈置于固定平面上，掌心相对，双手距离略大于肩宽，利用自身重力向下牵拉，保持30 s。（图5-2）

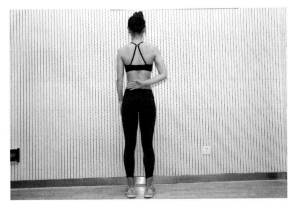

图5-1 冈下肌牵拉

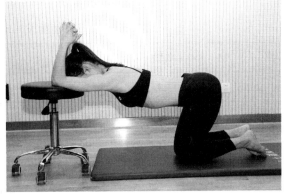

图5-2 背阔肌牵拉

（四）胸大肌和胸小肌牵拉

站立位，可利用门框或其他固定物体进行牵拉，牵拉肩关节外展，屈肘 90°，前臂抵住门框。保持背部直立，双腿前后弓步站立，向前迈步，并使身体前倾，牵拉至一定位置保持 30 s，也可上下调整肩关节外展角度以牵拉不同位置。

（五）三角肌牵拉

站立位，牵拉侧手臂向对侧伸直且掌心与身体相对，对侧手臂屈肘置于被牵拉手臂肘关节外侧，向身体方向用力至活动终末端，静力牵拉保持 30 s。

（六）肱三头肌牵拉

上身保持直立，牵拉侧手臂屈肘置于头后，掌心与身体相对，对侧手抓住牵拉侧肘关节处，向对侧用力，到一定位置时保持 30 s。

二、控制运动负荷

运动员的训练水平及训练方法与肩关节损伤的发生率密切相关。过度使用损伤十分普遍，约占青少年运动损伤的 60%。青少年运动员中肩关节的过度使用损伤是由肱骨近端发生的反复应力和累积创伤，以及盂肱关节软组织稳定肌的适应性改变引起的。对于教练员和家长来说，青少年肩关节疼痛、疲劳或运动速度的下降可以很好地提示可能要发生过度使用损伤。据估计，青少年运动员中 50% 的过度使用损伤是可以预防的。青少年运动员是一类较特殊的群体，他们的身体条件对于训练负荷有较高要求，既要保证运动负荷达到训练效果，还要考虑运动负荷对于其生长发育的影响。因此，应该制订科学的训练计划：控制运动时间、运动密度和运动强度；教练员应严格遵守运动训练原则，根据性别、年龄、技术水平和运动项目特点，区别对待，循序渐进，合理安排运动负荷；技术动作的教学由易到难，训练强度由小到大，严格监控青少年的身体机能状态，并且根据身体情况随时调整运动负荷，科学安排训练和休息时间。

棒球运动中的投手是青少年肩关节损伤的高发人群之一，有研究指出 9～14 岁的棒球运动员应该设置投球限制，每场比赛的全力投球应该限制在 75 投之内，每赛季不超过 600 投，每年 2000～3000 投。美国运动医学会对棒球小联盟提出了针对不同年龄段每天的投数（表 5-1）和投球后休息天数（表 5-2）的建议。值得注意的一点是，在一场比赛中投数大于 41 次的投手不可被换到捕手。

表 5-1 不同年龄段棒球运动员每天的投数建议

年龄（岁）	每天投球数（次）
17～18	105
13～16	95
11～12	85
9～10	75
7～8	50

表 5-2 不同年龄段棒球运动员每天投球后需要的休息天数建议

年龄（岁）	每天投数（次）	建议休息天数
≤14	≥66	4
	51～65	3
	36～50	2
	21～35	1
	≤20	0
15~18	≥76	4
	61～75	3
	46～60	2
	31～45	1
	≤30	0

三、纠正动作模式

动作模式错误是青少年发生肩部损伤的主要因素之一。每一个运动项目都有其本身的技术特点，正确合理的技术动作能够使运动员在最小的能量损耗下完成最出色的运动表现，而错误或者不规范的技术动作不仅影响运动成绩，还容易造成运动损伤。例如：游泳运动中，如果划水和空中移臂动作违反了人体的形态结构特点和生物力学原理就会引起肩峰下撞击综合征，导致损伤；网球的发球、高压球和大力抽球等技术动作都要求发力顺畅、连贯和协调，而一些网球初学者或水平一般的选手由于动作尚未定型或者不规范，动作容易脱节，发力不顺畅，肩关节局部负担较大，容易导致损伤的发生；另外，羽毛球的上手技术动作，尤其是杀球，要求挥拍速度快、动作具有爆发力，错误的动作很容易导致肩关节损伤。

总之，技术性强的运动项目要根据项目特点合理安排训练教学步骤，严格要求动作模式和动作质量，及时纠正不规范动作，掌握或者使用正确的技术动作能有效地避免肩部运动损伤的发生。

四、损伤后康复治疗

肩关节损伤后的治疗方案可以根据严重程度分为保守治疗和手术治疗两种，这两种治疗方案都需要康复治疗介入。

保守治疗是通过改变肩关节不稳的病理机制，以解决不稳的症状。优点是不会对软组织造成进一步破坏，肌肉功能及本体感觉都能部分保留。保守治疗的目标是减轻疼痛和水肿，保护静态稳定结构，并强化动态稳定结构，最终提高肩关节的整体稳定性。

对于严重的损伤，可以采取手术治疗，对损伤组织进行修复。对于发生盂唇损伤且有症状的青少年来说，手术治疗的效果往往不错，因此被广为采纳。但是对于上肢过顶项目的青少年来说，手术治疗效果没有那么好，并且很大一部分患者不能恢复伤前的运动水平。术后能否恢复伤前竞技水平需要在术前考虑。

（一）急性期

急性期通常为损伤后或术后 0 ～ 2 周，这个时期的主要目标是消除炎症、肿胀，减轻疼痛，维持关节活动度、肌力和心肺耐力。急性期康复治疗方法主要有以下几种。

冰敷：冰敷可以减轻炎症反应，采用冰水混合物在损伤部位进行冰敷，每次 10 ～ 15 min，每天 1 ～ 2 次。必要时采用非甾体抗炎药或冷冻治疗。

理疗：采用短波、超短波、微波来控制炎症，减少组织液渗出，消肿镇痛。（注：青少年运动员骨骺处谨慎使用超声波治疗）

肩周软组织牵拉训练：胸大肌、胸小肌和肩内旋肌群（肩胛下肌、背阔肌等）的牵拉。

关节松动术和被动运动：手法治疗的主要目的是增加肩峰下间隙。关节松动术手法可采用长轴牵引、由头向尾滑动，急性期手法操作中选用 1 ～ 2 级手法，尽量不激惹疼痛。对发生损伤的肩关节在无痛范围内进行轻柔的被动活动，包括屈曲、外展、内旋、外旋；防止早期制动造成肩关节粘连活动度下降。患者可自行进行钟摆练习，采取站立位，上身前倾，健侧可进行支撑，患侧肩关节下垂，在无痛范围内进行上臂前后向、左右向以及画圈式摆动。（图 5-3）

活动手指和手腕：做抓握动作，每日 3 次，每次 30 ～ 50 下。（图 5-4）

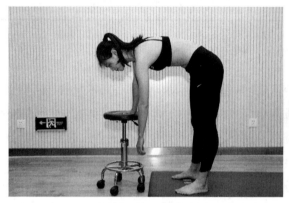

图 5-3 钟摆练习

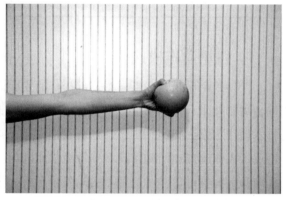

图 5-4 手部抓握练习

（二）康复早期

在术后或损伤后 2 ～ 6 周进入康复早期（具体时间根据损伤情况及医嘱），这个时期的康复目标是增加被动关节活动度，与主动关节活动度相结合，逐渐增强肩关节力量，增强肩关节本体感觉，维持心肺耐力。康复早期康复治疗方法主要有以下几种。

关节活动度练习：除了进行急性期的被动活动，在康复早期更强调患者的主动参与。要求患者在无痛范围内进行肩关节屈曲、伸展、内收、外展及内外旋练习。为进一步扩大肩关节的屈曲范围，可采用爬墙练习。患者面对墙壁站立，与墙壁约有一臂的距离，手扶墙，肩关节开始屈曲，将手指从下慢慢向上移动，增加肩关节的屈曲活动度（图 5-5）。或用健侧协助患侧进行活动度练习，双手在背后分别握住毛巾的两端，通过健侧上肢对毛巾的提拉进行患侧肩关节活动度的练习（图 5-6）。

肩关节及肩胛带肌肉力量练习：肩袖肌肉是肩关节的稳定肌，若上肢运动的动力肌群力量过强而负责肩关节稳定的肩袖肌肉力量较弱，会导致肩袖肌肉的代偿不足，负荷过大，出现肩关节损伤。有研究显示，投掷运动员投掷侧肩关节的外旋肌肌力弱于非投掷侧约 6%，而其内旋肌肌力强于对侧约 3%，而投掷侧的内收肌肌力要强于非投掷侧 9% ～ 10%，同时投掷侧冈上肌力量显著弱于非投掷侧。因此，加强肩袖肌群力量是预防青少年肩关节损伤的力量训练之一。

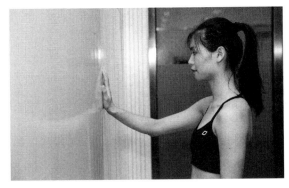
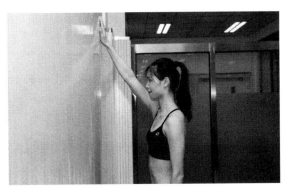

A 起始动作　　　　　　　　　　　　B 结束动作

图 5-5 爬墙练习

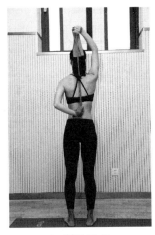
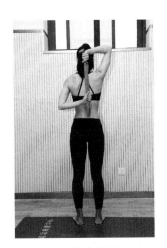

A 起始动作　　　　　　　　　　　　B 结束动作

图 5-6 活动度协助练习

　　冈上肌练习：在肩关节 0°～ 30° 外展范围内进行练习，可手握哑铃或拉弹力带以增加负荷。

　　冈下肌及小圆肌练习：在肩关节 90° 外展位使用弹力带进行外旋训练至最大范围，或在腋下夹一毛巾卷，上臂紧贴躯干，肘关节屈曲 90° 进行外旋练习。

　　肩胛下肌练习：在 90° 外展位使用弹力带进行内旋训练至最大范围，或在腋下夹一毛巾卷，上臂紧贴躯干，肘关节屈曲 90° 进行内旋练习。肩胛带肌肉力量不足使得青少年运动员在上肢过顶项目中容易发生肩关节疼痛和损伤。肩胛骨良好的静态位置和正确的运动模式都与肩胛带肌力的平衡关系紧密，因此，要重视肩胛带周围肌肉力量训练。

　　侧卧外旋：侧卧位，上侧肘关节和躯干之间夹一毛巾卷，肘关节屈曲 90°，手持适当重量的哑铃。缓慢外旋肩关节直到最大范围，随后缓慢回到起始位。（图 5-7）

　　俯卧后伸：俯卧位，双手持适当重量的哑铃，掌心相对，肘关节伸直，双臂放松置于躯干两侧。缓慢后伸肩关节至最大范围，随后缓慢回到起始位。（图 5-8）

　　俯卧外展外旋：俯卧位，双手持适当重量的哑铃，肩关节外展 90°，肘关节伸直，拇指朝向天花板，双臂放松置于两侧。缓慢水平外展肩关节至最高位置，随后缓慢回到起始位。（图 5-9）

　　前锯肌练习：仰卧位，肩关节屈曲 90°，肘关节伸直，手持适当重量的哑铃。前伸肩胛骨向上推举哑铃至最高点，随后缓慢回到起始位。也可以使用推墙俯卧撑代替。推墙俯卧撑中，患者上肢伸直置于墙面，将两肩胛骨前伸，胸廓后移到最大范围，随后缓慢回到起始位。（图 5-10）

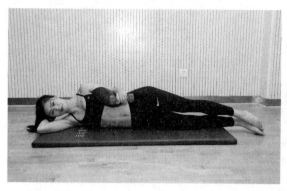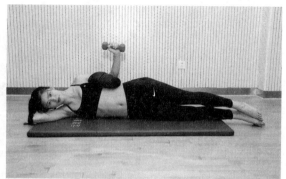

图 5-7 侧卧外旋

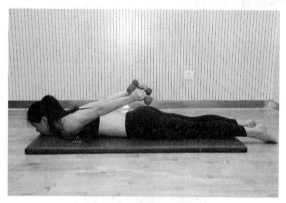

图 5-8 俯卧后伸

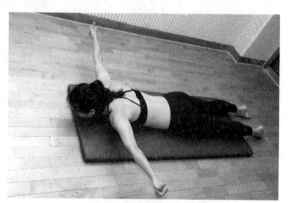

图 5-9 俯卧外展外旋

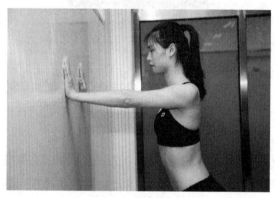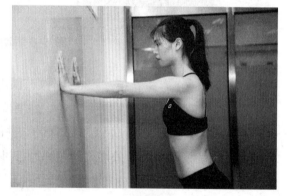

A 起始姿势　　　　　　　　　　　　　　B 结束姿势

图 5-10 推墙俯卧撑

　　增强肩关节的本体感觉训练：除了疼痛、肌力下降等，运动损伤对青少年运动员正常训练的影响还体现在损伤后本体感觉减退，关节运动功能丧失。针对该问题，简单的肌力训练并不能解决问题，只有在闭链运动的前提下，提升肩关节运动的稳定性，训练肩关节周围肌肉的神经肌肉协调性，才能促进关节本体感受器信息传导的敏感性，从而达到恢复中枢神经系统对关节周围组织的控制和关节运动协调性调控的目的。轨迹追踪练习（手持激光笔对一定图形进行描绘）、振动杆训练等本体感觉的练习同样可以防止再受伤。

　　俯卧撑训练：可利用平衡垫、瑞士球、博速球（BOSU）等进行练习。在不稳定平面进行支撑，逐渐增加练习的时间。

　　肩胛骨控制练习：肩胛骨控制练习可以很好地纠正其静态位置，为上肢的正确运动模式打下良好基础。当肩胛骨处于正确的位置后，可以加入肩胛带肌力训练，来进一步固定肩胛骨在上肢运动中的运动模式并提高肩关节稳定性。对于从事上肢过顶项目的青少年运动员来说，造成肩关节损伤的一个原因就是肱骨头相对关节盂的位置靠前，导致在上肢运动中，盂肱关节的关节中心位置靠前，可能出现肩关节前方撞击疼痛。另一个原因是肩胛骨的运动模式异常，常见的错误模式表现为在肩关节的前屈和外展动作中，肩胛骨上回旋不足，代偿性出现肩胛骨上移或前伸，引发肩关节疼痛或损伤。

肩胛骨回缩练习及肩胛骨上回旋练习：在肩胛骨回缩练习中，患者肩关节屈曲90°，肘关节屈曲90°，用背部肌肉发力将肩胛骨靠近脊柱（注意：不是肩关节主动向后而是肩胛骨周围肌肉发力向后）。在肩胛骨上回旋练习中，患者主动做外展，治疗师协助肩胛骨上回旋。（图5-11）

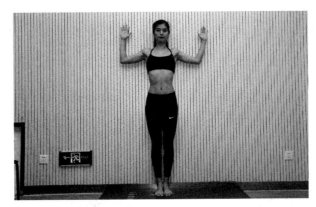

图5-11 肩胛骨回缩练习

（三）康复后期及训练期

术后或损伤后6～8周可进入康复后期及训练期。这个阶段逐渐进展为主动的提升关节活动度，恢复正常的肩胛骨运动；进一步增强肩关节周围力量及肩关节的本体感觉，为重返赛场做好准备。

关节活动度：努力实现全范围的主动关节活动度，关节活动度不足时给予关节松动术等帮助，在此阶段一般采取3～4级的关节松动术。

肩关节周围肌肉力量：除了对肩袖肌群、肱二头肌、肱三头肌增加训练负荷外，还可加入快速向心、慢速离心练习。前期以耐力为主（12～15 RM），逐渐发展最大肌肉力量和爆发力等。当患侧达到健侧力量的75%～80%，没有疼痛和压痛，拥有足够的静态和动态稳定性则可开始上肢投掷练习（间歇性投掷训练，在承受范围内逐步回归竞赛性投掷）。根据情况可选择上肢快速伸缩复合练习，进行仰卧抛接球练习。方法：患者仰卧位，双手置于胸前，治疗师在前方抛药球，运动员接球顺势拉至头后，而后迅速抛向治疗师。逐渐过渡到在不稳定平面上接球来增加难度，如躺在瑞士球上练习，随后过渡至单手抛接球训练。

肩关节本体感觉：可继续进行早期轨迹追踪、振动杆的练习，也可以在此基础上增加对角线的上肢本体感觉神经肌肉促进疗法（PNF练习）。

D1屈曲：屈曲－内收－外旋。（图5-12）

D1伸展：伸展－外展－内旋。（图5-13）

D2屈曲：屈曲－外展－外旋。（图5-14）

D2伸展：伸展－内收－内旋。（图5-15）

悬吊训练：悬吊训练也是肩关节稳定性及神经肌肉协调性训练的有效手段之一，在康复后期及训练期可根据患者情况加入。

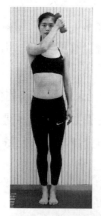
图 5-12 上肢 D1 屈曲模式

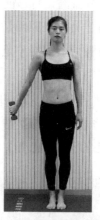
图 5-13 上肢 D1 伸展模式

上肢 D1 屈曲练习

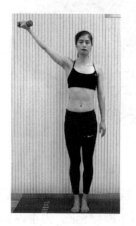
图 5-14 上肢 D2 屈曲模式

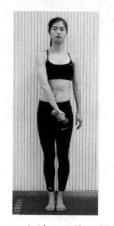
图 5-15 上肢 D2 伸展模式

上肢 D2 屈曲练习

五、单侧发力项目的损伤预防

对于单侧发力项目来说，能量应该是从足开始向上传递，最后到达上肢和手完成专项动作，完美的能量传递应该是无损的，而核心区作为整个动力链中重要的一环，其稳定性对于绝大多数技术动作力量的产生和能量传递都十分重要。单侧发力项目的肩关节损伤预防，除了注重发力侧上肢的训练外，还要加强核心区和另一侧上肢的训练，以达到整体平衡发展。

对于非发力侧上肢的训练，其方式和原则与发力侧上肢的训练一致，可以参考上述预防和康复训练方法。

核心区力量训练对维持青少年运动员核心区稳定、高质量完成技术动作、提高运动效率、改善上下肢协调性和左右侧力量传递的重要性毋庸置疑。只有提高青少年运动员的核心区稳定性，肩关节的活动才有支撑，对肩关节的压力才能降低。核心区的训练需要分阶段完成，先从基本的腰腹训练开始，如卷腹、背起、臀桥（图 5-16）、腹桥（图 5-17）、侧桥（图 5-18）等。随后配合上下肢的活动完成进阶难度，如两点跪位支撑，最后还可以加入不稳定因素，如利用瑞士球和博速球（BOSU），使得更多的深层小肌群参与运动，从而使青少年整体的协调性增强、动力链功能改善，降低上肢运动中肩关节的压力，降低肩关节损伤风险。

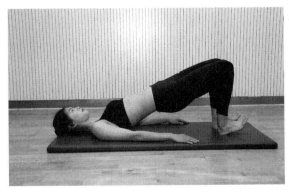 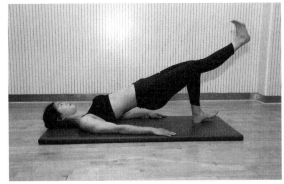

A 基础动作　　　　　　　　　　　　　　　B 进阶动作

图 5-16 臀桥练习

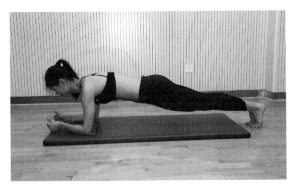 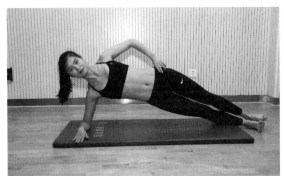

图 5-17 腹桥练习　　　　　　　　　　　　图 5-18 侧桥练习

六、佩戴护具

运动中佩戴护具是预防损伤的措施之一。对于肩关节损伤的预防来说，可以在训练和比赛前进行贴扎，合理的贴扎可以增强肌肉表现、提高肩关节稳定性。利用肌内效贴布进行肩关节的力学矫正，可以有效改变肩胛骨的位置，为肩关节活动中肩胛骨按正确运动轨迹活动提供帮助，降低肩关节损伤风险。

七、增强自我保护意识

自我保护意识是预防肩关节损伤的重要保证。引导青少年运动员充分认识肩关节受伤带来的后果，使其了解和掌握预防肩关节损伤的基本知识和方法，自觉做好准备活动，掌握正确技术，训练和比赛注意力集中，养成不蛮干、不以错误动作完成运动等良好习惯，一旦受伤则应积极休息和治疗。只有思想上的高度重视，才能有效地减少肩部运动损伤的发生。

第六章 青少年肘部损伤防治与康复

本章主要介绍青少年肘部损伤特点，包括常见损伤类型、易发损伤项目及动作、损伤原因和症状、康复治疗和预防方案。

第一节 青少年肘部损伤特点

一、肘部的解剖特征

（一）肘关节及其运动

肘关节由肱骨、桡骨和尺骨3块骨组成。肱骨的远端是肱骨内外侧髁，肱骨外侧髁由肱骨小头构成，肱骨内侧髁由肱骨滑车构成。肘关节由3个独立的关节组成：肱尺关节、肱桡关节和桡尺近侧关节，3个关节包裹在一个关节囊中（图6-1）。肱骨滑车与尺骨的滑车轨迹构成肱尺关节，使肘关节可以进行屈曲和伸展的运动。桡骨头与肱骨小头之间的连接构成肱桡关节，属球窝关节，为前臂的旋前和旋后运动提供了可能。桡尺近侧关节由尺骨近端外侧的桡切迹与桡骨的环状关节面构成。

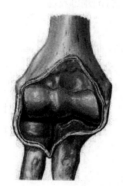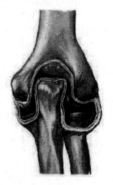

图6-1 肘关节解剖结构

当肘关节屈曲时,尺骨向前滑动,直至尺骨冠突完全与肱骨冠突窝相接触时,屈曲运动终止。当肘关节伸展时,尺骨向后滑动,直至尺骨鹰嘴完全与肱骨后方的鹰嘴窝相接触时,伸展运动终止。当肘关节屈曲时,桡骨与肱骨远端的桡窝相接触;而伸展时,桡骨和肱骨不接触。桡尺近侧关节和桡尺远侧关节对于前臂的旋前、旋后运动是非常重要的,保证了肘关节发挥其正常的旋转功能。

(二)关节囊和韧带及其稳定作用

肘关节前部和后部的关节囊相对较薄,关节囊前面由肱肌覆盖,后面由肱三头肌覆盖。肘关节侧方关节囊由尺侧副韧带和桡侧副韧带加固。尺侧副韧带位于肘关节内侧,由较强的前束和较弱的斜束、后束组成。前束起于肱骨内上髁的前下方和内下方,止于尺骨冠突内侧缘结节处。后束起于肱骨内上髁的后下方和内下方,呈扇形,止于鹰嘴内侧弧形骨面。斜束起于冠突内侧缘凸起的小结节,止于鹰嘴内侧骨面。桡侧副韧带位于肘关节外侧,由肱骨外上髁,分两束包绕桡骨头,附于尺骨桡切迹前后缘。桡侧副韧带没有附着在桡骨上,这使得桡骨可以自由旋转。在桡骨头周围有桡骨环状韧带,附着于尺骨桡切迹的前后缘,此韧带同切迹一起形成一个漏斗形的骨纤维环,包绕桡骨头。

肘关节的稳定性主要依赖于桡尺近侧关节、肱尺关节以及内外侧副韧带的完整性。肘外翻稳定性主要取决于内侧副韧带的完整性。肘关节外侧的稳定性取决于两个因素:外侧副韧带的完整性和桡骨环状韧带的稳定性。这两个因素对于维持桡骨头与桡尺近侧关节的稳定意义重大。肘关节被动内翻的运动较为少见。除此之外,肘关节周围的肌肉对维持肘关节稳定也起着重要作用。

(三)肌肉及其运动学

屈肘的肌肉主要包括肱二头肌、肱肌和肱桡肌。肱二头肌有两个头,长头起自肩胛骨的盂上结节,短头起自肩胛骨喙突,两者汇合为共同的肌腱,止于桡骨粗隆。肱二头肌具有屈肘和前臂旋后的作用。肱肌起自肱骨前部下方的 2/3 处,止于尺骨粗隆,主要起屈肘的作用。肱桡肌起自肱骨外侧下方的 2/3 处,止于桡骨远端的桡骨茎突,主要起到屈肘、前臂旋前和部分旋后的作用。

伸肘的肌肉主要有肱三头肌和肘肌。肱三头肌由长头、内侧头和外侧头 3 部分组成,长头起自肩胛骨的盂下结节,外侧头和内侧头起自肱骨的后部。3 个头通过共同的肌腱止于鹰嘴的后方。肱三头肌和肘肌共同作用产生肘关节复合体的伸展动作。

旋前的肌肉是旋前圆肌和手腕远端的旋前方肌。旋后的肌肉是肱二头肌和旋后肌。桡骨绕着尺骨旋转产生了前臂的旋前和旋后动作。

(四)滑膜及滑囊

滑膜包绕着肱桡关节和桡尺近侧关节,润滑这两个关节深层结构。肘部最重要的滑囊是肱二头肌滑囊和鹰嘴滑囊。肱二头肌滑囊附着于桡骨粗隆前方,并且在前臂旋前时对肌腱产生的力起到缓冲作用。鹰嘴滑囊则位于鹰嘴和皮肤之间。(图 6-2)

(五)主要神经和血供

臂丛神经(C4-T2)控制支配着肘关节周围肌肉的运动。在肘窝处,这些神经逐渐分支成肌皮神经、桡神经、尺神经、正中神经。

锁骨下动脉向下分支形成肱动脉,供应肘部。肱深动脉、尺侧返动脉、桡侧返动脉最终与肱动脉汇合,为前臂尺动脉和桡动脉供应血液。肘正中静脉、贵要静脉、头静脉以及肱静脉的血液从肘部区域共同流回腋静脉。

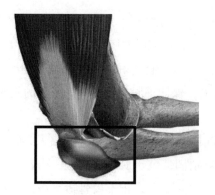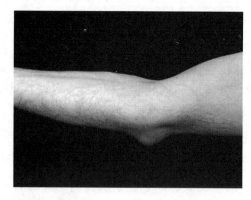

图 6-2 鹰嘴下滑囊及滑囊肿胀

（六）重要的体表标志

1. 提携角

当肘关节伸直，前臂处于旋后位时，上臂与前臂并不在一条直线上，前臂的远端偏向外侧，二者之间形成一向外开放的钝角，称为"提携角"。当肘关节因外伤出现骨折或脱位后，肘可能出现肘外翻、肘内翻或枪托畸形。（图 6-3）

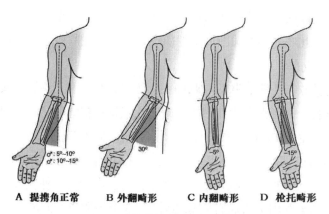

| A 提携角正常 | B 外翻畸形 | C 内翻畸形 | D 枪托畸形 |

图 6-3 肘关节提携角及肘内外翻

2. 肘后三角

当肘关节伸直时，肱骨内、外上髁与尺骨鹰嘴尖恰位于一条直线上，屈肘时则形成以鹰嘴尖为顶角的等腰三角形（图 6-4），临床上常以此鉴别肘关节脱位或肱骨髁上骨折。

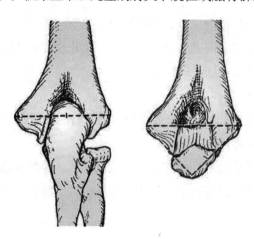

图 6-4 肘后三角

二、青少年肘部损伤常见类型

肘关节的常见运动损伤主要分为急性损伤和慢性损伤。急性损伤以肘关节的骨折、脱位及侧副韧带损伤等为多见，可出现在任何运动项目中。肘关节骨折的主要原因是跌倒时伸肘、屈肘位撑地，或肘部受到直接的打击。儿童和青少年比成年人损伤风险更大。骨折可以发生在构成肘关节的任何一块或多块骨上。伸肘位的跌倒经常造成肱骨髁上方、侧方或内外髁之间的骨折。肱骨髁上骨折可能导致枪托状畸形，即前臂伸展时与上臂形成一个角度，前臂相对上臂长轴像一把枪托。当应力直接作用到尺骨鹰嘴上或传递到桡骨头造成骨折时，尺骨和桡骨也可能受到损伤。此外，摔倒时手撑地的动作也可能造成肘关节的脱位，肘关节最常见的脱位是尺桡骨受到外力向后脱位。当肘关节突然遭受侧方过度负荷时，可造成肘关节侧副韧带的损伤，其中以内侧副韧带损伤最为常见。

除了急性损伤外，在青少年运动员中，肘部的慢性损伤也非常常见，其中以网球肘（Tennis Elbow）、高尔夫球肘（Golfer's Elbow）、投掷肘（Pitcher's Elbow）及分离型骨软骨炎（Elbow Osteochondritis Dissecans）等较为常见。

三、肘部损伤的主要评估检查方法

（一）病史

在检查肘关节时，可以通过询问下列问题了解损伤情况：

1. 主要的问题是什么？疼痛在什么位置？

2. 疼痛的部位是直接或者间接外力所致还是重复的过度使用所致？

3. 疼痛的位置和持续时间？（比如肩部和肘部疼痛或不适可能是局部的问题，也可能与臂丛神经根受压有关）

4. 运动或改变手臂的位置，是否会增加或减少疼痛？

5. 之前是否有过肘部的损伤？进行过什么诊断或治疗？

（二）视诊

1. 观察患者肘部是否可见明显的畸形和肿胀。

2. 观察屈曲和伸展位的提携角。如果提携角异常增大，说明存在肘外翻；如果提携角异常减小，则存在肘内翻。

3. 观察患者肘关节屈曲和伸展的程度，两侧进行对比。屈曲角度减少、全范围内伸展活动受限或者伸展超出正常范围都提示肘关节存在问题。肘部屈曲活动的正常范围是0°～140°。当肘关节屈曲到45°时，从后面观察确定肱骨内外侧髁和鹰嘴是否能形成一个等腰三角形，即肘后三角，肘关节脱位或骨折时该结构会出现异常。

（三）触诊

肘关节周围皮下脂肪较少，触诊较为容易。触诊的主要内容是：重要的骨性标志、痛点、皮温及肿胀等。

骨性标志触诊可以触摸以下骨性标志物：肱骨内上髁、肱骨外上髁、尺骨鹰嘴、桡骨头等。

软组织触诊可以触摸以下软组织：在前方可触及肱二头肌、肱肌、肱桡肌、旋前圆肌，在后方可触及肱三头肌、旋后肌，在内侧可触及尺侧副韧带和腕屈肌，在外侧可触及桡侧副韧带、桡骨环状韧带和腕伸肌。

（四）关节活动度检查

肘关节活动度检查可分为主动活动度和被动活动度检查。肘关节正常活动度为：屈曲 135°～150°，伸展 0°～10°，旋前 80°～90°，旋后 80°～90°。通过肘关节主动、被动和抗阻活动进行屈伸、旋前和旋后的动作，评估关节和肌肉的痛点以及活动受限问题（图6-5）。

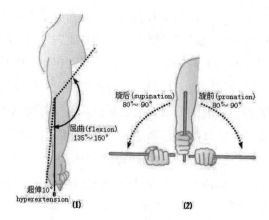

图6-5 肘关节活动度检查

（五）常用的特殊试验检查

1. 外翻和内翻应力试验

通常以外翻应力试验检查内侧副韧带的损伤，以内翻应力试验检查外侧副韧带的损伤。检查者握住患者的手腕使手臂处于伸展的状态，并将另一只手放在内侧髁或外侧髁上，以髁上方的手为支点，另一只手向内或向外推动前臂。通过施加应力，对比观察内侧或外侧副韧带是否有松弛或疼痛感。其中，内侧副韧带分前束和后束，前束在肘屈曲 20°～30° 时进行检查，后束在肘屈曲 55° 以上进行检查。检查外侧副韧带的时候，在患者肘屈曲 5°～30° 时进行检查。此外，侧副韧带损伤的患者在内上髁、尺骨远端或外侧副韧带上可有压痛点。（图6-6）

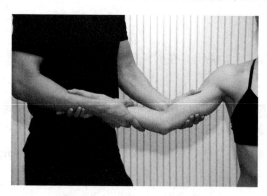
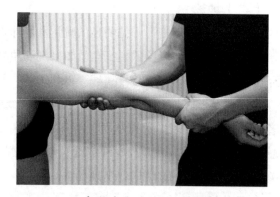

A 外翻应力（内侧副韧带前束）　　　　B 内翻应力（外侧副韧带）

图6-6 肘关节应力试验

2. Mill's 试验

首先将患肘屈曲，半握拳，腕尽量屈曲，然后将前臂被动旋前并伸直肘关节，肘外侧出现疼痛表明试验呈阳性，可能存在肱骨外上髁炎。（图6-7）

3. Tinel's 征

患者取坐位且肘部微屈，检查者握住患者的手腕，用另一只手的食指或叩诊锤敲击尺神经凹陷

处（位于鹰嘴和内上髁之间）。当患者感到前臂、手掌和手指发麻，表明试验呈阳性。该试验用于检查尺神经损伤。（图6-8）

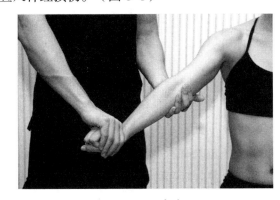

图6-7 Mill's 试验

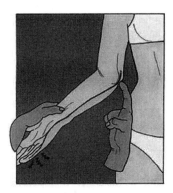

图6-8 Tinel's 征检查

4. 肘屈曲试验

患者肘屈曲，腕关节完全伸直，肩下沉，在该位置上保持1 min，如前部尺神经分布区域有疼痛或发麻的感觉，提示尺神经在肘关节处可能存在病变或受压。（图6-9）

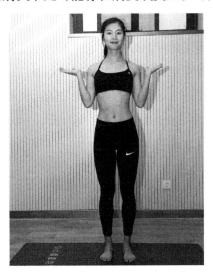

图6-9 肘屈曲试验

5. 臂丛神经检查

肘部出现疼痛时，应注意皮肤感觉的改变，因为这可能提示肩部或肘部分布神经的神经根受压。

第二节 肘关节脱位

一、易发损伤项目

肘关节脱位占全身四大关节脱位总数的一半。在运动员中，多见于对抗性和非对抗性项目中的意外损伤，也可见于如举重等重竞技项目中出现技术失误而造成的损伤。

二、常见损伤动作分析与损伤机理分析

当摔倒时手撑地伴随肘关节过伸，或肘关节屈曲时伴随严重的扭转，容易发生尺桡骨向前、后

和外侧脱位。尺骨冠状突较鹰嘴突小，因此尺骨对抗向后移动的能力要比对抗向前移动的能力差。所以肘关节后脱位远比其他方向的脱位更为常见。肘关节在伸直的情况下，若受暴力，如跌倒时一侧手掌着地，使肱骨下端向前移位，尺骨鹰嘴则向后移，易形成肘关节后脱位。前脱位时，尺桡骨通常伴有骨折的发生。区分肘关节内外侧髁骨折和脱位时，可通过观察肘后三角来确定。

三、损伤症状与功能障碍

肘关节脱位时，起稳定作用的韧带组织会发生撕裂或断裂，同时伴随出血和肿胀，甚至出现剧烈的疼痛和功能障碍。肘关节呈半屈曲位，肘窝呈饱满状，肘后三角关系改变，上肢呈弹性固定。后脱位时肘后方空虚，可触及向后突出的尺骨鹰嘴，侧方脱位时有肘内、外翻畸形。正、侧位 X 线平片检查可明确诊断，并可判定关节脱位类型，以及是否合并骨折和移位情况。

这种损伤的并发症有正中神经和桡神经的损伤、主要动静脉血管的损伤及骨化性肌炎。肘关节脱位通常伴有桡骨头骨折。

四、康复治疗

受伤后，首先应立即进行冷疗和加压处理，然后使用悬吊带固定，并将患者转诊给医生进行复位。复位之前和之后需要评估肱动脉、正中神经和尺神经的状况。复位后，通常将肘关节固定在屈曲位并使用吊带悬挂于胸前。如果尺侧副韧带完好且稳定，则固定装置的长度应该尽量小，固定时间不宜过长。在固定期内，患者应进行手抓握训练和肩部的功能锻炼。康复期应进行热疗和被动运动以帮助恢复全范围的关节活动。要注意的是，在完全愈合之前应该避免按摩和剧烈的关节活动，因为这会增加骨化性肌炎的发生概率。后期的治疗包括全范围关节活动和力量训练，但应避免过度牵拉。

五、肘关节后脱位的处理

（一）损伤情况

某患者因参加对抗性运动被撞倒地时左手撑地，肘关节被动过伸，尺桡骨向后方脱位。

（二）症状和体征

患者主诉肘部疼痛剧烈，前臂和手麻木。从侧面可见前臂短缩，尺桡骨向肘后方畸形突出明显。评估神经血管情况，结果正常。

（三）治疗方案

进行肘关节 X 线检查，排除骨折的发生。X 线检查后，医生进行肘关节复位并用石膏固定肘关节，悬挂于肘关节屈曲 60° 的位置，保持 3～4 周。

1. 阶段1：急性损伤期

固定期的目标：保持腕部、手部的力量和肩关节活动范围。

预计时间：3～4 周。

康复训练：抓握球（10～15 次/小时），肩关节各个方向上的环转（10～15 次/小时），在不加重损伤的情况下，维持全身机能练习，每周进行 3 次。

2. 阶段2：组织修复期

石膏移除后的目标：增加 50% 的关节活动度、肌力和协调性。

预计时间：4～6 周。

治疗：训练前、后冰敷（5～15 min），电刺激缓解疼痛，低强度的超声波疗法以促进愈合。

康复训练：静力练习（2～3次/小时）。无痛状态下进行屈曲、伸展、前臂旋前和旋后活动（10～15次/小时），避免高强度运动。每天1次等速运动或哑铃抗阻的等张运动，以及可调节的渐进性抗阻运动。在不加重损伤的情况下，维持全身机能练习，每周进行3次。

3.阶段3：功能重塑期

目标：重塑肘关节90%的关节活动度和力量，包括最大力量、耐力和神经控制能力，重返赛场。

预计时间：3～6周。

治疗：电刺激对肌肉再教育，超声波和按摩增加该区域的血液流动，继续进行运动疗法和冷疗法。

康复训练：继续阶段2的练习，并增加抗阻等张练习或杠铃杆练习。双杠内伸肘撑起和引体向上（重复10次），每周3～4次，也可以加到日常训练中，注意要在无痛范围内恢复日常训练。如果肘关节有任何症状，如疼痛、肿胀或活动范围减小，患者应该回到第二阶段的训练。

（四）重返赛场的标准

1. 肘关节屈曲和伸展至少达到健侧95%。

2. 前臂旋前和旋后至少达到健侧95%。

3. 肘关节抗阻屈曲10次，进行3组，阻力大于或等于健侧手能抵抗的阻力（阻力可以通过等速测试设备测量，下同）。

4. 肘关节抗阻伸展10次，进行3组，阻力大于或等于健侧手能抵抗的阻力。

5. 前臂抗阻旋前和旋后，阻力大于或等于健侧手能抵抗的阻力。

6. 双杠内伸肘撑起。

第三节 肘部内侧副韧带损伤

一、易发损伤项目

除意外损伤外，投掷动作和扣球动作均可能出现肘内侧副韧带的损伤，如棒球、标枪、橄榄球等的投掷动作，网球、羽毛球、排球等的扣球动作。

二、常见损伤动作与损伤机理分析

尺侧副韧带主要对外翻的应力进行限制，棒球、标枪、橄榄球运动员投掷动作的重复外翻应力可能造成尺侧副韧带的损伤。网球、羽毛球、排球等项目的扣球动作中，上臂外展前屈超过头顶，肘关节由屈曲位置快速伸肘，应力施加于肘关节内侧，长期受力导致韧带损伤、肌腱炎或骨附着点的病理改变。韧带损伤表现为不同的程度，可以从屈曲、旋前肌过度使用拉伤到尺侧副韧带扭伤。这些损伤可造成肘关节屈曲挛缩，进而引发肘关节不稳。内侧副韧带损伤后对肘关节外翻的限制功能出现障碍，也可能造成尺神经炎、尺神经损伤等。

三、损伤症状与功能障碍

急性损伤时，可听到肘内侧"砰"的响声，伴随突发疼痛，不能继续运动。慢性损伤通常为长期从事投掷运动，肘关节内侧反复发作的局限性疼痛，尤以投掷时和投掷后较明显。在检查时，内侧副韧带的压痛点通常在内上髁远端附着处，特殊情况下痛点可分散。50%的慢性损伤者可出现屈肘畸形，通常小于25°，外翻应力试验呈阳性。患者提内耳氏征（Tinel's征）出现阳性的概率约为

40%，表明尺神经存在相关感觉异常。X 线检查发现，肱骨髁和鹰嘴内后侧方肥大，肱尺关节或肱桡关节边缘有骨赘形成。内侧副韧带可出现钙化，后关节囊内可能出现游离体。

四、康复治疗

慢性肘部内侧副韧带损伤需保守治疗，患者首先应该休息并采用非甾体抗炎药对症处理。康复计划的制订应当强调肘关节周围肌肉的力量训练。队医及教练员应该分析运动员的投掷力学机制，包括视频分析，以纠正任何存在的错误运动模式。

急性损伤的处理中，包括韧带修复和重建的手术干预十分常见，尤其针对高水平棒球运动员。韧带重建通常使用掌长肌腱自体植入，有时还需要对尺神经进行换位处理。

第四节 网球肘

一、易发损伤项目

网球肘（tennis elbow），又名"肱骨外上髁炎（Lateral Epicondylitis）"，是一种肘部常见的慢性损伤。常见于网球、高尔夫、标枪以及击剑等运动项目。

二、常见损伤动作与损伤机理分析

肱骨外上髁炎是肘关节最普遍的损伤之一。该损伤是过度使用腕关节伸肌肌群造成肱骨外上髁止点处的微小创伤所致。它通常涉及桡侧腕伸肌和指总伸肌的外侧，有时涉及旋前圆肌、桡侧腕屈肌内侧头和肱三头肌后方，这些因素都会造成肱骨外上髁出现病变。损伤发生的常见原因是重复地伸腕、旋后或提拎重物。目前普遍认为，该损伤是由肌腱退化的无菌性炎症导致的肌腱疾病。"网球肘"是由网球运动中反手击球时错误的过度伸腕动作造成的。

三、损伤症状与功能障碍

症状往往逐渐出现并加重，初始表现为做某一动作时肘外侧疼痛，并可在休息后缓解；之后表现为持续性疼痛，轻者不敢拧毛巾，重者提物时有突然"失力"现象。一般在肱骨外上髁部有局限的压痛点，压痛可向桡侧伸肌腱总腱方向扩散；局部无红肿现象，肘关节屈伸活动一般不受影响，但有时前臂旋前或旋后时局部疼痛。晨起时关节有僵硬现象。疼痛逐渐加重或向腕、手部发展。

检查显示压痛点在肱骨外上髁，抗阻屈腕和完全伸肘时疼痛。肘关节活动范围可不变或减小。特殊试验检查中 Mill's 试验呈阳性，同时握拳抗阻伸腕试验结果呈阳性。X 线检查一般无异常表现，病程长者可见骨膜反应在肱骨外上髁附近的钙化沉积。

四、康复治疗

治疗措施包括急性期使用的"POLICE 原则"、非甾体抗炎药，或在必要时使用止痛剂。康复治疗方法包括深度手法按摩，关节松动术等手法治疗，以冲击波治疗为主的物理治疗，以关节活动度训练、前臂伸肌群的力量练习和拉伸为主的运动疗法。患者可佩戴肘部支持带以改善症状，该支持带可以给前臂肌肉施加压力，起到减轻肌肉附着处牵拉力的作用。患者应纠正错误的运动技术，并使用正确的防护装备以避免再次受伤。

第五节 高尔夫球肘

一、易发损伤项目

高尔夫球肘（golfer's elbow），又名"肱骨内上髁炎（Internal Humeral Epicondylitis）"，壁球、标枪、体操运动员等也可能出现该类损伤。

二、常见损伤动作分析与损伤机理分析

肱骨内上髁炎是由大量反复且有力的屈腕动作以及极度肘外翻动作导致的肘内侧结构的炎症，主要涉及旋前圆肌、桡侧腕屈肌、尺侧腕屈肌和掌长肌肌腱。与尺神经有关的病变也可能导致这种疾病，产生疼痛并放射到前臂内侧和手指部。年轻棒球手学习扔弧线球和内曲线球时，可能会过度屈腕以使棒球旋转；正手击打壁球时需要爆发性地屈腕以使球达到最大速度；高尔夫球手在手做随挥动作牵引手臂上抬时，会产生过度屈腕的动作；标枪手需要在释放标枪瞬间产生强大的手腕屈曲力量，这些都会造成该损伤的出现。

三、损伤症状与功能障碍

肱骨内上髁周围在用力屈腕和伸腕时产生疼痛。疼痛通常以肱骨内上髁为中心，有时疼痛可向上肢的其他部位辐射。肱骨内上髁炎通常有压痛点，可位于肱骨内上髁或沿旋前圆肌与桡侧腕屈肌走行（大致位于内上髁中点的前方、远端 5～10 mm 处），大多数情况下伴随轻度肿胀和皮肤温度升高。90% 的患者出现被动旋前痛，70% 出现前臂旋后时被动屈腕痛。早期肘关节活动度正常，随病情发展逐渐出现屈曲挛缩，握拳抗阻屈腕试验结果呈阳性。X 线平片检查可排除关节其他病患，10%～20% 的患者可见肱骨内上髁钙化。

四、康复治疗

处理方法与网球肘的处理相似，在康复训练中，要特别注意加强前臂屈肌群的力量练习和拉伸练习。

第六节 投掷肘

一、易发损伤项目

投掷肘，主要指肘关节因为过度使用引起的软骨变性、骨唇或骨刺、滑膜出现慢性炎症、关节囊增厚、关节内出现积液及关节鼠等一系列骨关节病变。此损伤多见于标枪、棒球等投掷项目中，在拳击、网球、体操运动员中也可出现该类损伤。发病率占肘部损伤的 25%，在年轻棒球投手中发病率为 10%～25%。该损伤对运动技能的发挥及成绩提高影响很大。

二、常见损伤动作与损伤机理分析

年轻运动员（尤其是 9～14 岁的球员）出现投掷肘损伤的风险更大，因为该年龄段的运动员肘

关节还没有发育完全，相关的骨骼、肌肉、韧带较成年人更容易因为过度使用而出现伤害。按照损伤动作的不同，投掷肘可分为伸展型和外展型两类。伸展型是由投掷出手时的"甩鞭"动作所致，由于肘过伸，鹰嘴猛烈撞击鹰嘴窝，久之窝中出现骨疣，鹰嘴变长、肥大，出现骨唇，也会因为突然过伸或是累积压力造成骨唇的骨折，出现关节鼠，进而导致肘关节伸展功能受限。外展型投掷肘多因为投掷中出现肘突然外翻，引起关节错动，损伤关节软骨，此类型多伤及内侧副韧带。在运动员中，这两种类型的投掷肘常常同时存在。

三、损伤症状与功能障碍

该损伤发病通常是缓慢的。早期在训练后会有疼痛出现，逐步发展为训练中出现疼痛；患者肘屈曲挛缩，不能完全伸直；可出现前关节囊的紧张和肱三头肌的无力；患者可能会主诉有绞锁感；前臂旋前和旋后的活动范围减小。X 线检查发现，大部分表现为骨质增生硬化，滑车边缘、内髁、冠状突及鹰嘴有骨唇，有时可发现关节鼠。

四、康复治疗

初期，依据"POLICE 原则"并在必要时使用非甾体抗炎药和止痛药。在恢复全范围关节活动度以及缓解疼痛之前停止一切投掷类运动。可进行轻度的牵拉和肱三头肌力量练习。该类损伤中若出现关节鼠，则需要手术移除关节内游离体。预防青少年的肘部损伤的重要环节是其投掷动作必须在教练员正确指导下进行，并且保持使用正确的技术动作。

第七节 肘部损伤预防与康复策略

一、肘部损伤的预防

减少肘部典型的慢性过度使用损伤发生通常可以使用以下几种方法：

1. 运动员应该限制重复投掷棒球或击打网球的次数，尤其对年轻的棒球投手来说，需要限制投球的次数，这样在疲劳时就不会对肘关节施加太多的压力。

2. 确保使用的投掷或击打技术的力学条件是正确的，并且不会产生不必要的应力和应变。

3. 选择并使用适合特定技能水平的装备（例如选择合适尺寸的网球拍拍柄等）。

4. 运动员应参加力量训练，使肘部周围的肌肉保持适当的力量和耐力。

5. 定期牵拉肘部、前臂和手腕的肌肉，确保肌肉有一定的灵活性来保证全范围的关节活动度。

二、肘部损伤的康复

（一）一般体能训练

在康复训练中，整个上肢运动链以及躯干和下肢的训练都要考虑在内。肘部康复治疗时，运动员应该进行综合的身体锻炼以保持受伤前的体能。运动员可通过骑功率自行车、爬楼梯或者使用椭圆机等形式，在保护肘关节的同时维持心肺水平。

（二）柔韧性训练

在康复早期，恢复肘关节正常的活动度是很重要的。可以应用各种拉伸方法，如以较小力度和较长持续时间缓慢被动拉伸。肘部主动辅助拉伸可以在被动拉伸后进行，PNF 技术有助于恢复正常的关节活动度。

在严重损伤（例如脱位）或外科手术后，初始康复目标即恢复或保持正常的关节活动度。手术后可以进行持续的被动活动来改善关节活动度。（图6-10）

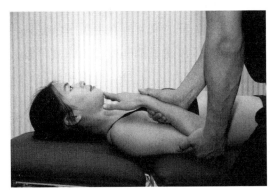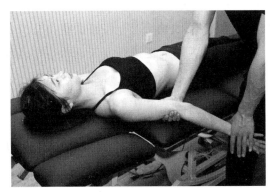

图6-10 肘关节牵拉

（三）关节松动术

肘关节损伤固定后，由于关节粘连可能会造成关节活动范围减小。因此，早期可应用关节松动术进行治疗。关节松动术可以通过恢复附属运动来增加关节活动和减轻疼痛。操作时，治疗师可利用身体重量实现近端的固定，用手抓住尺骨并向下滑动。肱桡关节向下滑动可以增加关节间隙，改善屈曲和伸展。治疗师一只手在肘关节上方固定肱骨，另一只手抓住前臂远端并向桡骨下方滑动。桡骨近端向前、向后滑动，使用拇指和食指滑动桡骨头，向前滑动可以促进屈曲，向后滑动可以促进伸展。（图6-11）

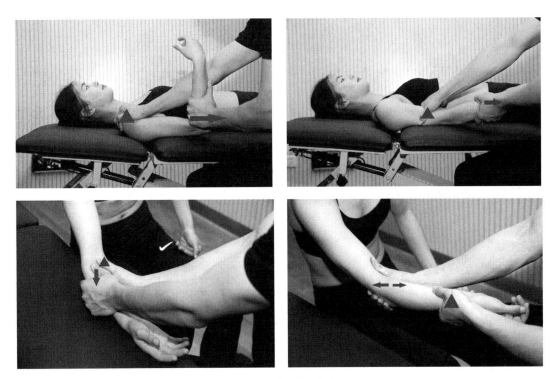

图6-11 关节松动术

（四）肌肉力量训练

不同损伤及不同阶段的康复中，力量训练的内容和方式均不相同。损伤早期，可以进行肱二头肌、肱三头肌、旋前和旋后肌群、腕屈肌和腕伸肌的低强度抗阻训练。同时，还应该进行手部和肩部练习以增加肌肉力量。需要注意的是，所有活动必须在无痛范围内进行。肘关节处于固定期时，可进行等长收缩练习，保持这些关节的力量可加快肘关节的恢复。在肘关节恢复到一定的活动范围之后，应首先考虑恢复正常的运动范围。PNF 技术可用在早期和中期的恢复阶段，后期可借助弹力带、重物或徒手进行渐进抗阻练习，对肘关节进行屈曲、伸展、旋前和旋后等活动。等速运动可以用于力量和平衡能力恢复的评估和训练。另外，可通过药球来提高肘关节周围肌肉的离心和向心收缩力量。

此外，闭链运动用于进行开链运动（例如投掷）的运动员，有助于为肘部提供静态和动态的稳定性，同时也能帮助肘部恢复本体感觉。

（五）肘腕部渐进式功能训练

1. 肘关节和腕关节基础训练

以下训练方法适用于任何有大量上肢肌肉活动的运动员或者普通人，例如网球和棒球运动员等。基础练习可以为要求更高的动态练习奠定基础。

（1）腕关节屈曲 – 伸展练习

起始位置：坐位，用大腿固定前臂，腕关节超出膝关节以保证腕关节活动不受限制。肘关节屈曲 60° ～ 75°。可以用另一只手固定活动的前臂以保证练习中单独的腕关节活动。注意力集中在伸腕肌群上，前臂旋前（掌面朝下）；对于屈腕肌群而言，前臂则旋后（掌面朝上）。（图 6-12）

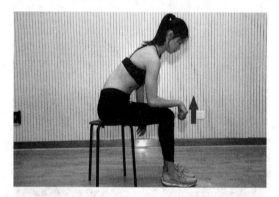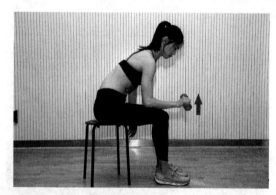

图 6-12 腕关节屈曲 – 伸展练习

练习动作：在单独的运动中，缓慢提升对抗阻力，向上卷屈腕关节。保持一定的时间，然后回到起始位置。

主要肌群：腕和指屈伸肌群。

禁忌证：肘关节和腕关节疼痛。

动作要点：运动员一开始进行这项练习时需在肘关节屈曲的体位下完成，之后渐进的过程可以模拟实际运动中的运动模式，在肘关节几乎伸直的状态下屈伸腕关节。

（2）腕关节桡偏和尺偏练习

起始位置：站立位，将手臂放在身体两边，单手拿一个 0.9 ～ 1.4 kg 的哑铃，并且只拿一边。桡偏练习时重量应该在手前部，尺偏练习时重量应该在手后部。（图 6-13）

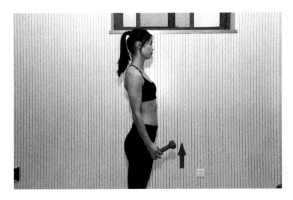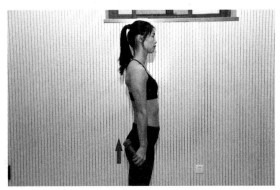

图 6-13 腕关节桡偏和尺偏练习

练习动作：保持肘关节伸直，前臂自然放置（无内旋也无外旋），将哑铃重量头举起到能活动的最大范围。保持一定的时间，然后缓慢地回到起始位置。

主要肌群：腕部尺偏和桡偏的肌肉。

禁忌证：肘关节和腕关节疼痛。

动作要点：正常的桡偏角度小于尺偏角度，因此，运动员经常在练习中使用代偿动作。小的、单独的、无代偿的关节运动要更好。

（3）前臂旋前和旋后练习

起始位置：肘关节屈曲 60° ～ 75° 。单手拿一个哑铃 0.9 ～ 1.4 kg 的哑铃，于重力位（哑铃垂直于地面）开始练习。（图 6-14）

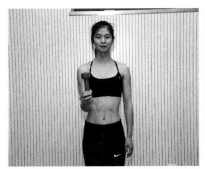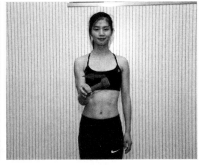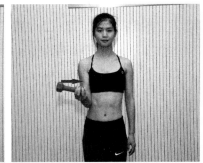

图 6-14 前臂的旋前和旋后练习

练习动作：从中立位开始，前臂旋前（掌面转向下）或旋后（掌面转向上）移动哑铃，直到哑铃呈水平方向。保持这个位置 1 s，然后回到中立位。重复旋前或旋后直到达到设定的次数和组数。

主要肌群：旋前圆肌，旋前方肌，旋后肌，肱二头肌。

禁忌证：肘关节和腕关节疼痛。

动作要点：运动员应当避免简单的移动，或者是从旋前位置到旋后位置的来回摇摆。这项练习只有在半弧形的运动轨迹中才是最有效的（只旋前或者只旋后）。最初，这项练习应当在肘关节屈曲的体位下完成。渐进过程中可增加练习的难度，比如在肘关节几乎伸直的角度下完成该动作。

2. 肘关节高级训练

当肘关节基础训练完成后，就需要进行要求更高的、更多动态的练习来提高远端肌肉的爆发力和肌肉耐力。

（1）地板拍球

起始位置：自然站立，拿一个小的练习球（直径 45 cm 为宜）。

练习动作：以最快的速度在地板上拍球，强调腕关节的下压动作，使腕关节屈肌疲劳。建议进行几组 30 s 的练习来增加局部肌肉的耐力。（图 6-15）

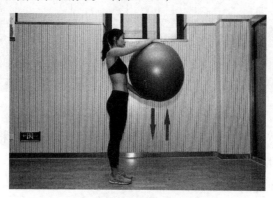

图 6-15 地板拍球

主要肌群：腕、指屈肌，肱三头肌。

禁忌证：肘关节和腕关节疼痛。

（2）墙上拍球

起始位置：面对墙站立，双手扶平衡球（直径 45 cm 为宜）。

练习动作：在墙上快速地拍球，强调腕关节的下压动作，使腕屈肌群疲劳。推荐进行几组 30 s 的练习。（图 6-16）

主要肌群：腕、指屈肌，肱三头肌。

禁忌证：肘关节和腕关节疼痛。

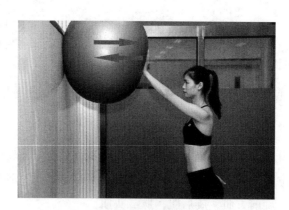

图 6-16 墙上拍球

（3）快速投球

起始位置：坐位，通过大腿固定前臂，腕关节刚好超出膝关节，保证腕关节活动不受限制。肘关节屈曲 60° ～ 75°。可以用另一只手来固定活动的前臂以保证练习中单独的腕关节活动。前臂处于掌面朝下（旋前）的位置。拿一个恰好可以被舒服地抓在手中的 0.5 ～ 1 kg 的练习球。

练习动作：向后伸腕关节，然后只用一个腕关节下压动作强有力地向地上扔球。抓住弹回的球，然后重复。确保活动只局限在腕关节。（图 6-17）

主要肌群：腕、指屈肌。

禁忌证：肘关节和腕关节疼痛。

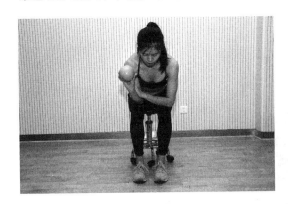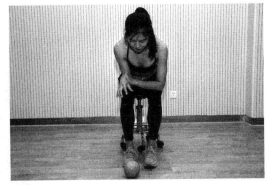

图 6-17 快速投球

（4）手指上拨球

起始位置：坐位，通过大腿固定前臂，腕关节刚好超出膝关节，保证腕关节活动不受限制。肘关节屈曲 60°～75°。可以用另一只手来固定活动的前臂，以保证练习中单独的腕关节活动。前臂处于掌面朝上（旋后）的位置。拿一个恰好可以被舒服地抓在手中的 0.5～1 kg 的练习球。

练习动作：腕关节在下方增加屈肌的前负荷，然后快速有力、尽量高地将练习球拨向空中，再试着接住下落的练习球，重复几组。（图 6-18）

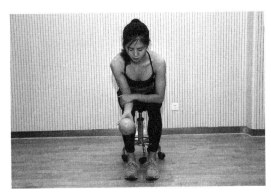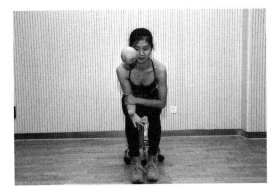

图 6-18 手指上拨球

主要肌群：腕、指屈肌。

禁忌证：肘关节和腕关节疼痛。

动作要点：需要一定量的训练才能找到释放练习球最好的时间，保证球垂直飞出以至于可以在下落的时候被完美接住。这项练习包含了最大力量和爆发力两种因素。

（5）桨叶式振动棒

起始位置：半蹲位，双手持振动棒。练习伸腕肌，采取前臂旋前或者掌面朝下作为练习的位置。增加屈腕肌群活动，采取前臂旋后或者掌面朝上为练习位置。也可以坐位，通过大腿固定前臂保证腕关节刚好探出膝关节，保证腕关节活动不受限制，肘关节屈曲 60°～75°，可以用另一只手来固定活动的前臂保证练习中单独的腕关节活动。

练习动作：只用腕关节的屈曲和伸展来摆动振动棒，保证上肢的其他部位是稳定的。建议进行 30 s 或者 30 s 以上练习时间来增加力量和耐力。（图 6-19）

主要肌群：腕、指关节屈伸肌群。

禁忌证：肘关节和腕关节疼痛。

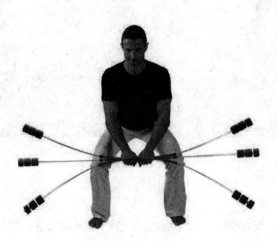

图 6-19 桨叶式振动棒

第七章 青少年手腕部损伤防治与康复

手腕部也是运动损伤的常见部位，伤后严重影响运动员的训练。本章将对青少年手腕部常见损伤特点、常用诊察方法、康复治疗和预防方案进行简单介绍。

第一节 青少年手腕部损伤特点

手的关节包括桡腕关节、腕骨间关节、腕掌关节、掌骨间关节、掌指关节和指骨间关节。桡腕关节关节囊松弛、关节腔宽大，活动较为灵活，可做屈、伸、内收、外展及环转运动。腕部屈的幅度生理情况下大于伸的幅度，但在竞技体育运动中却需要过伸的功能，这就埋下了运动损伤的隐患。三角软骨盘在训练中反复屈伸和较大外力冲击时极易受到损伤，在运动损伤中占有较高的比例。腕骨间关节一般与桡腕关节联合运动。腕掌关节由远侧列腕骨与 5 块掌骨底构成，拇指腕掌关节可做对掌、内收、外展及环转运动。如此多的关节面在遭受运动损伤时经常会相互累及，加重损伤。

此外，手腕部韧带、腱鞘众多，肌肉多达 29 块，还有其他如腕管等特殊结构，过度反复的上肢力量训练以及急性的腕部损伤都会对这些结构造成一定的损害。手腕部损伤是青少年运动员出现较多的损伤。健美操运动员出现此类运动损伤的情况较为普遍，在各种损伤中名列第一（18.30%）。手腕部损伤在轮滑运动损伤排名中位居第二。

从损伤风险因素角度来看：身体因素是造成手腕部运动损伤的最大原因，其中包括上肢力量素质差，手腕部负荷过大，上肢疲劳未恢复，带伤训练。技术因素中，不合理的难度动作容易造成手腕部的运动损伤。缺少保护与帮助也是造成手腕部运动损伤的一个重要原因。场地因素和心理因素的影响也不容忽视。

从人体发育学角度来看，青少年具有如下特点：骨骺薄弱、尚在发育中；未成熟骨具有高弹性；青少年肌肉、肌腱、韧带等软组织含水量、有机质比例更高，延展性、塑形性等更强，但其抗损伤能力与坚韧程度较低。这些都是青少年在运动中易发生手腕部损伤的原因。

第二节 青少年手腕部常用诊察方法

一、视诊

视诊主要观察手腕部的外形是否有异常及各种畸形。手腕部畸形较多，常见有下列几种：餐叉样畸形，垂腕手，爪形手，猿猴手，手腕、掌指关节尺偏，纽扣畸形等。其他手部的先天畸形，如先天性多指或少指、手分裂、并指、手内翻畸形等，应与外伤所致的手部畸形鉴别。此外，还应注意局限性隆起、解剖学鼻烟窝（图7-1）、掌弓包括横弓及纵弓。

视诊时应观察腕关节及指间关节是否有肿胀。损伤所致腕部肿胀，多见于骨折。背侧局限性肿胀多为腱鞘炎、筋膜或伸肌腱断裂；侧方肿胀多为侧副韧带撕裂。多发性掌指关节、近侧指间关节肿胀见于类风湿关节炎。远侧指间关节结节见于骨关节病。

另外，还需观察皮肤颜色是否正常，手的自然位与功能位（图7-2、图7-3）是否正常。

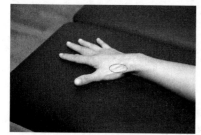

图 7-1 鼻烟窝

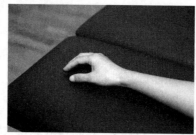

图 7-2 自然位

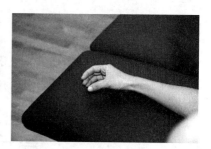

图 7-3 功能位

二、触诊、叩诊、听诊

触诊包括触诊骨性标志（如桡骨茎突和尺骨茎突等）、压痛点等。

手腕部叩诊主要用于检查传导痛。肢体纵向传导叩痛，往往表示有骨折。握拳桡偏，叩击第2掌骨头时，腕部有震痛，则怀疑有手舟骨骨折。握拳尺偏，叩击第3掌骨头时，腕部疼痛，提示月骨骨折或坏死。

下尺桡关节有响声且伴有疼痛，常提示三角纤维软骨损伤；手指在屈伸过程中，如有弹响声，常提示指屈肌腱鞘炎。

三、手部的运动学检查

手部的结构和功能比较复杂，因此对于手指运动的检查甚为重要。在正常情况下，各手指能自如地伸直、对掌和握拳。

四、手的特殊检查

握拳尺偏试验： 又称"芬克斯坦征"，患者拇指屈曲握拳，将拇指握于掌心内，然后使腕关节被动尺偏，引起桡骨茎突处明显疼痛，表明试验结果为阳性，见于桡骨茎突狭窄性腱鞘炎。

腕三角软骨挤压试验： 腕关节位于中立位，使腕关节被动向尺侧偏斜并纵向挤压，若出现下尺桡关节疼痛表明试验结果为阳性，见于腕三角软骨损伤、尺骨茎突骨折。

屈腕试验：医者手握患者腕部，拇指按压在腕横纹处，同时嘱患腕屈曲，若患手麻痛加重，并放射到中指、食指，即表明试验结果为阳性。或如图 7-4 所示，患者双手手背相对，腕部充分屈曲，加压并保持 1 min，如果出现疼痛麻木表明试验结果为阳性，表示患腕管综合征。

捏－握征：患手拇指与食指尖对捏并成环形。如果能成环形者表明试验结果为阴性，如果不能成环形而成鸡头状者表明试验结果为阳性。此试验用于检查有无骨间掌侧神经卡压综合征。

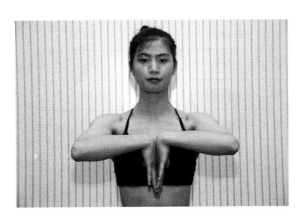

图 7-4 屈腕试验

第三节 三角纤维软骨复合体损伤

一、三角纤维软骨复合体简介

三角纤维软骨复合体（triangular fibrocartilage complex，TFCC）是腕关节尺侧以及远端桡尺关节的主要稳定结构，具有重要的生物力学功能，它能分解和吸收尺骨与腕骨尺侧的应力，使腕关节可以进行平稳的运动，使前臂可以旋转运动。

TFCC 损伤是引起腕关节尺侧疼痛的常见原因，由于该处解剖结构复杂，一些早期的损伤经常被忽视和误诊，从而延误诊断和治疗，导致患者的功能恢复和生活质量均受到影响。TFCC 损伤的正确认识和诊断，对于外科医生制订恰当的治疗方案，以及患者的功能恢复具有重要意义。本节将从 TFCC 的正常解剖、损伤分型及各种相关的研究进展等方面结合青少年相关损伤特点进行介绍。

（一）TFCC 的正常解剖

TFCC 是位于尺骨与腕骨尺侧之间，起自桡骨远端乙状凹、止于尺骨茎突基底部和腕骨尺侧的一种软骨性、韧带结构的组织。它由三角纤维软骨、三角韧带、类半月盘韧带、掌侧和背侧桡尺韧带、尺侧腕伸肌腱鞘、尺侧副韧带、尺三角韧带和尺月韧带组成。三角纤维软骨（triangular fibrocartilage，TFC），又称"腕关节盘"，起自桡骨远端的尺侧缘，向尺侧覆盖尺骨头软骨，止于尺骨茎突基底部。类半月盘韧带是位于 TFC 尺侧的一个类似膝关节半月板的结构，它的主要功能是连接 TFC 尺侧和尺侧腕关节囊。TFCC 的血供来源于骨间背动脉的背侧分支以及尺动脉的掌侧、背侧桡腕关节支。这些血管向软骨中央呈放射状分布，仅供应 TFC 周边 10%～40% 的区域，而中央和桡侧部分则缺乏血液供应。这种血供的分布对退行性损伤及损伤的修复都有重要影响。

青少年的血管分布较之老年患者更广、血液的运输与循环更好，在一些临床处理上可根据实际情况放宽缝合范围。

（二）TFCC 损伤分型及临床表现

Oneson 和 Palmer 通过对患有腕关节疼痛的患者进行回顾性研究，根据损伤的病因和部位将 TFCC 损伤分为创伤性（Ⅰ型）和退行性（Ⅱ型）。（表 7-1）

表 7-1 TFCC 损伤分型及临床表现

类型		损伤	病史及临床表现
创伤性损伤 （Ⅰ型损伤）	IA 型	中心穿孔	TFCC Ⅰ型损伤的患者多有明确的外伤史，而Ⅱ型损伤则往往是发生在中年以上患者的一种慢性渐进性病变，也可见于网球运动员和体操运动员。TFCC 损伤的患者均有尺侧腕关节疼痛，抓取扭曲，如打开罐子时疼痛，有时也可听到弹响声。青少年患者Ⅰ型较为多见，但在体操等对手腕部使用较多的项目当中，劳损退变也相当常见
	IB 型	尺侧撕脱	
	IC 型	远端撕脱	
	ID 型	桡侧撕脱	
退行性损伤 （Ⅱ型损伤）	Ⅱ A 型	TFC 磨损	
	Ⅱ B 型	TFC 磨损、软骨软化	
	Ⅱ C 型	TFC 穿孔，软骨软化	
	Ⅱ D 型	TFC 穿孔，软骨软化，月三角韧带损伤	
	Ⅱ E 型	TFC 穿孔，软骨软化，月三角韧带损伤，尺腕关节或桡尺远端关节炎	

（三）影像学诊断

TFCC 损伤是引起腕关节尺侧疼痛最常见的原因，损伤部位及损伤性质早期、准确的判断对临床医生选择恰当的治疗方法具有重要的指导意义。MRI 成像与普通 CT 和 X 线以及黄金标准——关节镜检查相比，没有放射性和侵袭性损伤，且能够发现早期 TFCC 损伤。

另一方面，关节镜检查技术虽然是一种有创检查，但能够清晰显示关节内的精细解剖及损伤，也可以作为成人重要的检查手段之一。

MRI 检查对诊断 TFCC 损伤的治疗有重要作用。但是，MRI 检查的应用有一定的限度，不能对体内含有心脏起搏器、人工瓣膜等的患者以及幽闭恐惧症、难以保持静止的患者使用。另外，MRI 检查还存在化学位移伪影、部分容积伪影、截断伪影及磁敏感伪影等问题。不过，随着 MRI 技术的不断发展、更高场强 MRI 的投入使用，以及新的优化序列不断出现，对 TFCC 损伤的检查和诊断也必将会更加精准。

在针对青少年患者的影像学检查方式的选择中，为避免对青少年骨关节生长发育可能产生的不良影响，应尽量避免选用创伤性检查，多采用无创伤、无辐射的 MRI 成像技术。

二、损伤机制及常见损伤动作

腕三角软骨盘损伤主要是由一次急性外伤所致。有报道显示，14 例腕三角软骨盘损伤都是一次急性受伤，其中，极度背伸旋前致伤者 8 例，合并 Colles 氏骨折者 4 例，极度背伸旋后和桡骨头骨折者各 1 例。因此，认为腕关节极度背伸下旋前或旋后均可致伤，以旋前损伤为主，也可以合并 Colles 氏骨折。当手固定时，前臂旋转力过大则可致伤。损伤的软骨盘多有缺损或退行性变。Kessler 用 X 线造影检查也证实伤者的软骨盘穿孔率比正常人多，提示腕三角软骨盘损伤可能与潜在的退行性病变或小缺损有关。

从不同项目来讲，球类运动、击剑、划船、体操、武术、拳击、跆拳道等运动项目都可能出现腕三角软骨盘损伤。有些是一次突然倒地时手撑地，腕关节过度背伸、前臂旋前或向尺侧偏斜等扭转挤压的暴力造成的急性损伤；也有一些是腕部的反复背伸运动、旋转挤压引起软骨的损伤，导致经久不愈，积累成慢性损伤。不管是急性损伤还是慢性损伤，都是因软骨盘被挤压于尺骨和三角骨及月骨之间而发生的损伤。

三、损伤症状、功能障碍及体征

（一）损伤症状与功能障碍

有以下症状时，怀疑 TFCC 损伤：

—— 外伤病史；

—— 手腕尺侧疼痛；

—— 旋转时手腕有弹响；

—— 腕部屈伸、桡偏、尺偏受限，其中尤以尺偏活动障碍最为明显。

疼痛一般表现为腕关节尺侧弥漫、深在的疼痛或酸胀不适，有时有烧灼感，一般向背侧放射，很少向掌侧放射。疼痛也可在用力抓握物体时诱发，从而导致握力减弱。这些症状在腕过伸位用力和前臂用力旋转时加重，从而难以完成拧毛巾、开车和使用勺子等动作。有的患者会在用手撑床或撑椅子扶手起立时出现手腕尺侧疼痛。

（二）体征

1. 急性 TFCC 损伤通常在腕关节尺侧肿胀。

2. 尺骨头凹处压痛。

3. TFCC 挤压试验结果可能为阳性。

4. 合并下尺桡关节不稳，出现尺骨头的钢琴键征（piano key sign）。

四、康复治疗

（一）一般原则

1. 康复治疗不同阶段的原则

保护阶段：绷带制动和在疼痛阈下肩部轻微活动；注意远端、近端相邻关节的活动，维持其活动度与肌力，防止肌肉关节僵硬。

有控制的活动阶段：渐进性增加活动时间。

2. 针对活动范围受限的康复原则

保护阶段：保护软组织和关节的完整性以及无痛动作的灵活性。

有控制的活动阶段：主动活动范围升高到疼痛点，应用被动关节活动技术。

3. 针对不正常的力学特征的康复原则

姿势矫正。

如有必要，使用外部辅助设施（绷带或夹板）。

先改善稳定性，再增加活动度。

4. 改善活动范围的康复原则

在无痛范围内开始腕关节回旋锻炼。

腕部稳定性训练。

修复关节和关节囊的灵活性。

针对腕部及前臂肌群进行肌力增强训练。

（二）康复手段

1.急性期

（1）急性期的目标：恢复组织，减轻疼痛和炎症。

（2）休息：短期制动，冰敷加压。

（3）理疗：直流电药物离子导入法、中频电疗法、超短波电疗法、红外线疗法等。

（4）针灸：腕骨、阳谷、养老、神门等穴位。

（5）药物：扶他林外用止痛、中药熏洗或局部封闭。

2.急性期后的康复

（1）关节活动度训练：腕屈、腕伸、尺偏、桡偏、旋前、旋后。（图7-5）

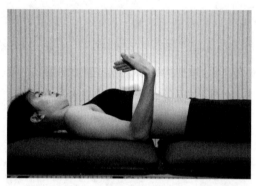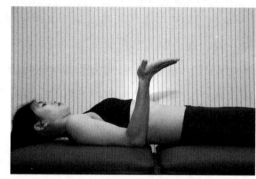
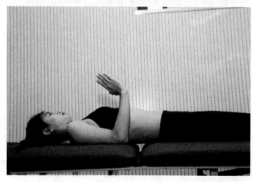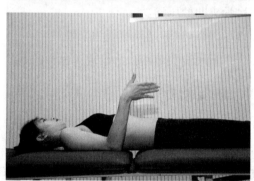

图7-5 关节活动度训练

（2）关节运动的维持与改善：可以采用关节松动术，进行滑动、旋转、分离和牵拉。固定患者腕关节，右手沿着前臂长轴牵拉延展腕关节，在关节活动允许范围内，大范围、节律性、缓慢地来回推动腕关节，即采用关节松动术的Ⅰ、Ⅱ级手法。针对腕关节不同运动方向障碍选择相应的方向。

（3）肌肉力量的练习：等长收缩训练与等张收缩训练，视疼痛情况选择合适的训练。如果疼痛较严重，关节活动度较小，选择等长收缩训练；如果疼痛较轻，关节活动度较大，则选择等张收缩训练。

五、损伤预防

——加强健康教育，特别是手撑地时注意缓冲。

——运动前充分热身。

——训练量的合理安排以及动作的正确性。举重、鞍马、单杠等项目对于手腕部压力比较大，过大的训练量容易导致三角纤维软骨复合体损伤；而在网球、乒乓球等球类项目中，三角纤维软骨复合体损伤通常是腕在背伸位时进行过大的旋转所致，因此在训练中关注动作的正确性有助于减少此类损伤。

——护具的使用。对于初学者或者能力较为欠缺的青少年，可在腕部使用护具或者贴扎来进行保护。

——放松与治疗。在训练或者赛后，对腕部进行按摩放松或者理疗，这可以对三角纤维软骨复合体起到保护的作用。

——其他因素。避免在心理、身体状况、气候不佳的时候勉强过度训练。

第四节 手指损伤

一、易发损伤项目

指骨每侧共 14 块，除拇指有 2 节指骨外，其余四指均有 3 节。拇指由近节和远节指骨构成，其余四指均由近节、中节和远节指骨构成。

手指损伤大多是由于手指过伸、旋转、侧向暴力、扭伤、强力伸展导致指间关节或掌指关节脱位及侧副韧带损伤，如在篮球、排球、手球等运动中手指受暴力过伸而导致损伤。

二、常见损伤动作与损伤机理分析

掌指关节损伤：手指扭伤、手指强力伸展可引起掌指关节脱位，多见于拇指和食指。

指间关节损伤：过伸、旋转或侧向暴力可使指间关节脱位及侧副韧带断裂。

指骨骨折：大多为暴力所致的青枝骨折。

三、损伤症状与功能障碍

掌指关节脱位：脱位后指骨向背侧移位，掌骨头突向掌侧，形成关节过伸畸形。食指脱位后常偏向尺侧，指间关节半屈曲。可先行手法复位，如不成功可进行手术复位。

指间关节脱位及侧副韧带损伤：韧带断裂常为单侧，局部肿胀、疼痛，屈指活动尚好，完全断裂时有侧向活动异常。脱位后有明显畸形，远端指多向背侧及侧方移位，活动受限。韧带断裂可固定患指 3 周。指间关节脱位较易复位，复位后固定 3 周。

指骨青枝骨折：可石膏固定后观察，不需特殊处理。

四、康复治疗

（一）急性期

急性期康复治疗的主要目的是减少疼痛和炎症。

1.抬高患指，减少手部肿胀。

2.使用冰敷来降温，缓解疼痛。

3.用加压来控制肿胀以及停止能够引发疼痛的活动。

4.活动未被固定的肘和肩关节。具体方法是：肩关节的前屈、后伸、内收、外展和旋转，肘关节的屈伸。

（二）康复期

康复期康复治疗的主要目的是使手和指关节活动和力量正常化，使耐力和协调性正常化。

1. 活动之前可先用冷热交替浴，有助于减少被动活动时的不适。拿一碗冰水，一碗热水，手或手指浸泡在热水中 45 s，然后浸泡在冷水中 15 s，反复 10～15 次。

2. 主动活动手部各关节，最好在治疗师的帮助和指导下进行。具体动作有：腕关节的屈伸，手的握拳和伸展，手的对指活动，手指各关节活动（图 7-6）。

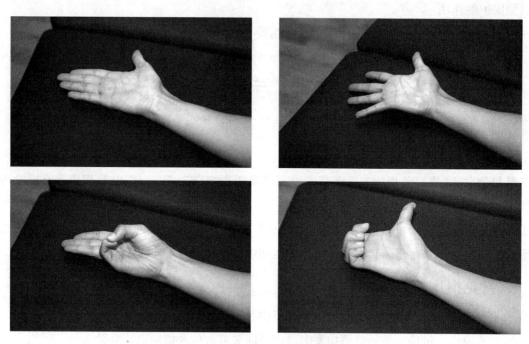

图 7-6 手部各关节主动活动

3. 保护措施：使用护具、夹板或者将相邻手指用胶布固定，如果肿胀明显还可以戴合适的压力手套。

4. 力量训练：用橡胶海绵或者球类来提高握力；用弹性带来加强手指肌肉（伸腕肌群、屈腕肌群、腕部尺侧肌群、腕部桡侧肌群、腕部旋转肌群）力量（图 7-7）。建议开始时采用等长和向心力量练习，后期可以结合离心练习。

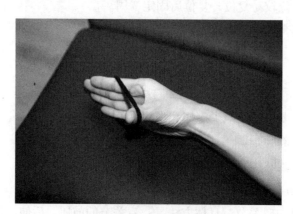

图 7-7 手指力量训练

5. 理疗：电刺激有助于关节内液的流动，超声波能减轻疼痛、促进代谢。如果活动时疼痛加重，必须立即停止活动，并进行冰敷 15 ～ 20 min。

6. 牵拉训练：伸腕肌群和屈腕肌群的牵拉，手指小肌肉的牵拉，拇指内收肌的牵拉。（图 7-8）

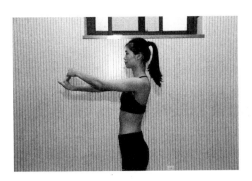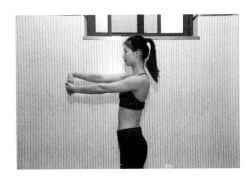

图 7-8 腕伸肌与腕屈肌牵拉

（三）训练期

训练期康复治疗的主要目的是使损伤韧带痊愈又不丧失机械的稳定性和动作，开展实际的运动训练，逐渐增加负荷，减少再损伤的危险。

功能训练与运动专项训练：例如球类运动，进行传接球、运投球的训练。

五、损伤预防

—— 加强自我保护意识。

—— 规范技术动作。特别是许多球类项目，如排球、篮球与手球等，在抢接球动作失误或者动作不到位时，容易发生手指损伤。熟悉球性与球感，可以有效避免损伤。

—— 做好热身活动。手指处于肢体最远端，也比较细小，但不能忽视针对手指的热身。

—— 加强手指部位力量。

第八章　青少年髋部损伤防治与康复

　　髋关节连接躯干与下肢，具有负重和传递力的作用，是一个同时需要稳定性和灵活性的关节。青少年正处于快速生长发育阶段，与成年人相比，青少年髋关节周围的肌肉力量较弱，韧带相对松弛，关节软骨较厚，易导致关节不稳和下肢力线不良，如果不加以纠正则会有较高的损伤风险，尤其是跑步、滑雪、篮球等好发过度使用损伤的项目。此外，髋关节在运动过程中不够灵活，不仅会增加股骨和髋臼撞击的风险，还会造成腰椎代偿性运动和膝部较大增大，从而导致疼痛和功能障碍，常见于体操、舞蹈、武术等需要超生理活动范围的项目。因此，青少年髋部损伤预防与康复要关注髋部的稳定性和灵活性。

第一节　髋关节撞击综合征

一、简介

　　髋关节撞击综合征（Femoroacetabular Impingement，FAI，又称"股骨髋臼撞击综合征"）是引起青少年运动员髋关节疼痛的重要原因，也是引起早期骨关节炎的危险因素。2003 年，Ganz 教授等人正式提出了 FAI 的概念：由于股骨近端和（或）髋臼解剖学异常，在髋关节运动时发生股骨近端和（或）髋臼边缘的异常碰撞，导致髋臼盂唇和（或）相邻髋臼软骨的退行性改变，引起髋关节慢性疼痛和髋关节屈曲内旋受限等一系列症状。

　　FAI 常发生于髋关节频繁过度进行超生理活动范围项目的患者，如足球运动员、冰球运动员、芭蕾舞演员等。青少年处于骨骼发育阶段，与成年人相比，更易引起髋关节的撞击。尽管 FAI 可能会在青少年发育阶段开始，但在成年之前，通常没有髋关节的实质性病变。FAI 是一个撞击部位逐渐产生退变的慢性过程，因此早期诊断、早期治疗对改善生活质量、延缓骨关节炎发生有重要意义。

二、损伤机制

股骨近端解剖学异常，如股骨头颈连接处前部或前上部骨性突起（如手枪柄样畸形）、股骨头形态不规则（如非球形）、股骨头颈偏心距缩短、股骨颈前倾角减小，都可导致股骨颈和髋臼边缘的异常碰撞，引起髋部疼痛、髋臼盂唇撕裂分离以及髋臼关节软骨损伤等；髋臼解剖学异常，如发育畸形、髋臼过深、髋臼内陷、髋臼后倾、盂唇骨化、髋内外翻等，通常为髋臼前外方的过度覆盖导致髋臼前缘和股骨头颈之间的异常碰撞。

三、临床分型

根据引起 FAI 的 X 线片上畸形部位的不同，通常将 FAI 分为凸轮型撞击征、钳夹型撞击征和混合型撞击征，大多数 FAI 为混合型撞击征，单纯凸轮型撞击征或钳夹型撞击征少见。

（一）凸轮型撞击征（cam impingement）

此型多见于活动量大的年轻男性，撞击产生的主要原因是股骨近端解剖学异常（图 8-1）。最常见的症状是股骨头形态不规则、股骨头颈连接处前部或前上部骨性突起，通常由股骨头的不规则部分或者股骨头颈连接处的骨性突起在髋关节屈曲内旋时挤压、碰撞髋臼盂唇，造成髋臼盂唇损伤、撕裂及从髋臼分离，并逐渐损伤髋臼软骨，导致骨性关节炎。通常发生损伤的髋臼软骨在髋臼的前上部。

（二）钳夹型撞击征（pincer impingement）

此型多见于活动量大的年轻女性，撞击产生的主要原因是髋臼解剖学异常，主要表现为髋臼后倾、股骨头被盂唇过度包裹等（图 8-2）。正常情况下，髋臼的侧方开口稍前倾；而异常情况下，髋臼的侧方开口会稍向后倾，通常是股骨头颈连接处和髋臼缘的异常、反复碰撞导致髋臼盂唇损伤变性，从而引起髋臼软骨下囊性变及盂唇周围的骨化，进一步使髋臼加深，导致髋关节的撞击。

（三）混合型（mixed type）

相关研究结果表明，凸轮型撞击和钳夹型撞击很少单独发生，临床上 60%～70% 的患者为混合型（图 8-3）。

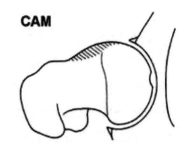
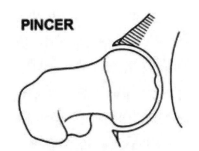
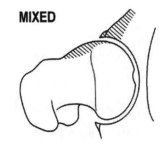

图 8-1 凸轮型撞击征　　　　　图 8-2 钳夹型撞击征　　　　　图 8-3 混合型撞击征

四、临床表现

（一）病史

FAI 通常发生于活动量大的青少年，患者常有不明原因的髋关节慢性疼痛，以腹股沟区多见，同时髋关节的活动受限，特别是屈曲内旋受限，症状可在下蹲、抬腿等动作时加重，也可在剧烈运动后加重，还可能在发生一些微小的外伤后加重。通常，青少年可描述损伤的动作及症状。

（二）症状和体征

FAI 的典型症状表现为间歇性髋关节前侧腹股沟区疼痛，随着病情进展，疼痛可放射到膝关节、腰背部、骶髂关节、臀部或大转子部，但一般不低于膝关节平面。在髋关节检查时存在髋关节活动受限，特别是屈曲内旋受限。患者的撞击试验有 95% 以上的阳性率。

前方撞击试验（图 8-4A）：患者仰卧，患髋被动屈曲接近 90° 时，内旋和内收髋关节，使股骨头颈和髋臼边缘异常碰撞，导致患侧腹股沟疼痛，特别是有髋臼软骨和（或）髋臼盂唇损伤时会产生剧烈的疼痛。试验结果为阳性可以证明撞击发生在髋臼前外侧。

Drehmann 试验（图 8-4B）：患者仰卧，髋关节屈曲时不自觉髋部外旋，表明试验结果为阳性。

后方撞击试验（图 8-4C）：患者仰卧在床上，患肢从床尾自由悬空，以便可以最大范围伸展髋关节，伸展髋关节时外旋，导致患侧腹股沟疼痛，同样有髋臼软骨和（或）髋臼盂唇损伤时会产生剧烈的疼痛。试验结果为阳性可以证明撞击发生在髋臼后下方。

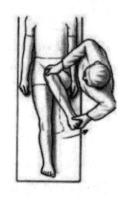 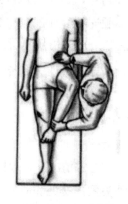 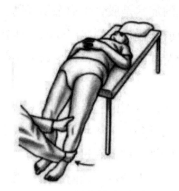

A 前方撞击试验　　　　　　B Drehmann 试验　　　　　C 后方撞击试验

图 8-4 髋关节撞击征的检查

五、康复治疗

美国物理治疗协会建议以保守治疗作为首选。这对减轻症状具有一定意义，但保守治疗只能暂时缓解疼痛症状，并不能解除产生异常碰撞的因素，因此不能阻止骨关节炎的持续发展，所以治疗期间应对患者密切随访，必要时介入手术治疗。

FAI 的早期保守治疗包括：调整患者的活动量、限制其剧烈运动、改变髋关节的运动方式、避免过度屈曲内旋的动作，以降低髋关节撞击的频率；服用非甾体抗炎药物来减轻关节炎性刺激；如果需要，可以使用拐杖或助行器，减少负重不均匀引起的继发性损伤；进行适当的康复训练。

康复训练过程中，应着重加强髋关节周围肌肉力量（图8-5），包括臀大肌、臀中肌等；改善髋关节活动度（图8-6）；维持心肺功能，若不能负重训练，可选择水下疗法（图8-7），减轻重力影响，增加耐受程度，提高患者对康复训练的依从性。康复训练有助于改善日常功能活动，提高生活质量，减缓骨关节炎的发展进程。

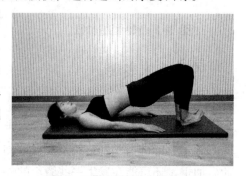

图 8-5 臀肌训练（臀桥）

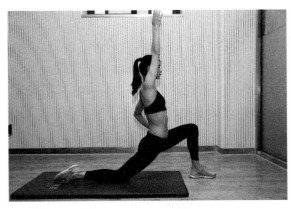

图 8-6 改善髋关节活动度（牵拉髂腰肌）

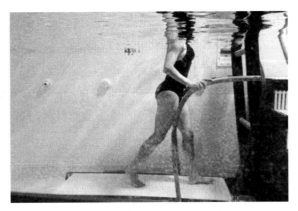

图 8-7 心肺功能训练（水下疗法）

第二节 股骨大转子滑囊炎

一、简介

髋关节周围有滑囊分布，较重要的有位于阔筋膜张肌与大转子之间的大转子滑囊。大转子滑囊炎（Femoral Trochanteric Bursitis）主要特征为滑囊发炎，不良生物力学引起大转子滑囊受到过多机械摩擦是导致青少年运动员发生滑囊炎的主要原因。大转子滑囊炎的治疗多采用保守治疗，纠正下肢不良生物力学和训练错误有助于预防和治疗大转子滑囊炎。

二、损伤机制

大转子滑囊炎的形成和局部磨损或外伤有关。大转子滑囊炎的发病原因一般是下肢不良生物力学，如下肢不等长、股骨内旋过多、骨盆过宽，若臀大肌、阔筋膜张肌张力大，反复在大转子部位磨损，则易形成滑囊炎。常发生于与跑步相关的运动员；另外，诸如冰球、橄榄球等项目，因撞击产生直接创伤，引起出血和急性炎症，从而导致滑囊发炎，也是引起大转子滑囊炎的重要原因。此外，痛风等疾病还可能诱发或加重滑囊炎，但在青少年大转子滑囊炎中较少见。

三、临床表现

大转子滑囊炎的主要症状是髋关节外侧大转子上部和股外侧疼痛，偶尔会沿大腿内侧向下放射，行走、髋部活动时疼痛加重，患肢处于外展外旋位可减轻疼痛，严重者外旋、外展活动受限。检查可见大转子上部压痛，大转子部位肿胀及后侧凹陷消失，严重者可触及囊性肿块。X线片检查常为阴性，少数病程长者可见滑囊钙化阴影，超声检查可提示囊肿大小。

四、康复治疗

青少年大转子滑囊炎多采用保守治疗。急性期应减少活动量，避免髋关节大范围伸展活动以及过多的跑、跳等活动；使用非甾体抗炎药；急性期或运动结束后可进行冰敷，每次 15 min，每天 2～3 次，同时也可配合超声波或冲击波理疗和皮质醇类固醇注射来进行治疗；改变训练方法，纠正明显的训练错误。

髋关节具有屈曲、伸展、内收、外展、内旋和外旋等功能，当发生髋部股骨大转子滑囊炎时，髋关节的屈曲、内收和内旋等功能受限明显。应该在无痛范围内进行相应的关节活动度练习，以恢复髋关节的正常活动度；加强髋关节周围臀大肌、臀中肌、股四头肌、腘绳肌、内收肌和髂腰肌的肌肉力量和耐力；受伤初期进行多重复、少负荷的训练，逐渐过渡到大负荷的力量训练，以提高下肢肌肉力量和耐力，提高髋关节的稳定性和其在运动中的功能，但应注意力量练习过程中不能引起髋关节明显的疼痛。康复训练的重点是提高臀大肌（图 8-8）、阔筋膜张肌（图 8-9）的柔韧性，增强髋关节周围肌肉力量，调整下肢力线，以减少大转子滑囊的摩擦。

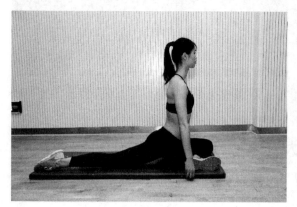

图 8-8 牵拉臀大肌

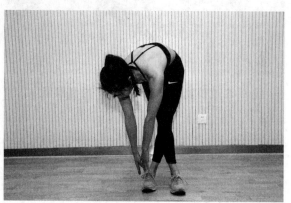

图 8-9 牵拉阔筋膜张肌

五、损伤预防

大转子滑囊炎多由过度使用损伤引起，因此可以采取一些措施进行预防，包括功能性训练，增加下肢力量，改善动作模式，减轻不良生物力学的影响；循序渐进地增加负荷，避免髋关节承受过大应力；如果超重应合理减肥；穿有缓冲功能的运动鞋，或使用矫形鞋垫（图 8-10）；训练或比赛结束后注重放松和恢复，牵拉紧张的肌群，如臀肌、髂胫束等。

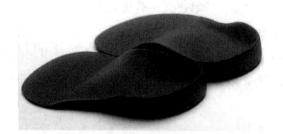

图 8-10 矫形鞋垫

第三节 髂胫束综合征

一、简介

髂胫束综合征（Iliotibial Band Syndrome）是跑步运动员、自行车运动员的常见损伤，通常是引起髋关节或膝关节外侧疼痛的潜在原因。髂胫束是阔筋膜张肌、臀肌在大腿外侧形成的纵行带状结缔组织，连接骨盆、股骨、胫骨和腓骨，膝关节反复屈伸会导致髂胫束过度使用损伤。疼痛具有持续性，尤以上下楼梯、跑步或骑行时为甚，影响正常生活，该病常采用保守治疗的方法，循序渐进地增加训练量有助于预防髂胫束综合征。

二、损伤机制

髂胫束综合征的损伤机制尚不明了，通常认为髂胫束和股骨外侧髁异常增高的应力是导致某些组织受到激惹、引发炎症，引起膝外侧和髋外侧疼痛的原因。常见的危险因素有：下肢不良生物力学，过度使用或过度训练，训练进程加快，过早地从伤病中回归训练，训练错误。

髂胫束综合征在跑步者中很常见，与不对称、不平衡、重复性的训练有关，如只在道路一侧跑步，使外侧脚比内侧脚低，导致骨盆向一边倾斜，使髂胫束受到过多应力，压迫或撞击髂胫束下的组织，引起炎症和疼痛。在跑步过程中，髂胫束主要起稳定作用，但可能因过度使用而激惹疼痛。疼痛通常在膝关节或大腿外侧，有时也位于髋关节外侧。

增加髂胫束应力的因素与下肢不良生物力学有关，如双腿不等长、足过度旋前、骨盆侧倾等，臀肌力量薄弱、下肢肌肉柔韧不足，也可能会增加其受伤的风险。

三、临床表现

髂胫束综合征通常发生于跑步运动员、自行车运动员，患者常有膝关节、大腿、髋关节外侧慢性疼痛，以膝外侧多见。当下楼梯或从座位上站起时，疼痛往往更剧烈。常有过度训练史，即曾经过快增加训练量和训练强度。

临床上常采用 Ober's Test 和 Noble's Test 进行评估测试。

Ober's Test（图 8-11）：用以评估阔筋膜张肌和髂胫束的紧张程度。患者侧卧位，屈髋、屈膝90°，测试者将患侧伸髋约5°，保证患者髋关节中立位，缓慢释放患肢，在重力作用下向下坠落，直至髋关节不再内收。如患肢不能向下坠落，并引起髋关节内收或膝外侧疼痛，则测试结果为阳性。

Noble's Test（图 8-12）：用以评估髂胫束的紧张程度，区分髂胫束综合征和其他原因造成的膝外侧痛。患者仰卧位，患肢膝屈曲90°，患者缓慢地伸展膝关节，大约屈曲30°时，若引发患者与先前活动中相似的疼痛，则测试结果为阳性。

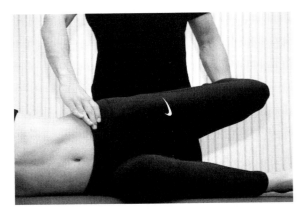

图 8-11 Ober's Test

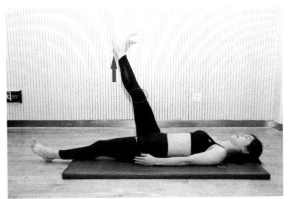

图 8-12 Noble's Test

四、康复治疗

髂胫束综合征一般采用保守治疗，急性期应遵循"PRICE 原则"：保护、制动、冰敷、加压和抬高患肢；急性期应减少活动量，跑步运动员如有症状，应减少跑步里程，并警惕过度训练综合征；肌筋膜释放，使用泡沫轴或网球来进行自我肌筋膜释放（图 8-13），或借助康复治疗师的筋膜手法；使用非甾体抗炎药物减轻疼痛和炎症；物理因子治疗，如超声波治疗，可加快局部血液循环，促进组织更快愈合；通过牵拉紧张肌肉、加强髋周肌群训练、改善动作模式和下肢协调性来纠正不良生物力学；纠正训练错误，改善训练方式。

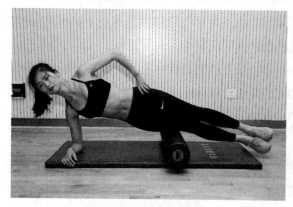 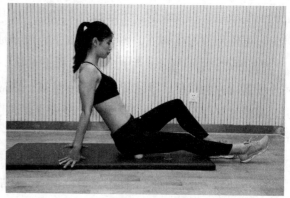

A 髂胫束肌筋膜释放　　　　　　　　　B 臀部肌筋膜释放

图 8-13 自我肌筋膜释放

五、损伤预防

髂胫束综合征好发于需要膝关节反复屈伸的跑步运动员、自行车运动员，短时间内迅速增加训练量和训练强度，会导致髂胫束应力过高，因此，科学训练是预防该病的重要措施。青少年运动员应加强医务监督，避免过度训练，每周训练量的增加幅度不超过 10%，并且逐渐增加速度、倾斜度和训练里程；训练后注意休息和恢复，拉伸紧张的肌群，使用泡沫轴或网球进行必要的肌筋膜释放；加强髋周肌群的力量训练，尤其是臀大肌和臀中肌；应将核心稳定性和下肢稳定性训练加入日常身体素质训练中；如有明显的生理解剖缺陷，可选用矫形器材；使用合适的运动鞋，更替老旧的运动鞋，磨损的旧鞋缓冲和稳定功能受损，将使下肢承受过多地面反作用力，增加受伤风险；在平整的路面上或交替方向上跑步，避免造成局部过多应力。

第九章　青少年膝部损伤防治与康复

膝关节是运动损伤发生率最高的关节，伤后对运动员训练和比赛的影响较大，恢复期较长，直接影响整个下肢的功能。本章将重点介绍青少年膝关节损伤的特点及各种常见损伤的症状、康复治疗与预防措施。

第一节　青少年膝关节伤病特点

一、青少年膝关节损伤流行病学

在世界范围内，由膝关节损伤造成的体力活动丧失是青少年疾病、功能丧失以及死亡的重要因素之一，特别需要引起我们的注意。从长远考虑，青少年膝关节损伤与早期膝关节炎的发生有最大相关性。

膝关节损伤在青少年中是最为常见的。相关研究表明，在世界范围内，青少年膝关节损伤的发生率在 10% ～ 25%，并且损伤发生率呈现出逐渐上升的趋势。在一项针对澳大利亚阿德莱德市 3538 名青少年的研究中，研究者对试验者进行了为期 1 周的休闲娱乐和体育运动的损伤统计和分析。在这 1 周中，试验者共进行了 8997 次娱乐和体育活动，最常见的运动有走路、骑行、篮球、足球、慢跑、游泳、排球、高尔夫等。在这些运动发生的所有损伤中，膝关节损伤最为常见，占所有损伤的 14%。

膝关节损伤在性别差异上目前还没有达到共识。有文献表明，和成年男性相比，成年女性以及青少年的损伤风险更高，有较少文献表明女性的膝关节损伤风险高于男性。

在所有运动项目中，篮球和足球青少年运动员膝关节损伤发生率最高。在篮球运动中，重复性的垂直跳跃动作使膝关节承受了 4 倍体重的力量。

二、膝关节的解剖特征

膝关节由股骨的远侧端、髌骨和胫骨的近侧端构成，是人体中最大、最复杂的关节。由于构成关节的各组成骨均能单独运动，故膝关节亦属于复关节。其结构上包括胫股关节和髌股关节。其附属结构主要有半月板、前后交叉韧带、内外侧副韧带、髌韧带、滑膜囊、滑膜襞。膝关节为椭圆关节，但以屈伸运动为主，而在膝关节半屈曲位时，由于内外侧副韧带松弛，大腿和小腿还可绕垂直轴做微小的回旋运动。使膝关节运动并保持动态稳定的肌肉主要有：股四头肌、缝匠肌、腘绳肌、腓肠肌等。（图9-1、图9-2）

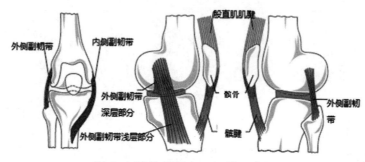

图9-1 膝关节肌肉、韧带示意图

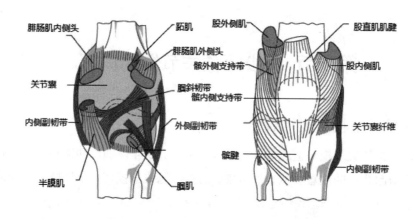

图9-2 膝关节内部肌肉、韧带示意图

三、膝关节损伤的生物力学

（一）膝部骨折

股骨远端骨骺是青少年下肢损伤最常见的部位之一。篮球和足球急转动作时强大的扭转应力，以及接触性运动中屈膝外翻应力常是股骨远端骨骺损伤的原因。青少年韧带的强度比临近的骨骺和关节软骨的强度大，此种强度的不平衡就是青少年膝关节韧带损伤发生率低于1%的原因。

胫骨和腓骨骨折在青少年运动员中也很常见。在橄榄球运动中，膝关节外侧常承受很大的力量，会导致胫骨近端的骨骺损伤。胫骨近端骨骺损伤包括胫骨结节骨折。这些骨折常发生在减速动作中股四头肌强力收缩时，此时膝关节伸直并受到了压缩应力。篮球运动中的起跳和落地可引起这类骨折，此时，小腿在减速运动而膝关节却在持续伸直甚至过伸。

下肢的骨突损伤主要发生在骨盆和股骨。高强度接触性运动和承受很大应力的动作可导致骨突部分或完全与骨分离。比如，青少年踢足球时肌肉力量过大可以导致坐骨结节撕脱骨折。这些损伤常见于膝关节伸直而髋关节屈曲时。

奥施病（Osgood-Schlatter Disease，OSD），又称"非关节骨软骨病或牵引性骨软骨病"，是另一种骨突损伤，由髌腱在胫骨结止点部的多个微小撕裂引起。本病主要发生在10～15岁青少年中，男孩比女孩多见，跑跳等有股四头肌参与的动作可能会因髌腱牵拉胫骨结节部而出现收缩疼痛，疼痛常发生在生长突增期或紧随生长突增期。股四头肌的牵拉通过髌腱造成髌腱在胫骨结节附着处撕裂，通常是由过度生长综合征引起的伸膝装置（主要包括股四头肌肌腱、髌骨和髌腱）不平衡，骨骼生长但肌腱不生长，导致腘绳肌和股四头肌柔韧性下降引起的。

辛丁－拉森－约翰逊氏病（Sinding-Larsen-Johansson Syndrome）是髌骨下极骨骺炎，发生在髌骨下极部位的多处微小损伤，也与髌腱的反复牵拉有关。

髌骨骨折多是直接暴力所致。在骨骼系统不成熟时，髌骨主要是由软骨构成。带有一小片关节软骨的髌骨下极骨折最为常见，是一种由髌骨撞击坚硬物体所引起的急性损伤。

（二）膝部过度使用损伤

青少年运动员的损伤并非都是一次受力或者撞击导致的。在受到冲击时，应力会被骨骼、肌肉和结缔组织吸收。冲击力主要由肌肉吸收，但在肌肉疲劳或者力量过大时，肌肉并不能吸收所有的冲击力，因此，骨骼、肌腱和关节软骨受到的负荷会加大，可能导致肌腱的微小撕裂或骨骼的微小损伤。当冲击力超过解剖结构的承受能力时将发生损伤。应力性骨折的影响因素包括肌肉和骨骼强度的不平衡、短时间内训练量增加过快、地面过硬和运动鞋不合适。

那些需要反复动作的运动会导致青少年运动员骨骺超负荷。例如，跑步可以导致股骨骨骺滑脱，在负荷的反复作用下，股骨近端骨骺会从正常的垂直位移动到相对易损伤的位置，剪切力作用于股骨干，可导致股骨头移位。

解剖学异常的个体容易发生过度使用损伤。例如，髌股应力综合征常见于股骨过度前倾的青少年跑步运动员，髋关节过度内旋会导致步态的支撑中期足过度前旋，出现膝关节Q角增大，加大髌股关节面的负荷。股骨的前倾，膝关节的内翻、外翻，胫骨外旋增加以及前足过度前旋都是膝关节疼痛及损伤的原因。

青少年膝关节过度使用常累及伸膝装置。骨骼和肌肉生长发育不平衡可导致髂胫束紧张，引起活动度受限或骨骼结构移位，出现受力与骨关节排列改变。例如髂胫束紧张常导致膝关节外翻，股四头肌作用力偏向外侧常导致复发性髌骨脱位和半脱位。

四、青少年膝关节损伤风险因素

（一）内在因素

1. 解剖学因素

膝关节的解剖学结构使得以膝关节为转动轴的运动杠杆比较长，这一运动支点在运动中相对比较脆弱。膝关节的稳定性主要依靠韧带和肌肉，膝关节侧副韧带及前后交叉韧带受到外界暴力时容易损伤；半月板是膝关节内股骨髁与胫骨平台之间内外侧的两个半月形纤维软骨组织，膝关节的屈伸转动动作，容易使半月板受到挤压而破裂。研磨力量是半月板破裂的主要原因。半月板增厚，或是膝关节滑膜炎症也容易导致膝关节损伤。

2. 疲劳

运动疲劳的累积易使中枢神经反应迟钝，造成对动作和局势的误判，从而导致膝关节损伤。

3. 生理学与运动力学因素

相对而言，青少年运动技术低，训练水平不高，肌肉的弹性、伸展性和力量较弱。人体运动时的对称性和身体各个关节的力量传导弱链，在运动过程中出现代偿动作从而破坏了动作的有效性，导致力量传递的丧失和能量传递的消耗。运动员之所以受伤是由于肌肉紧张、协调性差、有薄弱环节及忽视这些问题而采取补偿战术。

4. 心理因素

由于青少年运动员的自主安全意识较薄弱，或存在侥幸心理，运动损伤时有发生。青少年膝关节损伤后又常因缺乏保健与康复知识，对发生损伤的膝关节处于过度保护状态，时常延误了最佳的康复时期，轻者疼痛常伴、肌力下降，重者导致肌肉萎缩、长短腿或者跛行。这都将严重影响青少年的学习和生活质量。因此，损伤后早期进行系统的动态运动康复刻不容缓。

5. 球员类型

学校篮球运动队球员与俱乐部篮球运动员相比，膝关节损伤发生率较低。这与运动强度和比赛冲撞的激烈程度有关。

6. 性别

目前，在膝关节损伤与青少年运动员性别差异的关系上尚无定论。

7. 年龄

Louis Q 的研究表明，15 岁以下的运动员比 15 岁以上的运动员损伤率更高。因为随着年龄增长，运动视觉、反应时、感觉运动整合能力提高，青少年的技能也会增加。

8. 青少年的神经肌肉控制

如果青少年的神经肌肉控制不能使其保持膝关节的稳定性，以及对膝关节临近关节的控制，就容易导致膝关节所承受的负荷超过极限，从而产生不可避免的膝关节损伤。为了提高青少年的运动技术，应该多采取神经肌肉训练，提高青少年对应力下膝关节的控制。膝关节损伤的预防手段应该是在多方协作下完成的，例如物理治疗师、体能训练师和教练员组成的复合型团队。

（二）外在因素

1. 训练量

比赛竞技性的增加要求青少年的训练强度增加和训练时间增加，同时运动员创伤性损伤和骨骼肌肉系统过度使用损伤的风险也会增加。

2. 过早参与运动

过早训练较难的运动技术会使青少年运动员的损伤程度和风险增加。一些会产生较大压力的运动项目，例如足球或者曲棍球，或者是一些物理负荷较高的运动项目，例如体操、长跑等，对骨骺产生的压力会超出骨骺的承受能力。损伤造成的骨骺生长受限会导致肢体的长度差异、关节角度和生物力线改变，从而导致膝关节出现长期的功能受限。

3. 参与其他运动项目

与只参与篮球运动的运动员相比，同时参与其他运动项目（例如足球、橄榄球等）的青少年，膝关节损伤的发生率更低，可能长期重复单一技术动作比经常变换不同的动作类型更容易产生损伤，这种趋势在俱乐部运动员中更明显。

4. 运动装备

Jones D. 等研究表明，运动装备不佳导致膝关节发生损伤的比例是2%，主要出现在骑行和滑板运动。青少年不仅需要学习护具的使用，还需要了解护具如何维护，使其有效发挥运动防护的作用。

5. 其他

气温过低、湿度太高、场地太硬、在运动前未做充分的准备活动等因素导致膝关节肌肉韧带的工作阻力加大，关节、韧带与关节的辅助结构的摩擦力也随之加大，关节的运动幅度和灵活性相对减小，久而久之就造成肌肉、韧带、关节的损伤。

五、青少年膝关节损伤常见类型和发生机制

青少年膝关节损伤常见的损伤类型有髌股关节功能障碍、韧带损伤、胫腓近端关节位置紊乱、半月板损伤、扭伤、拉伤、滑囊炎、肌肉损伤。最常见的损伤动作是跳跃后落地、射门、防守以及与其他运动员的撞击。青少年膝关节骨骺部的损伤也很常见。骨骺损伤涉及骨骺，占青少年骨损伤的6%～30%。其中骨折或撕脱占骨骺损伤的80%，分离或压缩占20%。骺软骨板骨折复杂多样，各层软骨层均可受到不同程度的损伤。骨折线多经过肥大细胞层进入干骺端，有时骨折线穿过其他软骨细胞层进入干骺端。

在橄榄球项目中，踢球练习使骨骺承受反复的旋转应力和压力，从而导致胫骨近端骨骺产生损伤。在足球运动员中，股骨远端骨骺也会产生类似的损伤机制。骨骺损伤会对生长细胞产生不可逆的损伤，从而影响骨的生长。青少年的软骨抵抗压力的能力不如成年人，并且其抵抗剪切和牵拉的能力也不如周围的骨组织。另外，骨骺可能比周围的纤维组织要弱2～5倍。由于这些原因，在成年人中，一些损伤机制可能会导致韧带的完全撕裂，但是在孩子身上，可能会导致骨骺的分离。尤其在青少年快速生长期，骨骺更容易发生损伤（图9-3）。

不管是男孩还是女孩，最常见的膝关节骨骺损伤机制都是跳跃后落地不佳。研究表明，超过1/3的损伤是由跳跃后落地姿势不佳导致的，并且由这种机制导致的损伤最为严重。跳跃后落地是一项很复杂的任务，需要良好的协调能力、动态肌肉控制能力、柔韧性等。其中一些因素，例如协调能力、柔韧性是会随着成长发生改变的，从而导致运动风险增加。落地姿势不佳主要表现在落地时足缓冲不足、缺乏控制、缺乏膝关节的屈曲来减缓冲击力，以及在落地瞬间难以双足同时着地。动作技术不规范容易导致肌肉疲劳，从而增加损伤的风险。此外，落地时下肢力线对位不良会使膝关节处于不稳定的状态，从而导致落地时不能保持平衡。（图9-4）

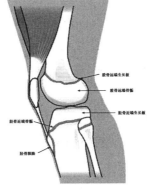
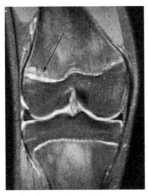
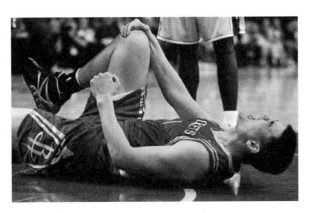

图9-3 膝关节骨骺示意图　　　　图9-4 跳跃后落地不佳导致膝关节外伤

第二大损伤机制是摔倒，性别差异在摔倒这个损伤机制中是很明显的。例如，在篮球运动中，男孩通常是由于撞到另一位球员而摔倒，而女孩大多是因为其他因素摔倒的，如绊倒。因此，女孩在篮球运动中要更为小心，女孩易于摔倒可能是由于其在运动中的技能和控制能力相对差，这方面还需要更多的研究。跳跃后落地不佳的同时摔倒，是最为常见的结合性损伤机制。

第二节 前交叉韧带损伤

一、解剖结构及功能

前交叉韧带（anterior cruciate ligament，ACL）位于膝关节的关节囊内，是连接股骨与胫骨之间的强韧带。前交叉韧带起于胫骨髁间前窝，斜向后外上方，止于股骨外侧髁的内侧面。在屈膝过程中，前交叉韧带拉动股骨，使股骨髁向后滚动的同时向前滑动，由此限制了股骨髁向后移动，避免股骨相对于胫骨向后脱位。（图9-5）

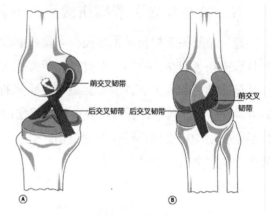

图9-5 前后交叉韧带示意图

二、损伤机制

ACL损伤主要分为两种：非撞击性损伤和撞击性损伤。所谓非撞击性损伤就是不受任何外力，在没有身体接触的情况下，运动员做出错误的技术动作或在注意力非常放松时再做出难度较大的变向动作，从而出现ACL损伤。非撞击性损伤产生的原因主要是在运动过程中的突然减速和变向，如直膝减速变向、直膝起跳或落地等。

直膝减速变向就是指在膝关节伸直状态下（屈膝小于30°）突然减速，另一侧下肢蹬地变向，此时减速腿的股四头肌产生过度向心收缩，与前交叉韧带产生作用力，造成ACL损伤。直膝起跳或落地是指在做突然的直膝起跳动作时，将前进方向的动量几乎全都转化为垂直轴上的动量，股四头肌迅速收缩，对韧带刺激和做功较大，特别是在直膝落地时，也会因股四头肌与ACL的相互作用造成损伤。

三、临床表现及检查方法

（一）临床表现

韧带撕裂时伴有撕裂声和关节错动感，关节内出血导致关节肿胀、疼痛，多数发生该损伤的运动员不能继续从事原来的运动，并且伸直和过屈活动受限。陈旧性损伤患者可出现股四头肌萎缩、打软腿或错动感、运动能力下降等症状。查体可出现前抽屉试验阳性、拉赫曼试验阳性。

（二）检查方法

辅助检查方法有X线检查、磁共振检查、关节镜检查等，特殊检查有前抽屉试验和拉赫曼试验。

前抽屉试验：患者仰卧位，屈髋45°，屈膝90°，患者足部由检查者固定，检查者双手于胫骨上部，相对于膝关节向前拉动胫骨，前移幅度增加，则指示ACL松弛。（图9-6）

拉赫曼试验：患者仰卧位，屈膝30°，检查者一手固定股骨，一手拉动胫骨向前。ACL不完整，胫骨会相对股骨滑向前方，有极大的滑动则指示ACL断裂。（图9-7）

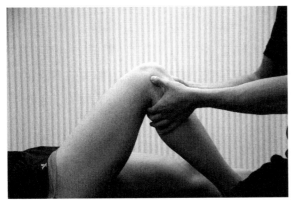
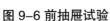

图 9-6 前抽屉试验

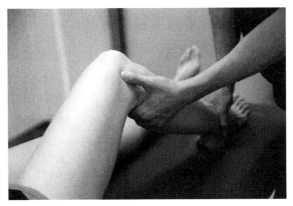

图 9-7 拉赫曼试验

第三节 膝关节侧副韧带损伤

一、解剖结构及功能

膝关节侧副韧带包括内（胫）侧副韧带和外（腓）侧副韧带。内侧副韧带呈宽扁束状，位于膝关节内侧偏后，起自股骨内上髁，止于胫骨内侧髁，从内侧加固关节，并限制膝关节过伸。外侧副韧带位于膝关节外侧稍后方，起自股骨外侧髁，止于腓骨头，从外侧加固关节，并限制膝关节过伸。（图 9-8）

二、损伤机制

（一）内侧副韧带损伤的原因

膝关节屈曲时小腿突然外展外旋，或足和小腿固定时大腿突然内收内旋，都可以使内侧副韧带损伤。例如踢足球时"二人对脚"，摔跤时"用绊"，跳远时落地不正确，两腿没有并拢而失去平衡，膝关节外侧受到暴力冲击，均可造成损伤。（图 9-9）

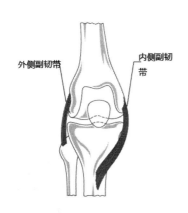

图 9-8 膝关节内外侧副韧带示意图

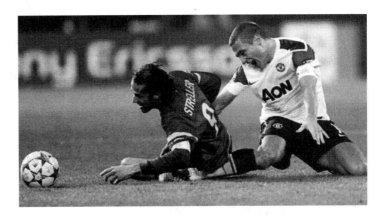

图 9-9 内侧副韧带损伤

（二）外侧副韧带损伤的原因

膝关节屈曲时，小腿突然内收内旋，或大腿突然外展外旋，可发生外侧副韧带损伤。在运动中，如跳跃落地不稳使身体向后侧方摔倒等，可引起外侧副韧带损伤。

三、临床表现及检查方法

（一）临床表现

受伤时可听到有韧带断裂的响声，膝部伤侧局部剧痛、肿胀，有时有瘀斑，膝关节不能完全伸直，韧带损伤处压痛明显。内侧副韧带损伤时，压痛点常在股骨内上髁或胫骨内侧髁的下缘处；外侧副韧带损伤时，压痛点在股骨外上髁或腓骨小头处。

（二）检查方法

辅助检查方法有 X 线检查、磁共振检查、关节镜检查等，特殊检查有侧压试验、内翻试验和外翻试验。

1. 侧压试验

患者仰卧，膝关节伸直，检查者一手握住伤肢，另一手掌的大鱼际顶住膝上部的内侧或外侧，强力内收或外展小腿。如内侧副韧带部分损伤，外展时因牵扯损伤的韧带会引起疼痛，如完全断裂，则外展活动度异常；反之，如外侧副韧带部分损伤，内收时因牵扯损伤的韧带会引起疼痛，如完全断裂，则内收活动度异常。（图 9-10）

2. 内翻试验

患者仰卧位，屈膝30°，检查者一只手置于大腿内侧，另一只手置于胫骨远端，施加内翻应力，若膝关节外侧疼痛则为阳性，指示外侧副韧带损伤。（图 9-11）

3. 外翻试验

患者仰卧位，屈膝30°，检查者一只手置于膝关节外侧，另一只手托住膝关节，施加外翻应力，若膝关节内侧疼痛则为阳性，指示内侧副韧带损伤。（图 9-12）

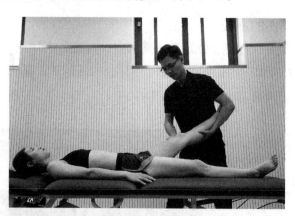

图 9-10 侧压试验

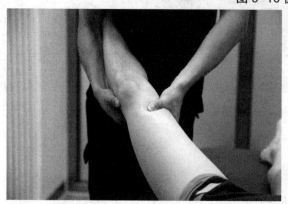

图 9-11 内翻试验

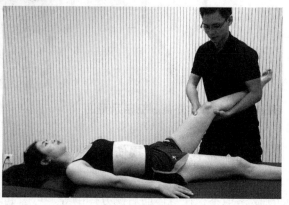

图 9-12 外翻试验

第四节 半月板损伤

一、解剖结构

半月板是由纤维软骨构成的关节内软骨，内、外各一，垫在股骨内外侧髁与胫骨内外侧髁关节面之间，分别称为内侧半月板和外侧半月板（图9-13）。

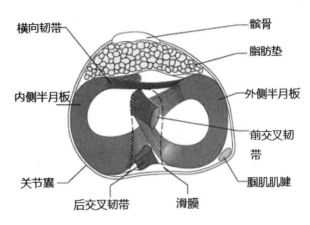

图9-13 半月板示意图

内侧半月板较大，呈"C"形，外侧与关节囊及胫侧副韧带紧密相连；外侧半月板较小，呈"O"形。半月板的外缘厚而内缘薄；上面凹陷，与股骨髁关节面相适应，而下面平坦，与胫骨平台相适应；前后两端借韧带附着在胫骨髁间隆起。

二、功能

半月板使不相适应的股骨与胫骨髁关节面彼此相互适应；可缓冲压力、吸收震荡，起弹性垫的作用；可增大关节窝的深度，进而加强关节稳定性；还可随关节的运动而移动，有平衡关节内压力的作用。

三、损伤机制

半月板在球类运动项目和跳跃运动项目中易受伤，其原因是膝关节在屈曲、回旋状态下突然伸直，此时半月板恰好处在股骨、胫骨内外侧髁的突起部位中间，受到强烈冲击、挤压。例如踢足球时，当急剧伸小腿并做强力扭转，原移位的半月板尚未及时前滑复位，被上、下关节面挤压，即可发生半月板挤伤或撕裂。又因为内侧半月板与内侧副韧带粘着，因此内侧半月板较外侧半月板受伤概率要高好几倍。

四、常用检查

（一）McMurray 检查（麦氏征）

患者：仰卧在检查台上。（图9-14）

检查者：①一只手抓住患者脚踝。②将患者膝关节完全屈曲，足部外旋，再将膝关节完全伸展。③在足部内旋下，重复上述检查。

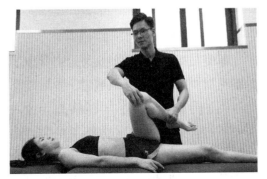

图 9-14 McMurray 检查

阳性结果：膝关节伸展时，在膝部内侧或外侧关节线上出现咔嗒声、疼痛和（或）不连续声音。

结果解释：内侧或外侧半月板病变。

（二）Apley 研磨检查

患者：俯卧在检查台上，膝关节屈曲 90°。

检查者：在患者足跟施加向下的力量，同时摆动患者的前足部以内旋和外旋胫骨。（图 9-15）

阳性结果：沿着胫骨 – 股骨关节线出现疼痛。

结果解释：半月板病变。

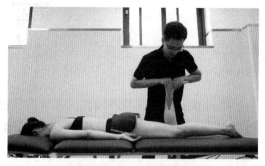

图 9-15 Apley 研磨检查

（三）Apley 牵引检查

患者：俯卧在检查台上，膝关节屈曲 90°。

检查者：①用大腿将患者大腿顶向检查台，予以固定。②在患者踝部施加向上的拉力，反复摆动其前足部，以内旋和外旋其胫骨。（图 9-16）

阳性结果：膝内疼痛。

结果解释：韧带或半月板损伤。

注意：本检查解除了对半月板的压迫，但对胫侧和腓侧的韧带施加拉力，因此用于区别半月板和韧带或肌肉损伤。

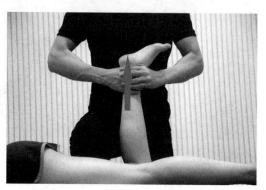

图 9-16 Apley 牵引检查

（四）关节线压痛检查

患者：膝关节屈曲约 90°。

检查者：①固定足部和小腿。②施加稳定压力，从前方朝向外侧关节线依序触诊。（图 9-17）

阳性结果：沿着关节线出现压痛点。

结果解释：半月板撕裂，骨挫伤和（或）关节病变。

注意：随时与对侧比较。

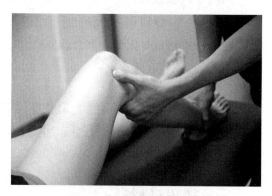

图 9-17 关节线压痛检查

第五节 髌腱炎及末端病

一、概念

髌腱是指股四头肌肌腱跨过髌骨止于胫骨粗隆的腱组织，包括股四头肌肌腱、髌韧带及其周围的软组织（图 9-18）。股四头肌肌腱由股四头肌 4 个头向下行合并为一腱，包绕髌骨的前面和两侧，止于胫骨粗隆。髌腱为股四头肌肌腱的延续部分，起自髌骨，止于胫骨粗隆。它从前方加固关节和限制

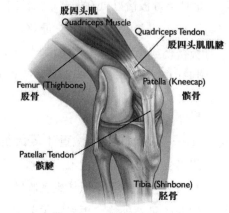

图 9-18 髌腱示意图

膝关节过度屈曲，并防止髌骨向侧方脱位。

髌腱炎（Patellar Tendinitis），又称"髌骨韧带炎"，也称"跳跃膝"，主要由运动员长期的运动不当和运动过量造成髌骨韧带肌腱发生慢性无菌性反应。它是一种与减速过程中超负荷相关的过度使用症候群。

二、易发损伤项目

髌腱炎在运动员中非常常见，其中排球运动员的髌腱炎发生率大约为40%，在高水平篮球运动员和足球运动员中也很常见。

三、常见损伤动作与损伤机理分析

（一）常见损伤动作分析

运动员的跳跃和着地动作是易引发髌腱炎及末端病的常见损伤动作。在跳跃和着地过程中，股四头肌收缩，导致髌腱受到反复的牵拉。有资料显示，在急停起跳动作中，髌腱承受的牵张力可达7倍体重。在落地阶段，髌腱承受的牵张力可达5.5倍体重。由此可见，在跳跃和着地过程中，髌腱承受了非常大的牵张力。因此，长时间的跳跃和着地动作使大量的负荷反复加载在髌腱上，从而促使髌腱末端病的发生。

（二）损伤机理分析

在跳跃和着地过程中，股四头肌的负荷逐渐积累，产生微细损伤后，髌腱的退化改变也因此发生。髌腱组织的改变由基质成分变化开始，过量的负荷导致肌腱纵向纤维的损伤。组织损伤后，腱细胞增加其胶原纤维和基质的再生能力，但由于细胞修复能力的限制，这是一个较缓慢的过程。反复的微细损伤不能及时修复最终导致髌腱的腱组织变性。

1. 髌腱局部过度负荷

从生物力学上看，当人体运动时肌肉收缩，力传导到肌腱，这时肌腱承受的牵拉力很大。当张力的负荷超过末端结构的承受范围或张力持续存在，髌腱就会出现病理性的变化。

2. 髌腱末端区局部血液循环障碍

髌腱末端区的解剖实验和血管造影等都已证实了髌腱内部的血液循环较差，长期进行跑跳等运动会使髌腱末端区的主要结构在很多时间里处于被动牵拉的状态，腱内及纤维软骨区内的压力升高，不利于营养的弥散，继发的组织水肿又进一步使组织内压增高。由于长期超负荷工作，末端区组织中会产生慢性小损伤，周围血管会受损甚至破裂。同时组织本身对营养和氧的需求也增高，进而造成局部供血的相对不足，长期如此必然导致末端区组织坏死，发生无菌性炎症。

四、临床表现

患者主诉活动时疼痛，疼痛部位主要位于髌腱的近端及髌骨下缘髌腱的深层，股四头肌在髌骨上缘的部位在某些病例中会出现疼痛。临床主要表现为髌骨韧带处疼痛、压痛明显，胫骨粗隆处有疼痛，膝关节活动障碍，跛行，蹲跳疼痛或髌下深压痛。

五、检查办法

（一）问诊

询问患者是否会出现以下几种情况：

（1）久坐起身时髌尖下出现疼痛；

（2）正常走路和跑步疼痛明显；

（3）上下楼梯和剧烈运动时疼痛加剧。

（二）触诊

（1）膝关节髌下（即胫骨粗隆髌韧带附着点）是否有压痛；

（2）髌尖是否有明显压痛。

注：在触诊时，患者的膝关节要保持完全伸直状态，因为当膝关节屈曲到 90° 时，髌腱处于拉伸状态，此时压痛会减轻甚至消失。

（三）主动活动检查

（1）令患者做下蹲动作和跳跃动作，查看股四头肌是否会出现疼痛；

（2）令患者做屈膝半蹲动作，查看疼痛是否会明显加重；

（3）令患者做抗阻伸膝动作，查看膝关节下方是否会出现疼痛。

（四）特殊检查

1. 压髌试验

令患者仰卧于治疗床上，保持膝关节伸直，在膝关节下面放置一个枕头。检查者一只手固定下肢，一只手按压髌骨，如果出现疼痛表明压髌试验结果为阳性。（图 9-19）

2. 膝过伸试验

令患者坐在治疗床上，保持膝关节自然下垂，检查者一只手固定膝关节，一只手拖住小腿，令患者下肢做膝过伸动作，如果膝关节出现疼痛，则为阳性。（图 9-20）

特殊检查配合一般检查诊断髌腱炎时，如果出现上述检查项目中的情况即可诊断为髌腱炎。

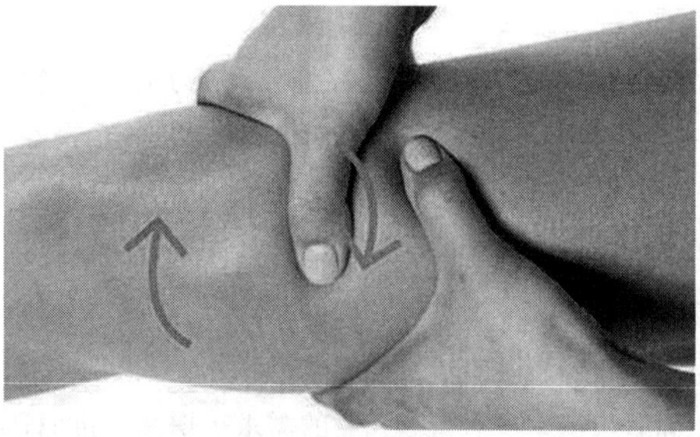

图 9-19 压髌试验

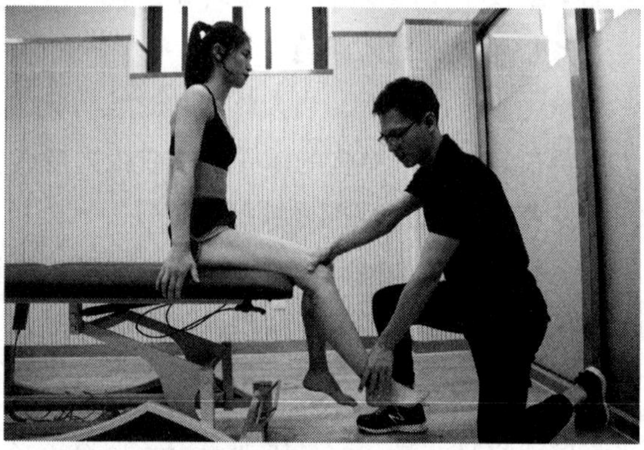

图 9-20 膝过伸试验

第六节 膝关节损伤治疗策略

膝关节损伤在进行损伤评估之后，应该及时做出诊断，判断采取手术治疗还是保守治疗。

前交叉韧带完全断裂并且有膝关节的不稳现象，应及时进行手术，最好两周内开始手术；部分断裂时可以采取保守治疗，使用支具固定。前交叉韧带挫伤可以采取制动、服用消炎消肿药物、局部理疗、功能锻炼。

内外侧副韧带完全断裂需要尽快手术缝合；韧带部分断裂需要加压包扎固定于屈曲位 2 ～ 3 周；内外侧副韧带挫伤时需要局部消肿止痛、制动。

急性期半月板损伤伴关节绞锁，关节积液严重，怀疑有交叉韧带断裂或关节内软骨骨折，需关节镜探查，修补或切除损伤的半月板。慢性期半月板损伤症状严重，肿胀明显，常发生绞锁，妨碍训练，需手术治疗。缝合修补术对半月板血运区损伤的疗效良好，据文献报道愈合率可高达90%，但对无血运区（白区）损伤修补后愈合效果不佳，仍需考虑进行部分切除术。

髌腱炎的保守治疗包括减少活动、休息、理疗及服用非甾体类消炎镇痛药物等；非手术治疗无效可考虑手术，采用关节镜下治疗，直接清除髌骨下极髌腱的病灶。

在以下两种膝关节损伤情况下，需要进行外科手术来进行治疗。

（1）膝关节损伤中有结构性破坏，如韧带撕裂、半月板撕裂等。此时保守治疗无法修复膝关节损坏的组织结构，需要通过外科手术的方法进行复原。

（2）在长时间的保守治疗没有好的恢复效果时，如对髌腱末端病进行保守治疗一段时间后没有效果，需要通过手术的方法来清除病灶达到治疗效果。

膝关节的康复是避免加重膝关节急性损伤程度、术后和保守治疗后恢复膝关节功能的重要方法，其主要目标是让受伤的结构愈合而又不丧失膝关节的机械稳定性。

一、急性膝关节损伤康复策略

急性膝关节损伤的康复主要分为3个时期，包括急性期、康复期和训练期，各个时期的康复目标和康复措施见表9-1。

表9-1 急性膝关节损伤康复策略

	目标	措施
急性期	治疗肿胀	遵循"POLICE原则"，着重强调消肿、镇痛和加压包扎
康复期	缓解疼痛，恢复正常的活动范围	被动活动、主动活动、牵拉及理疗
训练期	恢复股四头肌和腘绳肌的力量 恢复正常的神经肌肉控制能力 减小再度损伤的危险	力量训练、平衡训练、功能性训练，进而进行专项训练 运动员在身体和心理方面完全康复后才能进行竞技性活动

二、常见膝关节损伤康复策略

（一）力量训练

膝关节周围肌肉的力量及神经肌肉控制训练，对膝关节损伤术后及膝关节关节失稳的患者很有效果。

1. 背桥基础下的伸膝练习

患者仰卧，双膝屈曲，向上抬高臀部，令健侧膝关节屈曲90°负重，另一条腿伸直保持5~6 s，然后缓慢放下。一次练习10~15下，3次为一组，每天练习3组。（图9-21）

2. 无负荷的屈膝练习

无负荷的屈膝练习适用于膝关节损伤康复的早期。令患者上身处于保护状态，开始动作为下蹲动作，使膝关节不超过脚尖，保持双侧臀部在同一水平位置，根据患者的疼痛情况和体重确定下蹲的程度，然后令患者缓慢向上起身，一组练习重复此动作10次，每天练习3~5组。（图9-22）

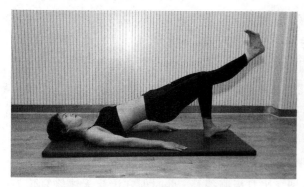
图 9-21 背桥基础下的伸膝练习

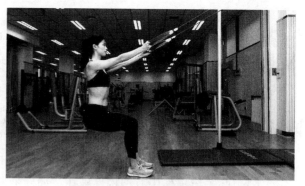
图 9-22 无负荷的屈膝练习

3. 有负荷的屈膝练习

令患者在有杠铃负重下做蹲下起身练习，使膝关节不超出脚尖，保持双侧臀部在同一水平位置，防止体重过于向前，抬头直视前方。（图 9-23）

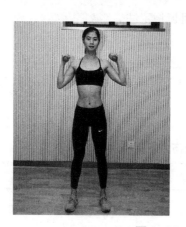
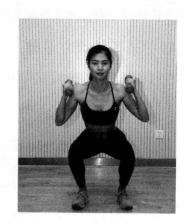
图 9-23 有负荷的屈膝练习

4. 单膝屈曲 – 弓箭步练习（图 9-24）

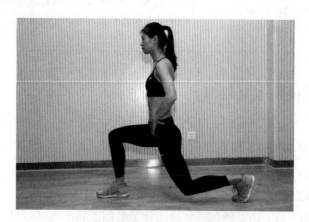
图 9-24 单膝屈曲 – 弓箭步练习

5. 上台阶练习

令患者用健侧腿站立支撑，缓慢用患侧腿迈上台阶。重复该动作。

练习过程中避免患者臀部抬高产生代偿动作。在练习初期可以通过双手抓杠子的方式来减轻体重的负荷。（图 9-25）

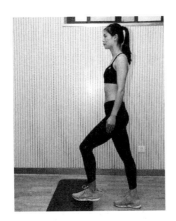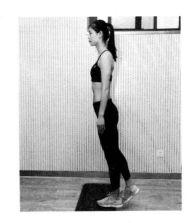

图 9-25 上台阶练习

6. 下台阶练习

令患者站在台阶上，用患腿负重，健侧腿迈下台阶然后收回，重复该动作。

在康复初期台阶的高度不宜过高，练习进程中逐渐增加屈膝角度。（图 9-26）

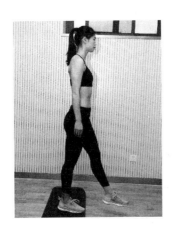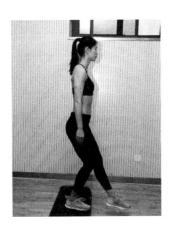

图 9-26 下台阶练习

7. 提踵练习

令患者进行双脚提踵练习，练习时要保持双脚负荷相等，练习的初期可以让患者扶住肋木来减轻负荷。（图 9-27）

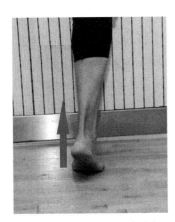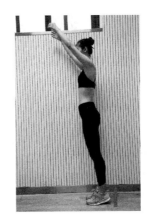

图 9-27 提踵练习

8. 腘绳肌练习（图 9-28、图 9-29）

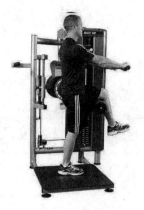 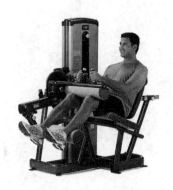

图 9-28 站立伸髋练习　　　　　图 9-29 坐位屈膝练习

9. 蹬腿练习

利用力量训练器械让患者进行蹬腿伸膝练习，保持膝关节动作稳定。（图 9-30）

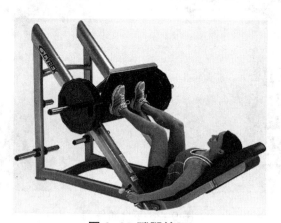

图 9-30 蹬腿练习

（二）神经肌肉练习（平衡训练）

令患者单脚站在平衡板或平衡垫上，将重心放在站立的脚上，尽可能保持稳定 10 ～ 15 s，在练习进程中可以通过闭眼、手抓球和接球来增加难度。（图 9-31）

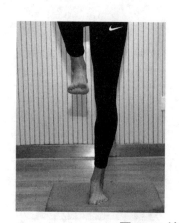 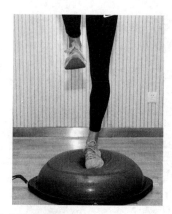

图 9-31 神经肌肉练习（平衡训练）

（三）物理因子治疗

1. 超声波疗法

超声波疗法的主要作用是缓解疼痛、消除炎症、促进局部组织的血液循环，该疗法适用于末端病如髌腱炎、肌腱炎等膝关节损伤。

超声波疗法的操作方法是：于膝关节痛点处涂抹耦合剂进行超声波治疗，首次治疗剂量为 $0.8 \sim 1.0$ W/cm²，通断比为 50%。一次治疗时间为 $10 \sim 20$ min，一周治疗 $3 \sim 5$ 次，3 次为一个疗程。（图 9-32）

2. 微波疗法

微波疗法的主要作用是消除炎症和肿胀，此疗法适用于膝关节术后发炎肿胀部位以及髌腱末端病、肌腱炎、滑膜炎、滑囊炎等膝关节损伤。

微波疗法的操作方法是：将微波治疗仪的探头置于膝关节损伤部位的上方，探头与皮肤间隔为 $5 \sim 10$ cm，首次治疗剂量为 40 W/cm²，一次治疗的时间为 $10 \sim 20$ min，一周治疗 $3 \sim 5$ 次，3 次为一个疗程。

3. 冷疗

冷疗主要用于膝关节急性损伤的急性期，主要作用是缓解疼痛以及减少炎症渗出。

冷疗的操作方法：将冰袋敷于髌腱疼痛部位，用绑带或沙袋固定。一次治疗时间为 $10 \sim 15$ min，每天 $3 \sim 5$ 次，每次间隔不少于 30 min。（图 9-33）

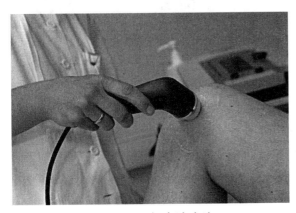

图 9-32 超声波疗法

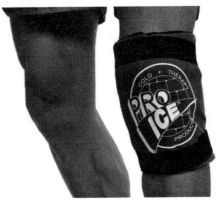

图 9-33 冷疗

4. 超短波疗法

超短波疗法的主要作用是促进血液循环和新陈代谢。超短波的消炎效果显著，因此适用于膝关节损伤引起的炎症反应如滑囊炎、滑膜炎、髌腱炎等。

超短波疗法的操作方法：急性期使用无热剂量，慢性期使用微热剂量。治疗时间为 $10 \sim 20$ min，每周 3 次，3 周为一个疗程。

5. 冲击波疗法

冲击波疗法的主要作用是镇痛、松解粘连、消除瘢痕以及放松肌肉组织，该疗法适用于髌腱钙化等膝关节损伤。

冲击波疗法的操作方法：确定钙化部位或者痛点，在该处涂抹耦合剂，用冲击波探头对准病灶处进行打击。治疗强度为 $2 \sim 4$ Bar，一次治疗的打击次数为 $2000 \sim 3000$ 次。（图 9-34）

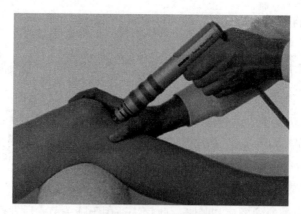

图 9-34 冲击波疗法

（四）中医疗法

1. 按摩推拿（或针灸及按摩推拿）

在大部分的膝关节损伤中，按摩推拿可通过放松膝关节周围的肌肉组织来促进膝关节的血液循环，从而达到消炎镇痛的效果。主要按摩手法包括双手揉拿、手指点按摩擦等。（图 9-35）

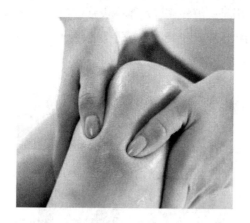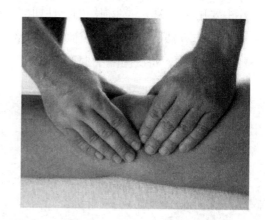

图 9-35 按摩推拿

2. 中药内服、外敷

（五）手法治疗

可以选择膝关节关节松动术。

关节松动术可以促进关节腔内关节液流动，改善膝关节功能障碍。膝关节关节松动术包括以下几种手法。

1. 膝关节长轴牵引

令患者处于坐位或俯卧位，膝关节放松。治疗师双手抓住患肢踝关节，沿胫骨长轴牵引分离关节面。

2. 向前侧滑动

令患者处于仰卧位，屈膝90°，治疗师坐在床边，用大腿固定患者足部，双手握住胫骨（四指在后，拇指在前），伸肘，利用体重身体后拉，四指拉动胫骨向前侧滑动。

3. 向后侧滑动

令患者膝关节屈曲于治疗床沿，从休息位逐渐屈曲到最大角度，治疗师坐在矮凳上，固定患肢于双膝间，一手放在胫骨前面，伸肘并使身体前倾，使胫骨向后移动。

4. 髌股关节足侧滑动

令患者处于仰卧位，膝关节伸直，将髌骨向足侧方向推，用力方向与股骨平行。

5. 髌股关节内外侧滑动

令患者处于仰卧位，膝关节伸直，将髌骨向内侧或外侧滑动。

6. 近端胫腓关节前侧滑动

令患者处于侧卧位，膝关节保持屈曲状态，治疗师站在患者身后，一手固定胫骨，一手以掌根部按压腓骨小头后侧，向前外侧用力。

（六）矫形器

膝关节矫形器可以通过改变膝关节周围压力分布，矫正髌骨位置以及力线来改善和治疗膝关节的损伤。矫形器适用于髌股关节疼痛综合征这类由力线分布异常导致的膝关节损伤。（图 9-36）

（七）肌内效贴扎

肌内效贴扎是一种运用肌内效贴布的贴扎技术。肌内效贴扎可以促进局部血液和淋巴循环，增加皮肤与肌肉的间隙，改善机体局部循环。肌内效贴扎适用于膝关节周围肌肉疲劳、酸痛等情况。（图 9-37）

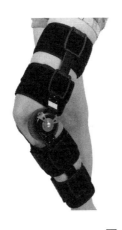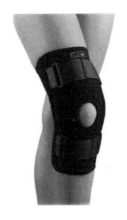

图 9-36 膝关节矫形器

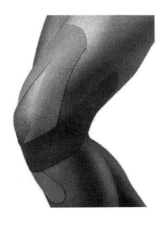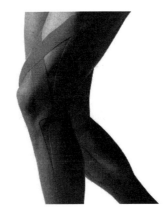

图 9-37 膝关节肌内效贴扎

第十章 青少年足踝部损伤防治与康复

足踝部损伤，特别是踝关节内翻扭伤，是非常常见的运动损伤。严重的损伤将遗留持续性的疼痛和功能障碍，影响运动员的日常生活和运动。应对青少年运动员足踝部损伤的关键是预防，伤后及时康复有助于运动功能的最大恢复。

第一节 青少年足踝部损伤特点

青少年运动员足踝部损伤涉及面广，从先天性疾病到发育障碍，从急性损伤到疲劳性损伤都有涉及。这些疾病会受到生长发育的影响，包括肌肉力量增强、体重增加、柔韧性降低等。足踝损伤占青少年常见运动损伤的第二位。青少年运动员接受高强度训练会造成特有的损伤模式。青少年成长期骨骼解剖特点与成人骨骼解剖特点不同，骨骼强度也不同。青少年长骨远端有骨骺（生长板），因此骨骼较周围韧带更容易受伤。而相同损伤机制下，成人会出现韧带损伤而不是骨折。

不同的运动项目会造成不同类型的足踝部损伤。在篮球运动中，足踝部损伤占青少年运动员损伤的 44% ～ 45%；而在足球运动中，足踝部损伤占青少年运动员损伤的 13% ～ 16%，其中大部分的足踝损伤是外踝扭伤。

一、青少年足踝部急性损伤

青少年大都喜爱篮球、羽毛球、足球等球类运动，这些运动要求不断改变方向、急停急起、弹跳，尤其体现在篮球运动中的抢篮板球、羽毛球运动中的弹跳扣杀等环节。如果运动前准备活动不充分，落地时身体重心不稳，再加上缺乏自我保护的应变能力，极容易导致运动损伤，最常见的运动损伤有踝关节韧带损伤（俗称"崴脚"）、跟腱损伤、足踝部骨折。

为了避免运动中意外损伤的发生，建议青少年运动时在量和强度上都要循序渐进，从不太激烈的运动逐渐过渡到激烈对抗性运动；活动前要充分热身，同时做好踝关节的保护，对抗性强的球类运动最好佩戴护踝、护膝、护腕等相应的关节保护用具；剧烈活动时间不要太久，避免关节韧带疲劳性损伤；发生损伤时要遵循制动、冰敷、抬高三原则，并及时寻求专业治疗，避免损伤进一步加重。

二、青少年足踝部慢性损伤

体育运动是青少年受伤的首要因素，人们对急性损伤关注最多，常常忽略过劳性损伤。青少年过劳性损伤多见于足球、篮球及体操运动员，约占青少年运动相关损伤的一半。如未能及时恰当诊治可导致慢性损伤。反复微创伤且每次损伤后休息时间不足是过劳性损伤的发病机制。由于儿童、青少年肌肉 – 肌腱失衡、姿势不当及感知力差等，更容易造成过劳性损伤。损伤可波及骨、软骨及肌腱，诊断较为困难。Simpson 调查发现，足踝损伤次数大于 3 次者，其发生慢性足踝损伤的可能性增加 67% ～ 68%。反复损伤可造成其他软骨或骨的损伤，致使踝关节急性或慢性创伤性关节炎的发生概率大大增加，关节内滑液性质的改变也会影响关节软骨的营养和软骨相互间的摩擦系数。

三、青少年足踝部损伤特征分析

对足踝反复损伤的相关因素（如青少年足球运动员足底压强）进行分析，发现其变化不稳定，足底压强峰值最大区域在第 5 跖骨、足跟外侧；足前区跖骨部的内侧与外侧比值低于正常参考值，差异具有统计学意义，足前区存在内翻倾向；双足压强变化不对称；损伤足与正常足对照差异显著，足部压力重心变化有向足前区转移的趋势，前足撑地时间延长，后足撑地时间减少，这可能是为了减少损伤侧足踝关节的负荷而采取的保护性机制。

第二节 踝关节扭伤

踝关节在站立和行走时都承担了绝大部分的体重，因此踝关节扭伤是日常生活中最常见的一种损伤（图 10-1）。踝关节扭伤分为内翻扭伤和外翻扭伤，以前者多见，踝关节外侧韧带是最容易发生扭伤的韧带，尤其以距腓前韧带损伤为主。踝关节扭伤危害极大，轻伤可能只导致轻微疼痛感，严重者则无法正常行走。损伤后的踝关节稳定性下降，行走时出现步态异常。

一、易发损伤项目

以跑跳为主要特点的运动项目，踝关节容易出现损伤的情况。青少年篮球运动员，在训练和比赛中需要经常完成侧步、急停、变向、起跳等动作，且激烈的身体对抗是不可避免的。青少年足球运动员同样需要面对激烈的身体对抗，在球场中可能由脚面入地深度不同导致踝关节损伤。青少年跳高运动员，在背越式跳高时需要高速助跑，此时踝关节处于内旋，如果用力不当则极易导致踝关节扭伤。

二、常见损伤动作分析与损伤机理分析

（一）常见损伤动作

1. 起跳落地动作

在青少年篮球和足球训练或比赛中有很多起跳动作，

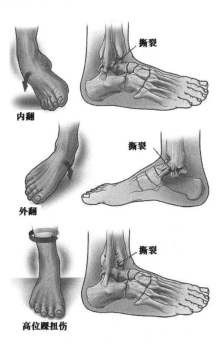

图 10-1 踝关节扭伤

起跳的瞬间，踝关节的负重可达 400 kg 或以上，因此较易受伤。在争抢篮板或者头球时，落地时缓冲不好或者踩到其他队员脚上，使踝关节过度跖屈内翻，容易造成外侧韧带的损伤。特别是当被踩的队员猛然把脚抽离时，造成的损伤更为严重。

2. 侧向冲撞动作

在青少年足球训练或比赛中，当在对方侧向冲撞力的作用下，身体失去平衡向一侧倾倒时，同侧脚趋向过度旋后且踝关节外侧韧带承受较大的牵拉负荷，则容易导致踝关节扭伤。

3. 背越式跳高动作

在青少年背越式跳高中，起跳前的助跑是弧线跑进，跑进时产生了一个向心加速度，于是身体向圆心方向倾斜。当起跳腿踏上起跳点时，身体大约需内倾 27° 才能平衡地进行起跳。根据这个特点，起跳时对踝关节也提出了较高的要求。在起跳时，踝关节要承受 300 kg 左右的力量，这些力虽然不是全部作用在内侧副韧带上，但为了维持踝关节的稳定而不外翻变形，此时韧带必须有足够的抗拉力，否则就容易受伤。

当身体处于内倾，而起跳处于全足掌落地时，内踝处形成了外翻角。由于在外翻 27° 时韧带要伸长 1.36 cm，而在极度紧张时韧带要伸长其原长度的 5%，因此，背越式跳高起跳时，起跳足踝关节内侧副韧带承受的负荷很大，极易被拉伤。

（二）损伤机理

因踝关节外侧韧带不如内侧的三角韧带坚强，且外踝比内踝低 1.2 cm，因此绝大部分急性踝关节扭伤患者中损伤的是外侧韧带。又因距骨的鞍形关节面前宽后窄，背屈时较宽处进入踝穴，跖屈时较窄部进入踝穴，故踝关节在跖屈位活动空间较大。因此，其解剖和生理特点决定踝关节跖屈时内翻是踝关节扭伤的典型姿势。在踝关节跖屈情况下，内翻应力或内旋应力可导致损伤。

篮球、足球等项目的青少年运动员在训练或比赛中完成急停、急转或腾空后足外缘着地的动作时，前足内翻，踝关节被迫跖屈并内翻，使外侧副韧带被迫过度牵拉，导致踝关节内翻扭伤。由于部分青少年运动项目特点的特殊要求，也有少数踝关节外翻扭伤的情况。

三、损伤症状与功能障碍

踝关节扭伤急性期以疼痛和关节活动度受限为主，可影响患侧负重行走能力，并在运动时增加疼痛。症状为关节外侧或内侧迅速出现局部肿胀，并逐渐波及踝前部及足背，可出现皮下瘀斑，以伤后 2～3 天最明显。外踝扭伤时，在尝试进行足内翻时疼痛症状加剧。内侧三角韧带损伤时，在尝试进行足外翻时疼痛症状加剧。踝关节扭伤会对青少年运动员的训练和比赛造成一定的影响。

大部分青少年运动员踝关节扭伤都能通过保守治疗康复，而小部分经治疗后依然会发展成为习惯性崴脚。还有部分青少年运动员因诊断治疗不及时、不恰当，或带伤进行训练或比赛等因素亦可导致习惯性崴脚，进而导致损伤部位神经末梢和本体感觉无法恢复，引起本体感觉缺失和平衡能力下降。该类青少年运动员多表现为训练或比赛时存在恐惧感或不稳定感，长时间运动后踝关节出现酸痛或酸胀感，以及踝关节活动受限。

四、康复治疗

（一）急性期处理

踝关节扭伤急性期（伤后 24～48 h，不可一概而论）应根据"POLICE 原则"处理。

（二）踝关节扭伤的康复训练

踝关节周围肌群力量训练：将弹力带固定于前脚掌，双手固定弹力带（或由同伴辅助）进行背屈、跖屈、内翻、外翻练习，3～5组/天，20～30个/组。根据运动员的实际完成情况，调节弹力带阻力。（图10-2）

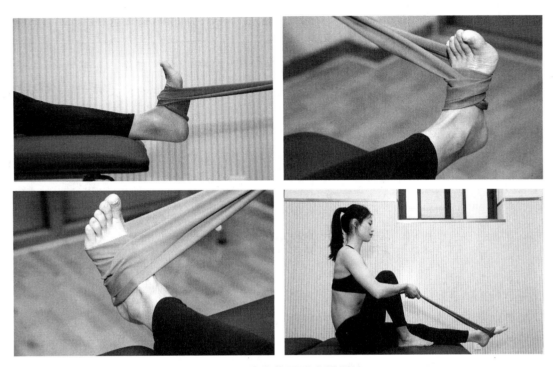

图 10-2 踝关节周围力量训练

足底肌肉力量训练：患者采用坐位，患侧脚放于毛巾上，使用脚趾用力抓毛巾，要有足弓向上顶起的感觉，每组抓到酸胀明显，3～5组/天。（图10-3）

单腿稳定性训练：运动员单腿站立，支撑腿膝关节微屈，保证脚尖和膝关节方向一致。同时，上身要保持稳定，30～60秒/组，3～5组/次，1～2次/天。睁眼和闭眼训练均需要进行。可使用平衡垫、博速球（BOSU）增加难度。（图10-4）

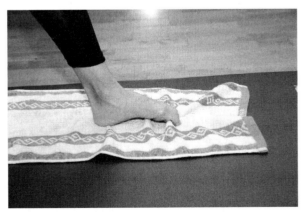

图 10-3 足底肌肉力量训练

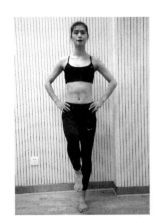

图 10-4 单腿稳定性训练

五、损伤预防

（一）充分的准备活动

青少年运动员往往对预防运动损伤的重要性认识不够，教练员需要反复强调准备活动的重要性，保证充分的热身时间和有效的准备活动方式。针对踝关节，一是要充分活动，提高其灵活性；二是要进行踝关节的平衡稳定练习，激活踝关节周围的稳定肌群，为训练或比赛做好积极充分的准备。

（二）掌握正确技术动作

任何一个运动项目，如果青少年运动员不能很好地掌握正确的技术动作，久而久之，导致机体受伤也是必然的，因为错误的技术动作往往会加重机体的负荷，尤其是对踝关节，而当负荷超越了生理机能承受的限度时就容易导致损伤。

（三）严禁带伤参加训练或比赛

带伤参加训练或比赛会导致青少年运动员体力不支或心理状况不佳，致使技术动作不到位而造成各种损伤。

第三节 慢性踝关节不稳

踝关节是人体重要的负重关节，踝关节扭伤造成的周围韧带损伤发生率居运动系统韧带损伤首位。如果踝关节损伤未得到及时、正确的治疗，会导致本体感觉功能下降，从而造成踝关节不稳，增加踝关节再次扭伤的概率。青少年运动员年龄较小，防护意识较弱，如果教练员不注意科学训练，包括控制专项训练强度、重视踝关节防护措施等，并且忽视了踝关节损伤的正规诊疗，则容易造成青少年运动员踝关节因不稳频繁扭伤，最终导致慢性踝关节不稳（Chronic Ankle Instability，CAI），即由反复的踝关节扭伤导致外侧踝关节不稳，进而又引起扭伤的恶性循环。

一、易发损伤项目

以跑、跳、切入为主要特点的运动项目，踝关节容易出现损伤。青少年运动员训练或比赛的高频率、大强度，以及对单纯软组织损伤重视程度不够与处理不到位等会使踝关节遗留慢性不稳的状况。如青少年篮球运动员，在训练和比赛中需要经常完成侧步、急停、变向、起跳等动作，在踝关节损伤后未正确处理与康复，并保持高强度训练，且无支持保护，则容易导致反复扭伤。

二、损伤机理

CAI 是由于踝关节急性扭伤后未得到早期有效的治疗，从而发展为踝关节慢性疼痛、功能障碍的疾病。若踝关节损伤得不到及时的诊治，容易造成局部韧带组织不能完全愈合，会严重破坏踝关节的稳定性。踝关节不稳容易导致踝关节再次损伤，长期反复的踝关节损伤就会形成慢性踝关节不稳。

（一）韧带的改变

据统计，有 1/3 的踝关节扭伤会发展成为 CAI。踝关节损伤常见于活动时扭伤或者过度疲劳，其中踝关节损伤中最为常见的是韧带损伤，约占踝关节损伤的 3/4。由足内翻引起的外侧韧带损伤占 97% 左右，由足外翻引起的内侧韧带损伤占 3% 左右。因此，CAI 最常见的病因是踝关节外侧副韧带损伤。

急性踝关节损伤后踝关节的生物力学环境发生改变，由于外侧韧带复合体变得薄弱，其张力发生改变，使得踝关节的活动度增加。

（二）骨性结构的改变

踝关节稳定结构的薄弱、拉长、断裂都会导致踝关节周围组织的力学环境发生变化。当站立位时，韧带无法提供有效的限制，因此无法控制异常骨性结构造成的反常活动。

（三）软组织的改变

踝关节周围软组织在损伤后也会发生相应的病理变化。滑膜炎和滑膜增生经常导致踝关节前方或前外侧的撞击，最终可能出现软骨病变。事实上，在全部手术治疗的慢性踝关节不稳患者中，前外侧撞击的发生率约为67%，其中接近一半为合并滑膜炎。

三、损伤症状与功能障碍

通常将CAI分为功能性踝关节不稳（Functional Ankle Instability，FAI）和机械性踝关节不稳（Mechanical Ankle Instability，MAI）两类，有时两者可同时存在。

FAI是指踝关节无明显力学上的不稳，为神经、肌肉性缺陷所导致的主观感觉性、反复发作的不稳定，表现为感觉上失去稳定性，患足的运动幅度仍在正常范围之内，但出现随意运动的控制失常，最常见症状包括踝关节不稳定感、"打软"等。FAI虽严重程度不高，多数损伤康复对象可正常生活和运动，但在运动过程中，患足会自行出现踝关节不稳，常需要外部辅助固定（如踝关节贴扎、佩戴护具）维持踝关节稳定。

如果未得到及时的处理，FAI有可能会发展成为MAI。MAI是指踝关节稳定结构的薄弱及松弛，通常超出正常的运动范围，伴有反复的踝关节损伤。

四、康复治疗

对于早期踝关节扭伤患者及部分FAI的青少年运动员，根据其韧带及踝关节周围肌群损伤情况可先试行保守治疗。科学规范的踝关节韧带训练、肌肉训练及本体感觉训练，能够有效地恢复其生活及运动状态，从而避免手术治疗对关节周围组织造成再次损伤。但某些损伤较重，伴有踝关节韧带部分撕裂或完全断裂、肌肉及肌腱功能丧失的运动员，通常保守治疗效果不甚明显，需进行手术治疗，使踝关节损伤组织能够得到积极有效的处置措施，从而最大限度地提高青少年运动员后期的运动功能及生活质量。

（一）保守治疗

临床上，FAI患者可先尝试保守治疗。保守治疗通过对踝关节施加一定的保护措施，配合有效的功能强度锻炼，可减少踝关节扭伤再次发生的概率。尤其对于部分FAI的患者来说，早期科学有效的康复锻炼能够明显改善患者踝关节的随意运动功能，减缓甚至避免其向MAI发展。关于CAI的保守治疗方案尚无统一标准，但现有的大量研究证明，早期积极的干预措施对CAI患者的功能恢复及后续治疗具有显著意义。

1. 平衡训练

FAI与踝关节扭伤时本体感觉器损伤有关，其中以位置觉的异常最为常见。

平衡训练是当前FAI康复治疗方案的重要组成部分，可以改善FAI的本体感觉缺失情况，包括姿势控制、动态平衡、关节位置觉等。

平衡训练即在保证膝关节、踝关节正确生物力学对线的情况下，从简单的单腿站立练习逐渐增加难度，如增加不稳定平面（图 10-5）、增加外界干扰，过渡到难度较大的单腿跳跃平衡练习等。

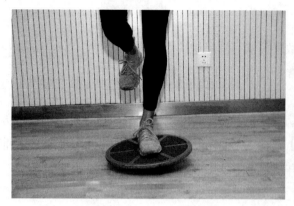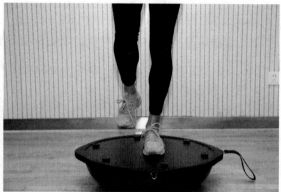

图 10-5 不稳定平面上的平衡训练

2. 力量练习

足踝部周围肌力的增强对踝关节的功能、肌肉力量和本体感觉有积极作用。包括踝关节背屈、跖屈、内翻与外翻的力量练习、足底肌肉的力量练习。（图 10-6）

此外，有研究表示严重的踝关节扭伤后会继发双侧臀中肌功能异常，因此臀部肌群的力量练习也不可缺少。

3. 支具

在踝关节扭伤后，借助 "U" 形石膏不仅可以对踝关节起到固定作用，还对避免 FAI 的发生具有良好的效果。除此之外，在踝关节损伤后 6 个月内进行高风险运动时，需佩戴护具进行保护。

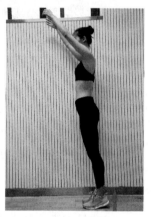

图 10-6 站位提踵练习

（二）手术治疗

若支具和贴扎无法为慢性不稳的踝关节提供支撑，保守治疗效果欠佳，则需要考虑手术。例如保守治疗 3～6 个月后仍持续存在踝关节疼痛及不稳，严重影响踝关节功能的机械性踝关节不稳，此时保守治疗没有意义，必须积极采取手术治疗措施。

手术治疗的主要目的是修补破损的关节囊及撕裂的韧带，重建踝关节机械稳定性，尽可能地避免本体感觉的减弱及丧失。

治疗方法根据手术原理大致可分为 3 种：解剖学修复手术、非解剖学重建手术、解剖学重建手术。术后应进行积极的功能恢复，以保证踝关节的活动范围及整个下肢的肌肉力量。

第四节　踝关节撞击综合征

一、易发损伤项目

踝关节撞击综合征是造成踝关节疼痛和活动受限的重要原因之一，根据发病的部位可以分为前方撞击和后方撞击。

踝关节前方撞击是造成踝关节前方疼痛的重要原因之一，它是由于胫骨远端前方或距骨颈异常增生的骨赘突入至胫距关节内,在踝关节背屈过程中产生撞击,从而造成活动受限和疼痛。因其较常发生在足球运动员中,通常被称为"足球踝"。但也会发生在其他项目的运动员中,如跑步运动员和体操运动员,在这些项目的运动员中,有将近一半的运动员可以在 X 线片上观察到骨刺和骨赘的增生,但绝大多数并没有明显的不适或症状。

踝关节后方撞击因其在芭蕾舞演员中最为常见,又称"芭蕾踝",由于芭蕾舞中用力跖屈(如足尖站立和半足尖站立)动作较多,容易引起损伤和疼痛。踝关节后方撞击在体操和足球(如踝关节跖屈位踢球)运动员中也比较常见。

二、常见损伤动作与损伤机理分析

踝关节前方撞击产生的原因并不明确,可能与反复的微创伤有关,也有学者认为前方关节囊的反复牵扯是产生骨赘的主要原因。起初踢球(或者踢到地面)时反复用力跖屈会造成前关节囊出现裂口,或是用力背伸引起胫骨和距骨前面的挫伤。在一段时间内,胫骨前缘会生长出外生骨疣,最后距骨上也会生长出外生骨疣,这些骨赘引起踝关节前方撞击。在有些病例中,胫骨前能够看到骨赘的形成,距骨上出现下陷为反复"摩擦"所致。有过踝关节损伤史的运动员,踝关节失稳能够促使撞击损伤的发生。

踝关节后方撞击通常是距骨后上方与胫骨后方之间的间隙狭窄所致。踝关节后方的解剖基础对于阐述踝关节后方撞击的发病过程非常重要。距骨后突是距骨后方突入踝关节后方关节面的部分,距骨后突的体部由距骨向后方和内侧延伸,包含两个突起,被称为后内侧结节和后外侧结节,两者之间有一个沟容纳拇长屈肌肌腱。发生踝关节后方撞击征的运动员通常后外侧结节与距骨分离,形成一个距后三角骨(人群中约有 10% 有距后三角骨),当运动中反复用力跖屈时,这块小骨引起踝关节后方撞击,导致损伤和疼痛。

三、损伤症状与功能障碍

踝关节前方撞击的典型症状是踝关节前方疼痛,极度背屈常能够诱发疼痛,疼痛一般是在动作开始和终止时发生,偶尔会在脚踝前面感到骨刺所引发的痛感。在亚急性期,用力背屈产生的疼痛可能是由该部位出血和炎症引起的,脚踝在活动后会出现肿胀。踝关节后方撞击的主要症状是踝关节用力跖屈产生疼痛,腓骨肌肌腱后方的后外侧部位往往有压痛现象。

四、康复治疗

踝关节撞击综合征康复治疗的目的在于减轻撞击部位的炎症,运动员可以通过冰敷、休息、减少训练负荷来缓解症状。在失稳引起的撞击征中,踝关节贴扎固定或使用矫形器能够最大限度地减轻症状。

急性或亚急性期,可能需要口服抗炎药物。如果非甾体抗炎药无效,可以尝试注射考地松。如果 X 线检查显示有明显的骨赘,应由医生检查,决定是否采用关节镜手术切除骨赘。

经过关节镜手术之后,有 75% ~ 96.6% 的运动员疼痛的症状得到缓解。配合进行物理治疗以恢复关节的运动范围,重塑肌肉力量、耐力和关节的本体感觉,可以重新开始运动,逐渐恢复正常功能水平。踝关节前方撞击损伤的运动员,手术 4 ~ 6 周后,绝大多数可以恢复到参与比赛而无任何限制的程度。对于踝关节后方撞击损伤的运动员,术后康复需要约 6 个月的时间。由于个体激素和组织生长存在差异,手术后的长期效果因人而异。

第五节 足底筋膜炎

足底筋膜炎是最常见的运动损伤之一，又称"足跟疼痛综合征"，是导致足跟痛的主要原因。据统计，约80%的足跟痛患者诊断为足底筋膜炎。尽管所有年龄段的人群都有可能发生足底筋膜炎，但40～50岁的患者和经常进行跑跳的青年人居多。足底筋膜炎症状常反复发生，会影响运动员或运动爱好者的运动水平或运动表现的提高。

一、易发损伤项目

足底筋膜炎在跑步、跳跃类运动项目中最为常见，尤其是在业余运动爱好者或长跑爱好者中最为常见。据部分统计，约有10%的普通人患有此病，而长跑运动员或有长跑习惯的人患病率更高。此外，羽毛球运动员和举重运动员也是足底筋膜炎的高发人群。少数青年患者主诉患病前有急性损伤的发生，其原因可能是损伤发生时缺少及时的处理，故演变为慢性足底筋膜炎。

二、常见损伤动作与损伤机理分析

足底筋膜位于足部下方深面，起自跟骨足底，止于跖趾关节和邻近足趾，贯穿于整个下脚面。其作用是维持足弓，并将跟腱所承受的力量传到前足。足底筋膜由外侧、内侧和中间三部分组成，在负重时受到牵拉。足底筋膜炎实际并无炎症的发生，而是组织发生退行性变，足底筋膜存在胶原纤维退变和排列紊乱。

足底筋膜炎没有特定的致病因素，且由急性损伤引起的占少数。通常认为该病是多种诱发因素共同作用的结果。①足底筋膜炎的发生和踝关节背屈角度的减少（勾脚受限）呈正相关关系。由于勾脚的角度受到限制，在完成一些蹲、跳、跑的运动时踝关节活动不足，足底筋膜受到过度牵拉代偿，反复的过度牵拉造成足底局部筋膜纤维化，产生退行性变。②身体质量指数（BMI）被认为是在普通人群中引起足底筋膜炎的相关因素，肥胖（BMI在$25\sim30\,kg/m^2$）可能会影响到足部生物力学的改变，造成足底筋膜被动拉长并产生疼痛，但也有一些持相反观点的研究认为这种相关性较弱。③长时间处于站立姿势或长时间行走也是产生足底筋膜炎的相关因素，尤其是突然大量地走路，可能会给足底带来不适。青少年运动员跑跳的频率较高，更易对足底筋膜产生反复的牵拉，且当症状开始出现后容易被忽视，所以青少年运动员是足底筋膜炎的高发人群之一。

三、损伤症状与功能障碍

在大多数的病例中，患者常在足跟的前内侧出现尖锐、区域性的疼痛或感觉异常。压痛点也在足底近足跟处，有时较剧烈，且持续存在，疼痛特点为搏动性、灼热、刺痛性。患者一般无创伤史，缓慢发病，主诉通常为足底表面靠近足跟处在一段时间的无负重休息后再次负重时产生疼痛和晨起疼痛。晨起疼痛是较为明显的足底筋膜炎的典型症状，位于足跟区域的内侧会产生显著的疼痛，经过一段时间的活动后会得到缓解。

疼痛还会发生在长时间的行走站立或运动中，随着足底筋膜被牵拉的次数递增，症状会再次出现。经过晚上的休息或长时间不活动，症状会减轻或消失。这主要是由于在休息或放松状态时，足底筋膜未受到牵拉的力，处于放松缩短的状态，而当踩地迈步时，足底筋膜迅速产生较大的牵拉，进而产生疼痛。

足底筋膜炎引起的身体结构和功能的变化包括姿势偏移、内侧足弓触痛、踝背屈受限、跖屈肌力量减弱、踝关节内在肌力量减弱、距下关节过度旋前等。

四、康复治疗

研究显示，足底筋膜炎的患者在首次出现症状后的 12 个月里有 80% 的人群症状都会减轻或消失，90% 左右的患者经保守治疗后症状可完全缓解。所以通常认为，保守治疗在治疗足底筋膜炎中占极为重要的地位。其康复的目标为缓解疼痛、纠正足部力线不良、改善足部活动、加强足底肌肉力量预防复发等。

（一）牵拉放松

小腿牵拉作为一种干预措施应该被纳入足底筋膜炎的治疗中。跟腱和足底筋膜的紧密连接被认为是进行小腿牵拉的依据。传统的牵拉小腿的方法是以弓箭步（两脚掌平行）姿势靠于墙边，双手以推墙的姿势作为准备动作，前侧膝关节弯曲并顶向前方，后侧膝关节伸直并使足跟贴地。每侧拉伸 5 次，每次 20 s，每天 2 次。

由于患者足底筋膜较为紧张，因此直接牵拉足底筋膜也是必要的治疗方法。患者取坐位，用单手将脚趾向胫骨方向牵拉，左右交替进行，感受脚底的伸展牵拉。足底筋膜的牵拉每次 10 组，每组保持 10 s，每天 2 ～ 3 次。（图 10-7）

足底滚网球是一种放松足底筋膜的方法。患者保持坐位，将足平放在网球上，用力踩网球，让其在足部中心来回滚动，以达到放松足底的效果，建议每组 2 ～ 3 min，每天 3 组。（图 10-8）

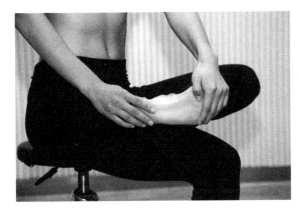

图 10-7 足底筋膜牵拉

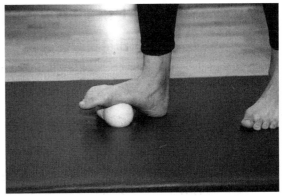

图 10-8 足底滚网球

（二）贴扎

肌内效贴扎在短期内可使患者的疼痛得到缓解。

贴法：踝关节背屈，脚趾伸直到最大角度。贴布剪为四爪散形。贴布基底部固定在跟骨底部，尾端贴布以自然拉力沿足趾关节间隙贴上。另取 I 形贴布，基底固定于足背外侧，其余贴布以自然拉力往足底沿横向足弓走向贴上，当贴布绕行至内侧足弓最高点位置时，以最大拉力贴至内踝上方。（图 10-9）

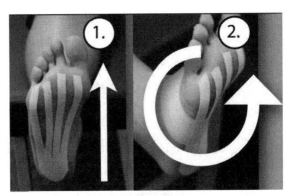

图 10-9 足底筋膜肌内效贴扎

（三）力量训练

抓毛巾可使患者增强足内肌群的力量。具体方法如前所述。

（四）足部矫形器具

预制或定制足部矫形器可用于短期（3个月）减少疼痛和改善功能，其原理为限制足部过度旋前，使足部达到最佳生物力学负重，但目前对于足部矫形器的长期疗效还未有确切的证明。症状大于6个月的患者使用夜间小夹板可使足底筋膜和跟腱得到牵拉，建议穿戴夜间固定架的时间为1～3个月。

此外，对跑步运动员或跑步爱好者患者来说，必须纠正一些训练的错误，如避免在水泥路的上坡进行长距离的训练或使用不当的跑姿。另外，穿着不合适的鞋也可能造成足底筋膜的过度牵张。若保守治疗6个月后仍无效果，则可以考虑冲击波治疗或足底筋膜松解手术。

第六节 足踝部损伤预防与康复策略

踝关节是下肢重要的运动环节。在竞技运动中，常由意外或过度训练导致损伤，而青少年运动员因身体条件和（或）训练方法不当，在运动训练或比赛中更容易发生损伤。在损伤发生之前做好预防工作，在损伤发生后能够及时、正确处理并最大限度地通过康复训练减少损伤带来的影响，对处于成长期的青少年运动员尤为重要。

一、青少年运动员足踝部损伤原因

（一）缺乏安全意识和自我保护意识

青少年运动员往往对预防运动损伤的重要性以及在面对"危险"时自我保护认识不够。在训练或比赛前不认真进行准备活动，踝关节因未完成充分准备、无法适应训练或比赛中的强度而导致损伤。在训练或比赛后不认真对待放松活动，长期积累导致小腿三头肌等肌肉柔韧性下降，进而导致踝关节活动度减小而容易引起踝关节的各种损伤。在比赛中面对身体碰撞，无法正确应对，则可能摔倒，引起踝关节损伤。

（二）身体条件与专项训练不相适应

忽略青少年运动员的身体状况和训练水平，在缺乏身体全面训练的基础上集中进行专项训练且训练安排不当，如忽略双侧对称性练习、忽略小肌群力量练习、只重视力量练习而忽略柔韧性练习等，导致青少年运动员成长期使用错误技术动作，进而发生损伤甚至提前结束运动寿命。

（三）不科学的治疗

青少年运动员在训练或比赛中出现踝关节的损伤后，若教练员和运动员本身没有给予足够的重视，且一味地继续高强度的训练，在很大程度上不仅会令伤势加重，还可能引起临近或对侧关节的损伤。

二、青少年运动员足踝部损伤康复策略

（一）足踝部损伤急性期处理策略

青少年运动员踝关节损伤的急性期(伤后24～48 h,不可一概而论)应根据"POLICE原则"处理，给予保护、适当负重、冰敷、加压包扎、抬高患肢以及适当的理疗处理。在遵循"POLICE原则"的同时，在安全的负荷条件下，让踝关节进行适当的运动，可以有效地促进其康复。

（二）足踝部损伤非急性期的康复策略

青少年足踝部损伤非急性期，应通过适当的物理治疗控制炎症和疼痛，明确诊断和受伤机制，减轻或停止原致伤运动方式，严防并发症，并采取康复训练逐渐恢复其功能。康复训练需要循序渐进，逐步完成灵活性、协调性、耐力和力量练习，使运动员恢复其运动专项所要求具备的足踝负荷能力以及对足踝的自信心。

第一阶段为组织修复期，可完成低强度灵活性练习、静态和动态的稳定性练习和肌肉耐力练习。第二阶段为功能重塑期，可完成高强度灵活性练习、前馈练习，并且要求力量等功能达健侧的 80% 及以上，逐渐全面恢复运动专项训练，专项训练强度、难度每周上升幅度不应过大。

为了协调康复训练和专项训练，防止不必要的伤病反复，影响康复和专项训练的进度，教练员、运动员、医生、物理治疗师、体能训练师及家长之间应该密切沟通配合。

1. 康复训练的基本原则

青少年足踝部损伤康复训练的基本原则是循序渐进：从易到难、从静态到动态、从稳定到不稳定、从无负荷到有负荷。

2. 灵活性练习

青少年运动员足踝部灵活性练习，包括恢复足踝关节的正常活动度，以及与专项相关的灵敏性练习。

恢复足踝关节的正常活动度，可采取被动和主动方法。被动方法即通过关节松动术、软组织松解等方法恢复正常的关节活动。主动方法是利用运动员的自身重量完成松动及静态或动态的伸展。

足踝部的灵敏性练习可与运动专项结合，完成不同速度的跑、不同方向的跳跃等。

3. 稳定性练习

稳定性练习包括反馈练习和前馈练习。反馈练习的反应时间约为 $120 \sim 170$ ms，而受伤通常是发生在 50 ms 内，需要更快的反应速度，尤其是运动员，所以需要前馈练习。稳定性练习应遵循从易到难、从双脚到单脚、从稳定到不稳定、从静态到动态、从睁眼到闭眼，逐渐增加难度以训练青少年运动员的平衡能力。

4. 力量练习

以高效安全的方法恢复足踝肌群的周围耐力和力量，与健侧相差不可以超过 20%。练习中要兼顾大小肌群，从易到难、从简单到复杂，逐步恢复并过渡到专项力量练习。青少年运动员足踝损伤后，除了患侧足踝周围力量练习，还需要加强健侧下肢力量和患侧大腿及臀部周围力量练习。

三、青少年运动员足踝部损伤预防

（一）青少年运动员评估与筛查

既往损伤史筛查：如足踝部损伤史、膝关节损伤史等。

康复评定：包括足踝关节韧带检查，稳定性检查，各肌群的肌力、柔韧性检查及下肢力线检查。

（二）预防措施

1. 保护性措施

在训练或比赛中，对有损伤史的足踝关节给予护具或支持带的保护。

2. 纠正性措施

对于下肢力线不正确的青少年运动员，如长短腿、扁平足等，选择合适的矫形鞋垫以及运动鞋，并采取适当的纠正措施。

3. 身体素质练习

身体素质练习包括力量练习、稳定性练习、柔韧性练习等。力量练习应在强调大肌群力量练习的同时，重视小肌群的力量练习，如踝外翻肌肉力量练习对预防踝关节扭伤有积极意义；除了足踝周围力量练习，还应该重视臀部、核心等区域的力量练习。以上练习都应该重视双侧对称性，如左右肢体肌力，膝踝关节屈伸肌力的平衡练习。通过不断的身体素质练习，令青少年运动员掌握正确的移动和跳跃技术，如腾空落地时避免出现膝关节内扣动作，足踝部稍外展，尽可能双脚同时着地以保持身体稳定平衡。

4. 掌握正确的专项技术动作

在青少年运动员成长期，严格控制运动员各个环节的基本技术训练，建立正确的技术动力定型，提升基本技术、基本素质及基本心理能力。

5. 科学安排训练

科学地安排运动强度和运动量，运动员在极度疲劳下谨慎进行技术训练和大强度的跳跃练习，出现疲劳时及时减量，从而避免运动员在没有达到最佳状态下进行训练或者比赛，导致动作不协调、技术动作不能很好地发挥出来，进而造成损伤。合理搭配专项技术训练和身体素质练习，防止专项训练过于密集，而造成关节局部负担过大。

第十一章 青少年腰部损伤防治与康复

腰部损伤是影响青少年运动员运动能力提升的常见损伤之一，且损伤类型复杂，康复周期较长，容易复发。因此，腰部损伤一直是教练员、康复专家关注的重点之一。本章将主要介绍常见腰部损伤的发生原理、测试评估方法及常用康复训练方法。

第一节 青少年腰部损伤特点

腰部损伤主要表现为腰痛，以腰部、腰骶和臀部疼痛不适为主要症状，不仅影响青少年运动员的健康，还影响其运动成绩和运动寿命。流行病学调查显示，不同人群腰痛的发病率从 7.6% 到 37% 不等，青少年的年累计发病率接近 30%，是仅次于上呼吸道感染的一种多发疾病。运动员，尤其是青少年运动员，其腰部承受的负荷强度高于非运动人群。有研究对 65 名青少年运动员进行调查，发现其中 30 名 (46%) 曾有腰部损伤，而对照组 33 名非运动员只有 6 名 (18%) 曾有腰部损伤，这表明青少年运动员比普通青少年更容易患有腰痛。

青少年处于脊柱生长发育的关键时期，针对其腰部损伤不能使用和成年人一样的方法来治疗，需要根据他们骨骼肌肉生长发育的特点进行全面分析。

一、易发损伤项目

腰部损伤在青少年运动员身上比较常见，但由于项目特点不同，患病率会有所差异。例如，橄榄球项目中多是由冲撞造成的腰部急性损伤，相比较而言，需要重复做屈伸、旋转动作的项目如划船、体操、摔跤等，慢性腰部损伤更为多见。国内调查显示，中国国家女子赛艇运动员慢性腰痛的患病率为 56%，中国国家及地方艺术体操队员患病率为 86%。国外研究显示，橄榄球、摔跤、体操运动员中 50% ~ 85% 都有腰痛的经历，30% ~ 40% 的优秀游泳运动员、60% 的优秀越野滑雪运动员都有过腰部损伤，这会周期性影响他们的运动水平。据统计，摔跤运动员腰部椎骨滑脱的发病率是一般人群的 5 倍，退役摔跤运动员腰痛的发病率比一般人群高出近 2 倍。此外，举重是腰部损伤高发项目，几乎每一名举重运动员都发生过腰痛。

二、常见损伤动作与损伤机理分析

在高山速降、越野滑雪等项目中，运动员需要通过腰部发力来改变前进方向，同时承受在不断的跳跃和落地过程中受到的负荷，长年累月的训练可能导致腰部肌肉肌腱附丽区反复牵扯而引起炎症或发生撕裂，这种积累性负荷已经被证明是引起腰痛的重要因素之一。在高尔夫球运动中，反复扭转身体能够引起一根或一根以上肋骨应力性骨折并且诱发腰部中、上部位的疼痛。舞蹈演员髋关节的过度外旋会引起代偿性腰椎前凸，大量头上托举和跳跃动作使其腰部承受很大负荷，长时间的不良姿势让腰部损伤在所难免。对划船运动员相关的生物力学研究表明，当运动员竖脊肌疲劳时其腰椎屈曲明显增加，并且发现脊柱屈曲角度在桨抓水时大约为 30°，在桨出水时大约为 28°，抓水时峰值剪切应力分别是男、女运动员体重的 7 倍和 6.8 倍，这种不合理的姿势和较大的应力负荷会使椎弓损伤，造成骶髂关节功能障碍和椎间盘突出等腰部损伤。（表 11-1）

表 11-1 不同项目的腰部损伤机制

运动项目	损伤机制
划船、越野滑雪、轮滑	反复腰椎屈伸旋转负荷
足球、冰球、摔跤、柔道	接触性项目中的反复负荷
举重、体操	腰部负荷过度
投掷	肌肉突然收缩
投掷、体操	腰椎过度伸展或扭转

三、损伤症状与功能障碍

腰部损伤分为很多类型，最常见的为腰部扭伤、腰椎间盘突出、腰肌劳损等，这也是青少年运动员最容易发生的腰部损伤。急性腰扭伤常常伴随炎症反应，即局部红肿热痛，同时腰部活动度明显受限，疼痛较为明显。腰椎间盘突出常常伴随下肢放射痛，影像学检查能够发现髓核突出的病理性改变。腰肌劳损属于慢性损伤，常出现腰部容易疲劳、酸痛无力、肌肉紧张等症状。一般情况下，腰痛人群存在如下症状与功能障碍。

（一）活动度受限

正常情况下，腰椎活动度应该能达到屈曲约 110°、伸展约 30°、侧屈约 30°，且两侧无明显差异。腰部损伤人群一般伴随一定的活动度受限，例如屈曲动作无法摸到脚尖或左右侧屈角度存在显著差异。急性腰扭伤患者可能在活动度受限的同时伴有明显疼痛，慢性腰肌劳损患者可能在活动度受限的同时肌肉酸胀感或紧张感明显。

（二）腰椎稳定性下降

部分腰痛患者在床上翻身时会出现腰部疼痛，从床上或椅子上起立时腰部晃动且出现疼痛，或者变换体位时腰部关节发出响声，这些都是腰椎周围肌肉和韧带稳定性下降的表现。这类患者的俯卧稳定性测试（图 11-1）结果一般呈阳性，需要加强针对性腰部稳定及力量练习。

腰椎稳定性测试流程如下。

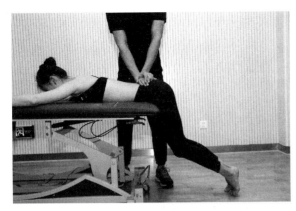
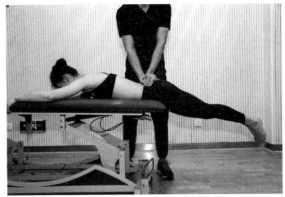

图 11-1 俯卧稳定性测试

1.患者躯干俯卧在床上，下肢放松并接触地面，保持腰部松弛，检查者对腰椎椎体疼痛位置施加压力。

2.患者下肢抬离地面，保持腰部肌肉紧张和腰椎稳定，检查者再次对腰椎椎体疼痛位置施加压力。如果疼痛感消失或明显减轻，则测试结果呈阳性，表明患者存在腰椎稳定性下降的情况。

（三）肌肉耐力下降

腰部损伤患者一般肌肉耐力都较差，在长时间弯腰动作中常出现腰部酸胀无力的症状。可以对患者进行腰部肌肉耐力测试，具体动作和测试标准如下。（图 11-2）

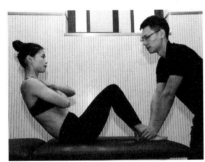
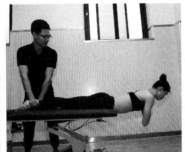
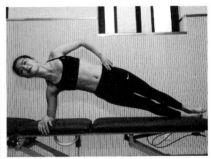

图 11-2 腰部肌肉耐力测试

1.腹肌测试：屈膝、屈髋 90°，踝背屈 90°，上身与水平面呈 60° 夹角，双臂抱于胸前，保持此姿势至无法维持。

2.背肌测试：俯卧位，下肢固定于床上，髂前上棘抵于床边，上肢及躯干置于床外，保持与下肢呈一条直线。

3.侧腹肌测试：通过侧桥维持的时间进行测试。

4.腰肌耐力测试参考值如下：屈肌为 70 ~ 130 s，伸肌为 140 ~ 180 s，侧屈为 90 s，若出现左右侧差异大于 5%、屈曲时间大于伸展时间、侧屈时间大于 75% 伸展时间的情况，则表现为腰部肌肉耐力不平衡，损伤风险较大。

（四）神经放射症状

如果患者存在腰椎间盘突出，一般会在腰部疼痛的同时出现臀部和下肢放射痛。可能是单侧下肢出现放射痛，较为严重患者也可能双侧下肢都出现放射痛。通过直腿抬高试验和 Slump 测试可以进行排查，如果测试过程中诱发出患者平时的下肢放射疼痛症状，则试验或测试结果为阳性。

1.直腿抬高试验

患者仰卧，检查者握住患者踝部，使膝关节保持伸直位，抬高到一定角度，患者感到下肢出现放射性疼痛或麻木，或者原有的疼痛、麻木感加重表明试验结果为阳性。记录其抬高的角度，注明左侧和右侧。正常人在仰卧位时下肢伸直，被动抬高的角度为 60° ～ 120°，在抬高下肢 30° ～ 70° 时，神经根可在椎间孔里拉长 2 ～ 5 mm，此时并不会产生疼痛感，故以抬高 70° 以上且无放射痛为正常。（图 11-3）

2. Slump 测试

患者放松坐在治疗椅上，躯干屈曲，下巴放在胸前，一腿放松下垂，另一腿伸直膝盖勾脚尖。如果产生神经放射疼痛，则测试结果为阳性，表明腰椎间盘受损压迫神经。（图 11-4）

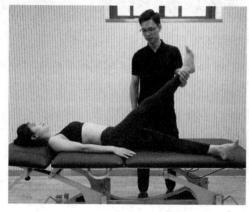

图 11-3 直腿抬高实验

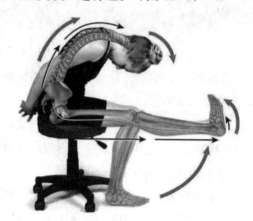

图 11-4 Slump 测试

四、康复治疗

急性腰部损伤早期主要以消除炎症和减少疼痛为治疗目标，应该遵循"POLICE 原则"来处理，可以使用超声波治疗仪等理疗仪器来减少炎症，加快血液循环，促进恢复。慢性腰部损伤治疗中理疗仪器可以选择微波、超短波治疗仪等具有温热效应的仪器，它们可以加速腰部肌肉组织血液循环，促进组织修复。治疗手法一般包括腰部肌肉的松解、关节松动等。康复训练包括改善腰椎活动度的肌肉拉伸练习、改善神经症状的神经松动、增加肌肉耐力的核心稳定练习以及一些基本的肌肉力量练习。关于预防腰部损伤和康复的具体方法详见本章第五节。

第二节 腰扭伤

腰扭伤是腰部过度屈伸和关节扭转超过了腰部正常生理活动范围而伤及腰骶部肌肉、韧带、滑膜等软组织的一类疾病，在大强度、高对抗的竞技运动中经常出现。其损伤特点是病程短、发病急，主要包括肌肉拉伤、韧带撕裂、小关节扭伤等情况。运动员损伤后，会由于腰部疼痛、活动受限而影响训练，如不及时治疗会转化为慢性损伤，既给运动员带来痛苦又给治愈带来困难，因此必须给予足够的重视。

一、易发损伤项目

急性腰扭伤（acute lumbar muscles prain）是运动员腰部的多发性损伤，常发生于运动时腰部肌肉、韧带承受负荷过大的情况，会引起不同程度的纤维断裂而导致一系列临床症状。研究表明，运动员如果青少年时期有过腰部急性损伤，日后患有腰痛的概率会大大增加。急性腰扭伤常见于落地不稳而引起腰部受到剪切力的情况，例如高山滑雪、花样滑冰、体操等项目。在篮球、橄榄球等具有冲撞特点的项目中，运动员受到突然横向的外界暴力也会导致腰部扭伤。在举重、划船等需要腰部发力的项目中，也经常有腰部突然发力引起腰部扭伤的情况出现。

二、常见损伤动作与损伤机理分析

腰部是人体运动的枢纽，在运动过程中承受较大负荷，起着承重和连接躯干、四肢的作用。腰椎的稳定性主要靠肌肉和韧带结构维持，而缺乏其他骨性结构的保护。在做屈曲运动时，先是椎旁的伸肌收缩，来对抗体重和保持躯体的位置，如果负荷过大会引起肌肉强力收缩，导致肌纤维撕裂，产生损伤；当完全屈曲时，背伸肌肉不再收缩，维持腰椎稳定的主要是韧带系统，过大的外力会导致韧带损伤。当腰部受力超越了所能承受的生理负荷或超越了脊柱的功能范围就可能引发腰部的肌肉、筋膜、韧带或椎间关节等组织损伤，导致腰扭伤。

在运动中肌肉力量不足或负荷过重时容易发生腰部扭伤。例如自由式滑雪空中技巧运动要求运动员在空中连续做出转体与翻腾的组合动作，运动员脊柱过度屈伸情况下，如果落地时动作不正确，不能有效地发挥髋关节和膝关节的协同作用，甚至采取直腿弯腰的姿势，势必加大阻力臂，使腰部承受过大负荷，进而导致腰部肌肉和筋膜发生撕拉损伤。随着自由式滑雪空中技巧运动的发展，动作难度不断加大，运动员在训练和比赛中出现损伤的概率也逐渐增高。

三、损伤症状与功能障碍

（一）肌肉拉伤

肌肉拉伤常见于腰部两侧，并伴随肌肉僵硬、保护性痉挛、腰部活动受限等症状。如果脊柱伸肌拉伤，则前屈活动受限明显，抗阻背伸活动出现疼痛，拉伸受伤一侧腰部肌肉会诱发疼痛。肌肉拉伤后损伤部位温度升高，偶尔会伴随肿胀。

（二）韧带撕裂

腰部扭伤可能导致棘间韧带撕裂，会出现棘突间压痛，一般情况下患者后伸时出现的挤压痛较前屈时更为明显，左右侧弯及旋转活动受限，但没有屈伸受限严重。

（三）小关节扭伤

腰部小关节扭伤患者可能出现腰部突然不能活动的情况，一般疼痛部位较深，各方向活动均明显受限。走路时跛行，患侧不敢承重。站立位时不敢弯腰，腰部及骨盆周围骨性结构可能出现压痛。

四、康复治疗

（一）急性扭伤处理

腰部扭伤急性期会出现红肿、热痛等炎症反应，活动度受限和疼痛明显，需要遵循"POLICE原则"进行处理，以减轻疼痛、消除炎症为主要目标，不要做引起疼痛的动作，防止腰部再次损伤。可以选择有支持作用的护腰进行佩戴，起到支撑肌肉和韧带、稳定躯干的作用。

（二）理疗

腰扭伤的组织修复应当配合理疗仪器进行，使用微波、短波、干扰电等治疗方法，可以加速扭伤腰部的血液循环和淋巴代谢，起到促进组织修复的作用。一般腰部扭伤后，热疗效果比较明显，具有松解紧张肌肉、缓解疼痛的作用。

（三）功能练习

腰部扭伤一般会引起腰部肌肉痉挛或紧张，如果不及时松解可能会发展为慢性的腰肌劳损。可以使用按摩球对腰部肌肉进行自我按摩松解，同时应该加强腰部稳定性练习，包括腹桥、侧桥、背桥。具体松解腰部肌肉和稳定练习方法如下：

1.腰部肌肉松解：仰卧位，屈髋、屈膝，上半身自然放松（图 11-5）。也可以将按摩球放于腰部肌肉酸痛位置，进行自动滚动按摩放松，在最酸痛的位置可以停留 30 s～1 min，起到松解腰部肌肉的作用。

2.腹桥：俯卧位，双侧肩关节屈曲 90°，肘关节屈曲 90°，双肘间距离与肩同宽，双肘与双脚支撑，腹肌收缩用力将躯干撑起远离地面，同时保证躯干、双下肢及头部在同一直线上。注意避免胸椎的过度隆起及腰椎的过度下陷。1 分钟/组，3～5 组，组间间歇 30 s。（图 11-6）

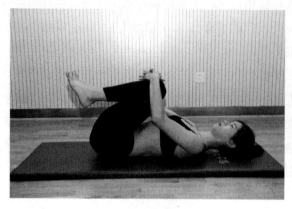

图 11-5 腰部肌肉松解　　　　　　　　　图 11-6 腹桥

3.侧桥：侧卧位，肩关节外展 90°，屈肘 90°，肘脚支撑，躯干侧方肌肉用力使得躯干抬离地面，同时保证躯干、下肢与头在同一平面。每组 1 min，3～5 组，组间间歇 30 s。（图 11-7）

4.背桥：仰卧位，髋关节中立位，屈膝 90°，双脚支撑身体重量，腰部和臀部肌肉发力抬离地面，同时保持躯干、大腿在同一平面。每组 1 min，3～5 组，组间间歇 30 s。（图 11-8）

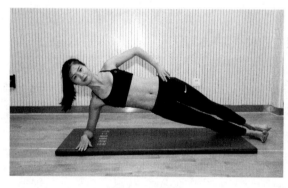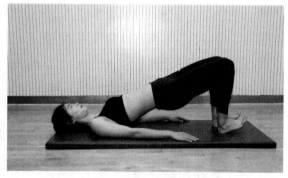

图 11-7 侧桥　　　　　　　　　　　　图 11-8 背桥

第三节 腰椎间盘突出

腰椎间盘突出是指腰椎间盘破裂后髓核突出，压迫其周围神经组织而导致的一系列症状。目前普遍认为髓核内的炎症因子会从撕裂的纤维环中漏出，刺激位于纤维环和背部神经节内的伤害性感受器终板，从而引起疼痛。

一、易发损伤项目

与非运动员相比，腰椎间盘突出症在运动员中的发病率更高（58%），既可发生于对抗性项目中，又可发生于非对抗性项目中，体操运动员、舞蹈运动员、举重运动员、足球运动员和冰球运动员是高危人群。由于运动员在日常训练中腰椎频繁承受非自然动态负荷，如脊柱侧弯力、剪切力和压缩力，因此其腰椎间盘退行性变的概率更高，更容易发生腰椎间盘突出症，并且腰椎间盘损伤或退化在精英运动员中更为常见。

二、常见损伤动作与损伤机理分析

腰椎间盘损伤主要以间接外力损伤为主，常见类型为急性腰扭伤、腰椎小关节功能紊乱、腰椎压缩性骨折等。这些损伤常伴有腰部多种组织如棘上韧带、棘间韧带、前后纵韧带、肌肉、筋膜、小关节滑膜等受累，进而影响脊柱椎体之间的稳定性，使椎间盘受到不均匀、不协调的病理性刺激，加速椎间盘组织的退变。同时还可能使纤维环与软骨板和椎体之间的接合部发生撕裂。局部出血、水肿会影响椎间盘组织的血液及组织的营养液供给，造成椎间盘营养不良而发生退变。运动员在投掷项目中进行腰部的突然侧向扭转时，常会引起棘上韧带、棘间韧带及椎间盘组织的受力不均和压迫，严重情况下会导致腰椎间盘破裂，尤其是在无准备的情况下突然进行加重脊柱负荷量的活动。在足球运动中，损伤机制可能是由于腰椎伸展后突然发力至过度屈曲（踢球或踢空）等动作，或摔倒、碰撞等损伤，压迫并损伤椎间盘组织，造成腰椎间盘突出。

三、损伤症状与功能障碍

（一）腰部疼痛及活动受限

91% 患有腰椎间盘突出的运动员最先出现的症状是腰痛，表现为隐隐作痛。由于纤维环外层及后纵韧带受到髓核刺激，经窦椎神经而产生腰部感应痛，有时可以放射到臀部、腹股沟或大腿后侧。常常有某一方向活动使疼痛加剧，相反方向活动可以缓解，疼痛可使运动员腰部活动受限。

（二）一侧或双侧下肢放射痛

虽然高位腰椎间盘突出（L2-3、L3-4）可以引起股神经痛，但较为少见（不足5%）。绝大多数是不恰当用力导致 L4-5 或 L5-S1 椎间盘突出，若其压迫神经根，可表现为坐骨神经痛，典型坐骨神经痛是从腰部向臀部、大腿后方、小腿外侧至足跟或足背的放射痛，严重者可呈电击样疼痛，在打喷嚏和咳嗽等腹压增高的情况下疼痛会加剧。放射痛多发生在一侧下肢，即髓核突出的一侧，少数中央型突出的运动员可能出现双侧下肢的放射痛，一般为一侧轻、一侧重，下肢放射痛的直接原因是突出物及其代谢产物对神经根的刺激。

（三）下肢肌力及感觉异常

突出的椎间盘严重压迫神经根时可产生神经麻痹症状，从而导致对应节段的肌肉力量甚至感觉出现减退。

四、康复治疗

腰椎间盘突出是一种不可逆性疾病，康复治疗的目的是降低症状发生的强度和频次，从而改善腰椎力学功能和肌肉的生理功能，并根据运动员的个体情况实施个性化治疗方案。

（一）保护

急性期减少活动，以卧床休息为主，可进行适当的腹式呼吸训练，并根据情况佩戴腰围护具进行保护，进行坐起、翻身等动作时要注意安全。

（二）姿势教育

患有腰椎间盘突出的运动员建议选择硬板床休息，仰卧位时在膝关节下垫枕头，减少腰椎压力。侧卧位时两腿之间夹枕头，使脊柱尽量保持中立位。提重物时要使用大腿和臀部肌肉发力，不必过度担心腰背部问题，正面的信息和建议在改善活动度和功能的同时可以帮助运动员树立信心。例如，举重运动中强调举重练习的正确技术，以最大限度地降低脊柱在举重时所承受的巨大压力，技术和姿势的不正确会引起异常的代偿性脊柱前凸；足球运动员在进行发力射门中应注意腰部发力技术，避免发生屈曲动作下的突然伸展或用力侧屈；自行车运动员应减少因座位原因而坐得过直所引起的脊柱前凸症的发生。

（三）稳定性训练

腰部深层稳定肌对于身体节段的稳定性和控制很重要，深层背部肌肉（如多裂肌）与深层腹部肌肉（如膈肌和盆底肌），共同作为功能性稳定单位发挥作用。研究表明，无症状对照组和腰痛患者之间，在腰背部肌肉活动方式和易疲劳性方面存在差异，疼痛对肌肉活动具有反射性影响。例如髂腰肌和竖脊肌激活的同时，它会抑制起稳定作用的深层肌肉，深层肌肉无力和表浅肌肉活动的增强能够引起动作方式的功能性改变及疼痛的产生，疼痛能够通过影响中枢和外周神经系统来改变活动方式，从而形成恶性训练。因此，在康复过程中应尽早开始进行神经肌肉控制训练并使深层肌肉自动激活。训练方法如下：

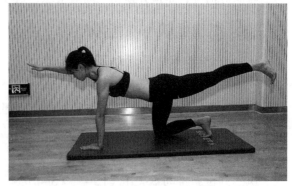

1. 鸟狗式练习

膝手跪位支撑，腰部轻微下陷，腹部收紧。正常呼吸，缓慢抬起一侧肢体，使脊柱保持在中立位，逐渐增加难度，缓慢同时抬起一侧上肢和对侧下肢，12～15个/组，3～4组。（图11-9）

图 11-9 鸟狗式练习

2. 死虫子练习

仰卧位，肩关节屈曲90°，下肢屈髋、屈膝均90°，踝中立位，缓慢放一侧肢体，脊柱保持在中立位，逐渐增加难度，缓慢放下一侧上肢和对侧下肢，并保持脊柱在中立位，12～15个/组，3～4组。（图11-10）

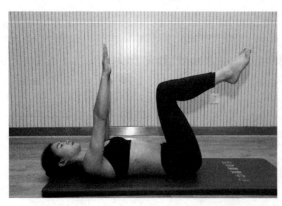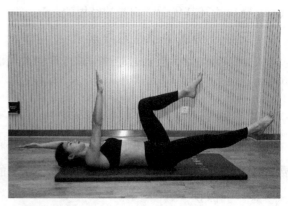

图 11-10 死虫子练习

3. 神经松动

对于有神经根压迫症状的运动员，若出现臀部、大腿甚至小腿的麻木或放射痛等症状，应该适当地给予神经松动训练，以改善麻木、无力的症状。运动员坐在床边，上身挺直，患侧下肢膝关节伸直，踝关节中立位，依次缓慢进行颈部屈曲、胸椎屈曲及腰椎屈曲的动作，到腰部或下肢出现不适的位置停止。此时进行踝关节的跖屈和背屈运动，直到疼痛改善，或保持踝关节中立位，进行头部的缓慢前屈和后伸动作，或踝关节背屈时配合上身继续前屈，跖屈时配合上身逐渐挺身。如此进行反复松动，20～30次为1组，共3～4组，循序渐进，直到疼痛减轻。（图11-11）

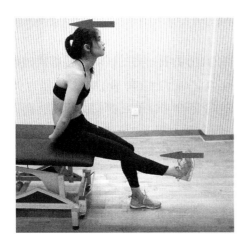 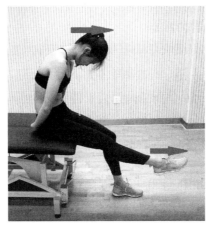 

神经松动

图 11-11 神经松动

第四节 腰肌劳损

一、易发损伤项目

慢性腰肌劳损又称"功能性腰痛"或"腰背肌筋膜炎"，主要是指腰骶部肌肉、筋膜等软组织慢性损伤，常发生在需要重复进行腰椎伸展、扭转动作的运动项目中，如足球、体操、摔跤、柔道、跆拳道、武术等多种运动项目。青少年运动员背部伸肌力量和肌肉耐力较弱，当其进行备战或大强度集中训练时，脊柱过度负荷和较长训练时间很容易导致这些运动员发生肌肉劳损和运动损伤，因此青少年运动员呈现更高的发病率，且精英运动员比非精英运动员的患病率高。

二、常见损伤动作与损伤机理分析

运动员腰肌劳损主要有两种原因，一是急性腰部扭伤后，未及时进行合理治疗，从而形成了慢性创伤性瘢痕及粘连，减弱了腰部肌肉力量，从而产生腰痛；另一种原因是长期积累性腰部创伤，通常由肌肉纤维反复受到牵拉所致。

足球运动员在训练中，腰部反复进行旋转和屈伸等发力踢球的动作，长此以往会导致腰部肌肉纤维的微细损伤。若没有进行恢复性的训练和放松，逐渐积累的微细损伤最后会导致腰肌劳损的发生。摔跤及柔道运动中有较多特定角度下腰部发力的动作，腰部长期承受大负荷的复合运动，会使腰部肌肉及关节出现损伤，从而导致腰部周围稳定性肌群能力下降，引起运动损伤。

三、损伤症状与功能障碍

（一）腰部疼痛

运动员常表现出腰部酸痛或胀痛，部分为刺痛或灼痛。疼痛程度时强时弱，开始表现为间歇性疼痛，之后演变为持续性疼痛并逐渐加剧。疼痛随天气情况变化，受凉或阴雨天疼痛加重。疼痛的部位一般较深，活动时加重，卧床休息后减轻。长时间运动后疼痛加重，休息后缓解，常伴有椎旁肌压痛，有时存在"压痛点"。

（二）活动受限

运动员由于腰部的慢性疼痛引起腰椎周围肌肉保护性的紧张，从而导致其灵活性受限，包括前屈、后伸、侧屈及旋转的各个方向活动度受限。

（三）腰部肌肉耐力减弱

微细损伤的积累，导致腰部周围肌肉功能障碍，表现为肌肉力量和耐力的减弱。腰部肌肉耐力测试方法与标准详见第一节，测试参考值如下：屈肌为 70～130 s，伸肌为 140～180 s，侧屈为 90 s，若出现左右侧差异大于 5%、屈曲时间大于伸展时间、侧屈时间大于 75% 伸展时间的情况，则表现为腰部肌肉耐力不平衡，损伤风险大大增加。

四、康复治疗

（一）姿势纠正

对于腰部用力过多的运动员，尤其是青少年运动员，不仅要在训练中注意专项姿势动作的高效性，还要有自我体态纠正的意识，如是否有骨盆前倾、圆肩驼背等不良体态。不正确的体态是发生损伤的诱因，因此在每天专项训练之余，需进行基本姿态的纠正性训练。

（二）软组织松解

软组织松解可以增加肌肉的弹性和伸展性，减少关节扭伤和肌肉拉伤的风险。每次训练结束后对特定肌肉（如臀肌、腰方肌、竖脊肌、大腿肌群等）进行整理活动和针对性牵拉。建议晚上休息前使用热水袋对腰部进行热敷，可配合使用红外线、低频电等理疗方法，促进腰部肌肉放松和血液循环，缓解腰肌劳损症状。

（三）腰部核心激活训练

深层稳定肌包含多裂肌、腹横肌、腰方肌及盆底肌等，负责局部稳定脊柱的作用，并微调脊椎的姿势。小负荷的干扰躯干稳定性的训练都可以刺激到深层稳定肌，亦可配合不稳定的平衡垫、悬吊系统或瑞士球以激活运动员的核心部位。这是腰肌劳损运动员康复训练的重点。

在进行深层稳定肌激活后，整体的核心力量也不容忽视，核心力量指肩关节以下髋关节以上，包括骨盆在内的区域的整体力量，是核心肌群对腰－骨盆－髋结构活动的控制能力。这些肌肉在人体运动中起到稳定、传导力量等作用。通过核心力量的训练，运动员腰椎的稳定性、平衡性、协调性都随之加强，从而降低慢性腰肌损伤的发生率及复发率。

核心力量训练对于疼痛比较严重的运动员，减轻疼痛的效果欠佳，而且执行训练方面也会有一定困难。因此，对于疼痛较严重的运动员可以从小负荷开始，通过增加训练次数和训练时间，达到增加核心肌群耐力的目的，以此增强腰部抗劳损的能力，降低腰肌劳损的复发率。

第五节 腰痛的预防与康复

一、腰痛的预防

青少年运动员腰痛的预防，需要结合运动专项，了解不同项目的风险动作模式及负荷量，了解运动员的自身素质水平。青少年橄榄球锋线运动员对抗不同对手时，技术动作对腰部的负荷大于其他位置的队员，因此这类运动员更需要进行腰部周围大肌群的力量训练。青少年足球运动员在比赛中过度的腰椎伸展及旋转运动是腰部损伤的风险动作。青少年棒球运动员在投掷和击球动作中，由于胸椎的旋转活动度不足及腰部动态力量的缺失，会增加腰椎的扭转角度及负荷，从而导致腰部损伤，因此对此类运动员来说，保持胸椎良好的活动度及动态腰椎稳定性极为重要。青少年网球运动员在快速击球瞬间，如果腰椎出现更多的侧弯和骨盆前倾，会增加腰部疼痛的损伤风险，脊柱稳定肌肉的激活延迟是产生错误动作的原因之一。青少年曲棍球运动员在竞技对抗中，高强度运动下腰椎过度的屈曲会导致腰部疼痛。青少年篮球运动员反复的跳跃及落地动作中，脊柱的稳定控制如果不好，也会增加腰椎负荷。青少年体操及花样滑冰运动员由于有许多在腰椎活动末端位的跳跃及落地动作，其脊柱的动态控制及周围肌肉力量显得极为重要。

（一）预防原则

依据青少年腰部损伤易发的因素，建议在预防训练中参考以下原则：

1. 在青少年运动员脊柱生长期，避免进行大训练量、高强度抗阻或负重训练。

2. 避免腰椎在屈曲、伸展末端位承受较大负荷。

3. 将预防训练的重点放在腰背部、腰骶部及臀部肌肉的力量、腰椎稳定性及运动协调上，为未来专项动作需求打下良好基础。

4. 处于脊柱生长期的青少年运动员应该将训练的重点放在技战术水平提高、平衡及协调能力改善、稳定性增强、神经肌肉控制提升方面。

（二）预防方法

在日常训练中，为预防腰部损伤及腰痛的发生，通常要将专项训练或体能训练结合腰椎的运动生物力学特点。虽然不同专项的训练方法、手段及目的不同，但预防腰部疼痛的总体原则是类似的，通常这些方法主要分为四类：① 教育，认识训练，明确目标；② 进行腰椎稳定性训练及神经肌肉控制训练；③ 增加腰部周围肌群肌肉力量训练；④ 增加腰部周围肌群肌肉耐力训练。

1. 认识训练

认识训练，就是要将专项训练动作、技术与人体运动中腰椎生物力学特点相结合，尤其是青少年运动员，要尽量避免腰椎的过度屈曲及伸展运动。

2. 稳定性及神经肌肉控制训练

（1）腰椎稳定肌训练 1

四点跪位，肩关节屈曲 90°，髋关节及膝关节屈曲 90°，双膝及双手打开距离与肩同宽，腰椎、骨盆处于中立位。在保证腰椎不动的情况下，屈髋、屈膝将臀部贴近足跟，当髋关节屈曲达到 120° 即可有控制地恢复到起始位置。每组 10 次反复，3～5 组，组间间歇 30 s。（图 11-12）

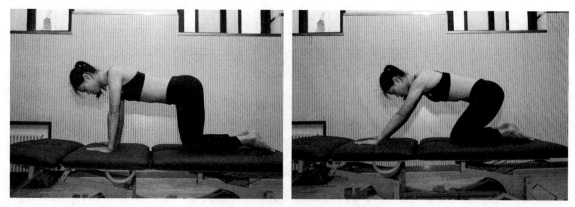

图 11-12 腰椎稳定肌训练 1

（2）腰椎稳定肌训练 2

仰卧位，头、脊柱及双腿中线在一条直线上，腰椎、骨盆处于中立位，一条腿屈膝、屈髋同时脚掌踩在床面上，在保证腰椎无屈伸活动及骨盆无旋转活动的情况下将腿外展至 45°，然后慢慢恢复到起始位置。每组 10 次反复，3～5 组，组间间歇 30 s。（图 11-13）

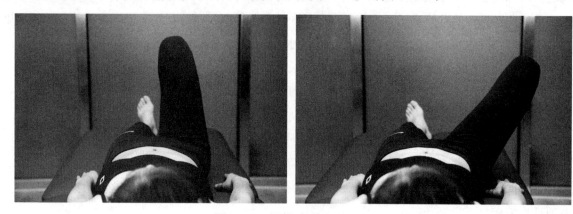

图 11-13 腰椎稳定肌训练 2

（3）腰椎稳定肌训练 3

床边，坐位，屈膝、屈髋 90°，双脚离开地面，脊柱及头部正直处于中立位。在保证脊柱及骨盆无活动的情况下伸直膝关节至末端 15°，然后慢慢恢复到起始位置。每组 10 次反复，3～5 组，组间间歇 30 s。（图 11-14）

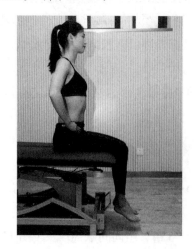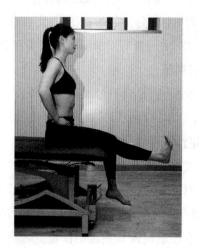

图 11-14 腰椎稳定肌训练 3

（4）腰椎稳定肌训练4

站立位，微屈髋关节及膝关节，脊柱及头部保持在一条直线上且处于中立位，在腰椎保持稳定的情况下，将一侧髋关节外旋，然后慢慢恢复到起始位置。每组10次反复，3～5组，组间间歇30 s。（图11-15）

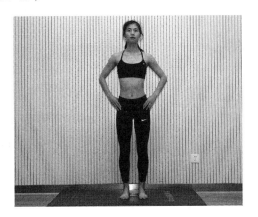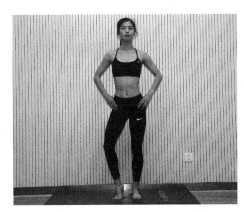

图 11-15 腰椎稳定肌训练 4

3.肌肉力量训练

（1）腹肌力量训练

① 卷腹训练

仰卧位，膝关节屈曲，双脚踩在垫上，腹肌用力，肩胛骨抬离垫面，双手触及膝盖。也可双手抱于头后，增加难度。每组15次，4组，组间间歇30 s。（图11-16）

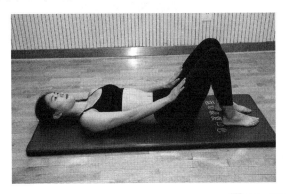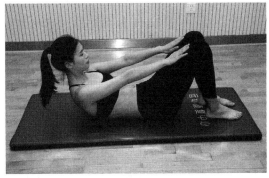

图 11-16 卷腹训练

② 仰卧自行车

仰卧位，在腰椎稳定的情况下交替缓慢屈曲双侧髋关节和膝关节。每组15次，4组，组间间歇30 s。（图11-17）

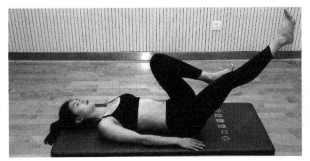

图 11-17 仰卧自行车

③ 仰卧举腿卷腹

仰卧位，屈膝、屈髋 90°，双手抱头卷腹。每组 15 次，4 组，组间间歇 30 s。（图 11-18）

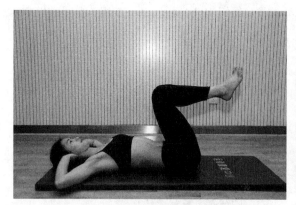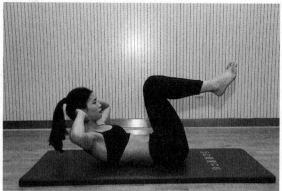

图 11-18 仰卧举腿卷腹

④ 坐位举腿

坐位，脊柱正直，腹肌收缩屈曲髋关节。每组 15 次，4 组，组间间歇 30 s。（图 11-19）

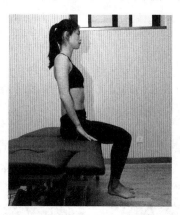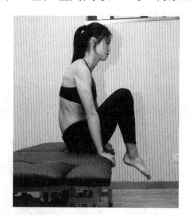

图 11-19 坐位举腿

⑤ 侧卧举腿

侧卧位，下方手上举置于头下，另一侧手扶地保持平衡，臀中肌收缩，上方腿举起离开地面。每组 15 次，4 组，组间间歇 30 s。（图 11-20）

⑥ 侧卧屈腿抱头起

侧卧，双手抱头，双腿并拢屈膝同时挺身向上，双侧交替进行。每组 15 次，4 组，组间间歇 30 s。（图 11-21）

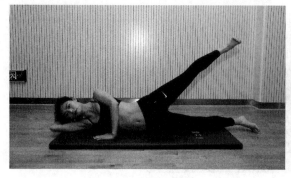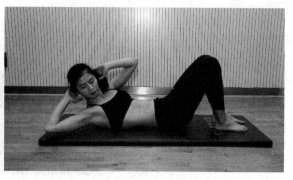

图 11-20 侧卧举腿 　　　　　　　　　图 11-21 侧卧屈腿抱头起

（2）背肌力量训练

① 瑞士球挺髋

仰卧位，上身置于瑞士球上，双腿屈膝90°（进阶难度单腿支撑），屈膝、屈髋后挺髋至起始位置。每组15次，4组，组间间歇30 s。（图11-22）

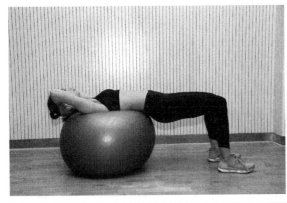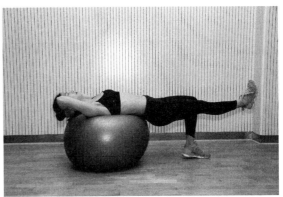
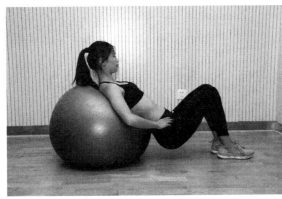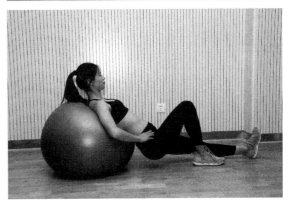

图 11-22 瑞士球挺髋

② 俯卧挺身

双下肢固定，躯干低于支撑面，双手握哑铃，背肌用力将躯干拉至双腿同一平面内。每组15次，4组，组间间歇30 s。（图11-23）

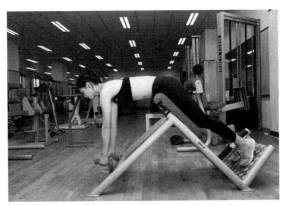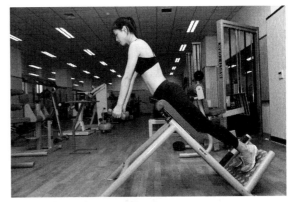

图 11-23 俯卧挺身

③ 瑞士球坐位背伸

坐在瑞士球上，双手持哑铃，屈髋至最大位后背伸。每组15次，4组，组间间歇30 s。（图11-24）

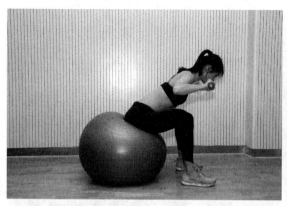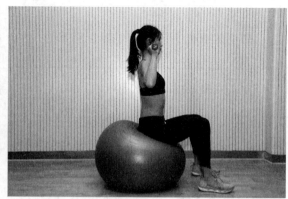

图 11-24 瑞士球坐位背伸

（3）结合专项的核心力量训练

① 站立持药球侧屈

站立位，双手外展持药球于头顶，进行双侧脊柱侧屈训练。每组 15 次，4 组，组间间歇 30 s。（图 11-25）

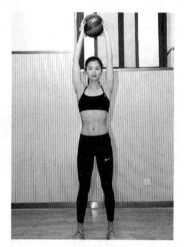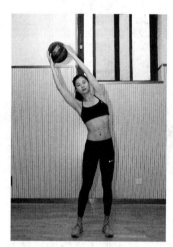

图 11-25 站立持药球侧屈

② 站立持药球旋转

站立位，双手胸前持药球，进行脊柱的旋转训练，双侧交替。每组 15 次，4 组，组间间歇 30 s。（图 11-26）

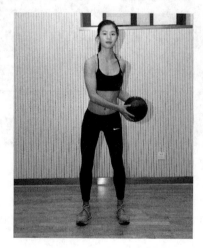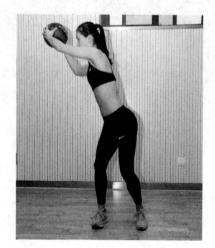

图 11-26 站立持药球旋转

③ 站立位持药球对角线运动

站立位，双手胸前持药球，进行双侧对角线运动。每组 15 次，4 组，组间间歇 30s。（图 11-27）

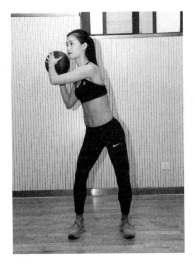
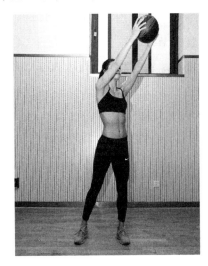

图 11-27 站立位持药球对角线运动

④ 滑片屈髋

双手支撑，双脚踩在滑片上，慢慢伸膝、伸髋将身体挺直，然后腹肌收缩同时屈髋屈膝将双膝靠近胸部。每组 15 次，4 组，组间间歇 30 s。（图 11-28）

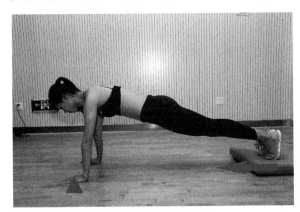
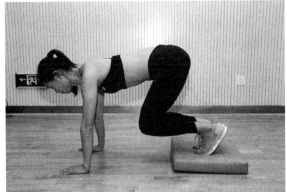

图 11-28 滑片屈髋

4. 肌肉耐力训练

（1）背肌耐力训练

① 俯卧举腿

俯卧位，起始姿势为躯干固定于床上，髋关节屈曲 90°，膝关节屈曲 45°，双脚放于地面。需要的话，可以将胸廓固定于床上。然后双脚抬离地面，保证髋关节及脊柱最大限度的伸展状态，确保双腿动作的一致性。每组 15 次，4 组，组间间歇 30 s。（图 11-29）

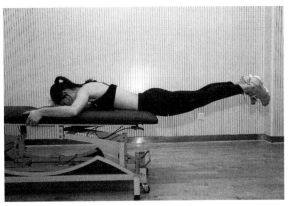

图 11-29 俯卧举腿

②俯卧挺身

俯卧位，髋关节髂前上棘在床边缘，双手抱头同时身体抬起远离地面。辅助者固定训练者双腿，在确保髋关节及脊柱伸展的情况下保持脊柱正直。每组 15 次，4 组，组间间歇 30 s。（图 11-30）

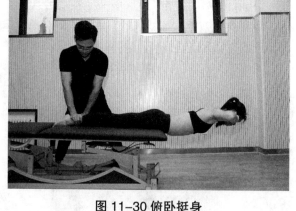

图 11-30 俯卧挺身

（2）腹肌耐力训练

可以采用背桥、腹桥、侧桥等动作。

二、腰痛的康复

（一）急性炎症期

急性炎症期可能在损伤后一直持续 24～72 h，以红肿热痛等炎症反应为主，本阶段遵循"POLICE 原则"进行急性损伤处理最为有效。

1. 保护

在急性闭合性软组织损伤发生后要即刻制动并采取保护措施，避免损伤部位在不恰当的位置和危险的环境中加重疼痛或发生再次损伤，所以急性腰扭伤后需要立刻休息，禁止继续进行体育活动。

2. 最适负荷

损伤后完全没有负荷状态的休息不仅不利于康复，还会对组织的生物力学特性和形态产生不利影响，例如肌肉挛缩、软组织粘连、活动受限等。可引入功能康复和生物力学的概念，通过力学负荷刺激加快组织结构的重塑。

3. 冷疗

急性损伤后 24～72 h 内，冷疗可以使局部血管收缩从而减少出血和渗出，减弱炎症反应，减轻由出血和渗出引起的疼痛和肿胀，有效抑制神经传导，减轻痛感。冷疗有很多方法，如冰水浴、冰袋冰敷、冰按摩等。冷疗的时间应根据损伤区域的大小和深度而定，但在损伤初期通常每 1～2 h 进行 1 次，每次 15 min，损伤 24 h 后，冷疗的频率可逐渐降低。

4. 平卧休息

由于腰部位于躯干，所以早期以平卧在床上休息为宜。

（二）脊柱活动度受限

1. 腹斜肌牵拉

仰卧位，一侧腿屈髋 90°，屈膝 90° 并水平内收至最大位，对侧手辅助固定牵拉肌肉，保证躯干尽可能完全贴于地面。牵拉位置保持每组 30 s，进行 3 组。（图 11-31）

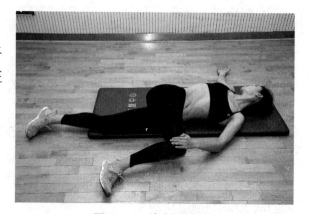

图 11-31 腹斜肌牵拉

2. 腹直肌牵拉

俯卧，肩关节屈曲，肘关节屈曲支撑于床面，在骨盆贴紧床面的前提下，尽可能高地抬起躯干。牵拉位置保持每组 30 s，进行 3 组。（图 11-32）

3. 背肌牵拉

跪坐位，双肩屈曲至最大位，掌心向下贴于地面，臀部尽可能贴近足跟，同时保证双手尽量向前触够。牵拉位置保持 30s/ 组，进行 3 组。（图 11-33）

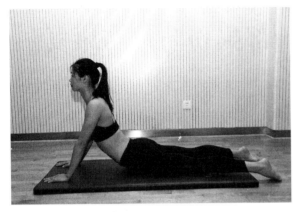
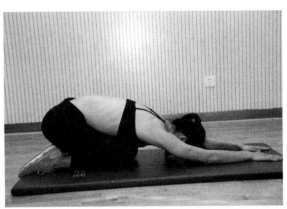

图 11-32 腹直肌牵拉　　　　　　　　图 11-33 背肌牵拉

4. 猫驼式

四点跪位，肩关节屈曲 90°，髋关节及膝关节屈曲 90°，双膝及双手打开距离与肩同宽。脊柱与头部同时屈曲至最大位后开始伸展并达到伸展最大位。每组 10 次，3 组，组间间歇 30 s。（图 11-34）

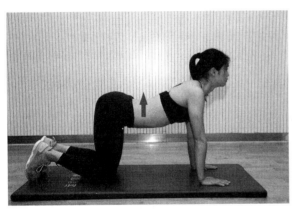
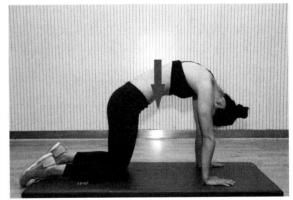

图 11-34 猫驼式

（三）腰痛伴有下肢放射痛

可以进行神经松动练习：坐位，屈膝、屈髋 90°，颈椎、胸椎及腰椎逐渐屈曲至最大位，然后膝关节伸直完成屈髋动作，在出现症状前的屈髋角度下反复进行勾脚、绷脚练习。每组 10 次，3 组，组间间歇 30 s。

第十二章 青少年头颈部损伤防治与康复

头颈部损伤虽然发生率较低，但后果较为严重。本章主要介绍青少年头颈部损伤特点，包括常见损伤类型、易发损伤项目及动作、损伤原因和症状以及相应康复治疗和预防方案。

第一节 青少年头颈部损伤特点

在运动相关的各类损伤中，颅脑损伤的致残率与死亡率最高。在青少年中，运动造成的颅脑损伤占全部颅脑损伤的15%。在竞技性运动所造成的各种损伤中，颅脑损伤占20%以上。头颈部损伤致死占运动员所有损伤死亡的70%，并且每一项运动都有同样的结果。

一、头颈部损伤的流行病学

竞技性运动造成重型颅脑损伤后死亡或持久残疾的情况相对少见，但轻型颅脑损伤（脑震荡）相当常见，且发生率在逐渐上升。美国国家运动损伤与疾病报道系统在1975年开始追踪各种体育运动中的损伤，资料显示，橄榄球运动中发生轻型颅脑损伤的可能性为2%～6%，而其他运动的发生率一般少于2%。在很多情况下，运动员没有意识到他们存在轻型颅脑损伤的症状，或者勉强告诉同伴和教练员只是微不足道的问题，而没有退出比赛。

运动相关性脑震荡（Sports-Related Cerebral Concussion, SRCC）又称轻型头部损伤（Mild Head Injury, MHI），是常见运动损伤类型之一。SRCC的严重程度与性别、年龄有关，女性比男性严重，儿童和青少年比成年人严重。那些发生过SRCC的运动员更容易再次发生SRCC。在高中、大学里发生SRCC的运动员最多。在竞技运动项目中，拳击比赛发生SRCC的概率最高，经常是短时间内发生多次，且症状最严重，其次是足球、跆拳道、曲棍球、篮球等身体接触较多、比赛激烈的项目。

在美国，运动所致颅脑损伤最常发生于美式橄榄球、冰球和拳击等对抗性运动。在我国，运动所致颅脑损伤高发于足球、拳击、散打、篮球等对抗性运动，其中最常见于足球。这与欧美国家有所不同，由于橄榄球和冰上运动等在美国有高颅脑损伤发生率的项目在我国普及较少，因此这些运动所致的颅脑损伤在我国发生率不高。

二、头颈部损伤的发生机制

头颈部损伤多由直接或间接暴力导致。

常见的直接暴力有：① 加速性损伤（打击伤），运动的物体撞击于静止的头部。② 减速性损伤（坠落伤），运动的头部撞击于静止的物体。③ 挤压性损伤，头部两侧同时挤压所致的脑损伤，头部变形可引起颅内出血。

常见的间接暴力有：① 挥鞭性损伤，头部运动落后于躯干所致的脑损伤（图 12-1）。② 传递性损伤，坠落时双足或臀部着地，暴力沿脊柱传导作用于头部，引起颅颈交界处损伤。③ 胸部挤压伤（又称"创伤性窒息"），胸部受挤压导致胸膜腔内压增加，进而引起静脉压增加，导致脑损伤。

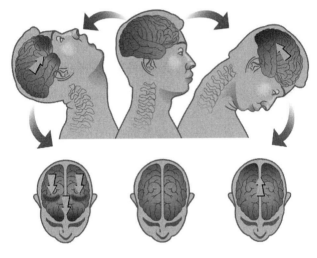

图 12-1 挥鞭性损伤

第二节 脑震荡

一、概念

脑损伤的发生原因主要是撞击或打击，根据脑损伤的病理改变可以分成脑震荡、脑挫伤、颅内血肿等。其中，脑震荡是脑损伤最轻的一种病症，也是脑损伤中最常见的类型。

SRCC（运动相关性脑震荡）是一种有别于普通脑震荡的运动损伤，在拳击、跆拳道、足球、曲棍球等运动员相互紧密接触、竞技激烈的运动项目中最为多见，并且同一名运动员身上常多次发生脑震荡。2004 年，美国疾病控制和预防中心称其为"沉默的流行病"，当时保守估计有 30 万人受到 SRCC 的困扰，而且受到脑震荡创伤的人数正飞速增长。

不同运动产生 SRCC 的风险有所不同：最高风险运动（战斗停不下来）包括拳击、武术和自由搏击；高风险运动（碰来碰去）包括橄榄球、冰球、摔跤和男子曲棍球；中等风险运动（轻微接触）包括足球、女子曲棍球、篮球和水球；低风险运动（没有接触）包括棒球、田径和游泳。

足球和橄榄球是造成损伤较多的体育运动。足球损伤通常以下肢的骨骼、肌肉损伤为主，对头部和颈部的影响也十分严重。橄榄球以脑震荡和脑部损伤较多，颈椎和臂丛神经损伤也多见。在加拿大，70.4% 的足球运动员和 62.7% 的橄榄球运动员有过脑震荡的症状，23.4% 的足球运动员和 19.8% 的橄榄球运动员确定患过脑震荡。足球运动员和橄榄球运动员脑震荡严重程度几乎相等。

冰球是一项高速度、有损伤危险性的运动。冰球运动员在业余和专业联赛中受伤的概率都是较高的。脑震荡发生率与冰球运动员的年龄呈正相关关系，5～17岁冰球运动员中发生率为2.8例/1000运动小时，而大学生冰球运动员中发生率为4.2例/1000运动小时。冰球运动中主要有3种损伤颅脑的方式：① 直击头部；② 直击面部或下颌；③ 直击额部。为此，国际冰球协会出台了新的防止杆击头部和直接撞击的比赛规则，并启用保护下颌的装置。

摔跤是一项攻击性运动，脑震荡的发生率为每1000名运动员1.3例。大部分严重的头部受伤是在试图挣脱过程中由头部与头部碰撞所致，此外撞击到垫子也可以造成颅脑损伤。在业余摔跤运动员中，严重受伤包括：颈椎骨折（77%）；脊髓挫伤伴短暂的四肢轻瘫（12%）；严重的闭合头部外伤（8%）；急性腰椎间盘突出症（3%）；四肢麻痹（33%）；后遗的神经缺损（20%）；截瘫（3%）；颅脑损伤造成的死亡（3%）。

二、临床症状与诊断

脑震荡指头部遭受外力打击后，即刻发生的短暂的脑功能障碍。病理改变无明显变化，发生机制至今仍有许多争论。它是最轻的一种脑损伤，经治疗后大多可以痊愈，其可以单独发生，也可以与其他颅脑损伤（如颅内血肿）合并存在，应注意及时做出鉴别、诊断。

脑震荡的常见症状有：

1. 意识障碍：程度较轻且时间短暂，可为神志不清或完全昏迷，可以短至数秒或数分钟，但不超过半小时。

2. 逆行性遗忘：清醒后对受伤时的情况及受伤经过不能回忆，但对受伤前的事情能清楚回忆。

3. 其他症状：常有头痛、头晕、恶心、厌食、呕吐、耳鸣、失眠、畏光、注意力不集中和反应迟钝等症状。

4. 生命体征平稳，神经系统检查无阳性体征。

脑震荡发生后，有可能会出现一些神经系统症状。轻者头晕乏力，重者头痛恶心、呕吐，记忆力减退，小便失禁。若其症状经常发作，则为后遗症，常表现为头痛、疲乏、失眠、多梦、精神紧张、注意力不集中、健忘等。头痛性质表现不一，如重压感、搏动感、紧缩感等。

运动员受到轻型颅脑损伤易被忽视。只有当运动员变得意识混乱或健忘时，颅脑损伤才被认识。传统上，意识丧失被认为是脑震荡的必要条件，但是任何创伤后精神改变，如意识混乱、定向障碍和健忘等，均应作为轻型颅脑损伤的证据。

三、识别与处理

从队医和教练员的角度考虑，在处理运动员的轻型颅脑损伤中有3个重要问题：① 识别损伤；② 评估是否需要医生进一步检查；③ 决定运动员何时重返赛场。

轻型颅脑损伤再细分为脑震荡Ⅰ级、Ⅱ级和Ⅲ级，目的是使这些损伤容易识别，以指导治疗和评估发生并发症的危险性，对运动员轻型颅脑损伤的紧急处理需要仔细观察并进行神经病学检查。

对怀疑患有脑震荡的运动员，队医应询问运动员是否有头痛、头晕或复视等症状，检查精神状态和神经系统查体。科罗拉多医学会给出的脑震荡处理指南可方便对运动员轻型颅脑损伤做出评估。伤后在一定时间内可在急诊室观察，密切注意意识、瞳孔、肢体活动和生命体征的变化，一旦发现颅内继发性病变或其他并发症，可得到及时诊治。考虑有脑震荡Ⅰ级的运动员应离开赛场，在场边或休息室观察15～20 min。如果各方面表现正常，可允许其重返赛场。但如果症状体征持续，那么运动员在队医或当地急诊检查之前不应重返赛场。脑震荡Ⅱ级应做同样的评估，但即使运动员表现正常也最好不要参加当天的比赛，以便队医进一步检查。脑震荡Ⅲ级的运动员应当转移至当地的急救中心做影像扫描、神经病学评估和适当处理。

四、回归运动

脑震荡之后，大脑需要时间来痊愈。在等待所有脑震荡的症状消除之后，再回归正常活动是非常必要的。脑震荡严重的运动员不该在受伤的当天回归比赛或进行训练，并且在症状完全消失之前也不该进行体育活动。康复需要的时间取决于症状持续的时间。运动员重返赛场的决定要依赖于出现症状恶化、脑震荡后遗症的概率。在脑震荡之后的最初几天，运动员应该休息，并且身体和认知的休息都很重要。需要集中注意力的活动可能造成脑震荡症状加重并延迟康复。健康的青少年通常可以在几周内回归正常生活，但是对于之前有过病史的患者则会花更多的时间来恢复。总之，每个人的情况不一样，需要分别对待。

在脑震荡症状都消除后，运动员才可以在监督下开始逐步回归运动。对于年轻的运动员来说，每一阶段需要 24～48 h 才会有好的效果。可考虑按以下步骤回归运动：

—— 彻底休息。

—— 轻微的有氧运动，如步行或固定式脚踏车（无阻力训练）。

—— 针对性训练，如足球中的跑步训练、冰球中的滑冰训练。

—— 非接触的训练，如运动游戏、阻力训练等。

—— 在医疗结束后进行全接触的训练。

—— 重返赛场。

对于有脑震荡后遗症的人，或者症状消失很慢的人，必须转到康复专家处进行附加治疗。

五、损伤预防

（一）针对性的防护训练

在拳击项目中，运动员应加强运动技巧的训练，如击打脚步、闪躲方式、抗打击时手的位置等，这些技巧可以帮助运动员有效地降低头部损伤，从而预防轻微脑震荡的产生。在足球运动中，正确的头球技术至关重要。当足球高速运行碰到头部时，躯干是僵直的，用发际的前额位置（人头骨中最厚和最坚硬的部分）而不是头顶部来迎接这一冲击力，快速地实现动能的转化，迅速地把球击出，可减少对头部的冲击力，从而保护大脑。足球运动中最危险的不是足球本身，而是不正确地利用头部。

（二）公平竞争和严格遵守比赛的规则

公平竞争和严格遵守比赛的规则是减少和预防脑震荡的最重要措施，特别是在对抗比赛中，对用肘击打对方的运动员应给予严厉的惩罚。各种肘击动作可能造成对方运动员严重受伤，如最常见的脑震荡，可以引起严重的神经、精神、心理方面的损伤，有时能彻底改变对方运动员的一生，甚至结束他的运动生涯。因此，运动员必须严格遵守比赛规则，同时应对其进行特殊的培训，以提高警惕性。

（三）对受伤运动员要妥善处理

对于受伤运动员的处理及何时返回赛场参加比赛，必须慎重，因人而异，采取个体化方案。队医应为每个运动员建立健康档案，并当运动员在训练和比赛中受伤时，帮助他们最快做出判断，以决定该运动员是否继续参加比赛。教练员要尊重和听取队医的意见，尽量排除外界的干扰，保护运动员，防止他们再次受伤，而不应不顾他们的健康状况，在身体状态不允许的情况让他们参加比赛。

（四）正确使用护具

使用良好的装备来预防 SRCC 发生，如足球、曲棍球、冰球、棒球、垒球运动员要求佩戴护具和头盔等。

（五）对运动参与者进行教育

通过针对性教育，使人们认识到预防 SRCC 的重要性，这比任何的措施都重要。教育的目标人群包括运动员、父母、教练员、学校机构、运动训练师、医师和其他提供医疗护理的人员。很多研究都指明运动员、教练员，甚至医疗机构对 SRCC 的认识和了解都十分的缺乏。提高人们对脑震荡的认识，可以帮助医疗机构更好地发现和处理受伤运动员，并做出最为合格的诊断和治疗，这是对运动员最大的保护。

第三节　击昏与击醉

一、概念

击昏是指运动员被击后突然倒地而出现意识丧失，是一种近似休克的非常严重的症状。击醉是拳击运动者的一种慢性脑损伤，多见于职业拳击运动员。

二、损伤机制

击昏以下颌受击最为常见，主要是前庭器官受到剧烈震荡，破坏了平衡机能，引起运动员保持直立的协调动作遭到破坏。颞部和鼻梁受击时发生击昏，多是脑震荡的结果。前胸和上腹部受击，可能直接影响心脏调节机能，引起心率反射性减慢，甚至心跳停止。左右肋部受击引起的击晕，是内脏器官内部受刺激及疼痛的结果。

击醉是由于运动员在比赛或训练中，经常被击倒、击昏，或头部长期受到打击而引起的脑组织病变。其病理变化多为脑组织有小出血点、有瘢痕或出现脑萎缩。

三、临床症状与诊断

击昏时，运动员倒地，肌张力减低，意识丧失，脉搏减弱，呼吸浅表，血压降低，可出现记忆力丧失。击昏最早的症状在下肢，起初走路有些蹒跚或不稳，但仍能参加比赛。

重症病例的症状：头部倾斜，行走困难，摇摆不定，出现典型的帕金森病，并出现记忆力力减退。

四、治疗措施

发生击昏时，最好的急救方法是平躺休息，并立即嗅氨水或针刺人中等穴位，必要时可注射强心剂。

拳击运动员出现击醉病临床症状者较少，临床治疗无特殊疗法。应加强医务监督，以预防为主。如发生此症，多采用神经营养药物、能量合剂，或进行对症治疗。击昏和击醉病重在预防，应加强对运动员的体育道德规范教育，在运动中不可野蛮击打对手。同时也应该加强拳击的专项技术动作训练，特别是技战术及躲闪训练，避免头部和前胸部反复受到大力击打。

第四节 颈部扭伤

一、概念

颈部扭伤是指各种暴力使颈部过度牵拉、扭转或暴力直接打击，使其活动超出正常范围，导致维持其关节稳定的韧带受到损伤。依据外来暴力作用于颈椎的方向不同，颈部扭伤可分为颈部屈曲损伤、伸展损伤和挥鞭样损伤三种类型，常见于跳水、橄榄球、体操、技巧、自行车等项目。

二、损伤机制

颈部扭伤多因颈项在外力的作用下突然过度前屈、后伸或旋转而发生。如乘车时突然减速所致头部猛烈前冲，球类运动员在快速奔跑时头部突然后仰，以及跌扑、嬉闹时颈部过度扭转等，均可使颈部突然扭转或过度屈伸，肌肉骤然收缩或过度牵拉，造成颈项部肌肉起止点或肌腹部分纤维撕裂而形成颈部扭伤。

三、临床症状与诊断

患者有明显的外伤史。颈部疼痛常在伤后 24 ～ 48 h 加重，可向肩背部放射，颈部活动时疼痛加剧，常伴有酸胀感。检查时在痛处可触及痉挛的肌肉，如条索状、板块状，局部有轻度肿胀或压痛，颈部活动受限。重症患者头歪向患侧，颈部活动受限，以旋转侧屈受限明显。

根据患者的外伤史、临床表现及影像学检查等，可明确诊断。X 线检查仅见颈椎生理弧度改变、无颈椎骨折脱位，但重症患者出现颈神经根刺激和颈脊髓受压的症状时，应做 MRI 或 CT 检查，以检测隐匿的颈椎骨折脱位或韧带撕裂损伤等。

四、治疗措施

颈部扭伤后，急性期的主要治疗目的是解除外伤疼痛引起的颈项部肌肉痉挛。手法治疗和牵引治疗具有良好的疗效；使用药物治疗、理疗等方法，能够加速缓解肌肉痉挛，消除症状。

手法治疗：适用于损伤较轻、肿胀不明显者。可以实施关节松动术，帮助缓解疼痛、纠正小关节错位，也可以进行轻柔的按摩，舒筋通络、活血散瘀、消肿止痛、滑利关节、整复错缝。

牵引治疗：适用于急性颈项部扭挫伤后，颈椎明显不稳和症状严重的患者。牵引治疗可以增宽椎间隙、恢复颈椎的稳定性及正常生理功能，并且缓解肌肉痉挛，剥离、松解粘连组织，消除炎症、水肿，保持椎动脉通畅，维持正常脑血液供应，恢复正常脑组织功能。

药物治疗：损伤初期以祛瘀活血、解决肌肉痉挛为主。

理疗：在临床上应用广泛，具有其独特的医疗价值，电疗、热疗都具有良好的缓解疼痛作用。应用超声波、红外线、电疗、热疗等，可促进炎症消退、吸收水肿。

五、康复治疗

本病早期治疗，预后良好，多无后遗症。临床症状减轻后，即可做颈项部屈伸、旋转等功能锻炼。在治疗期间患者需有意识地放松颈部肌肉，尽量保持头部于正常位置，避免长时间伏案低头工作。睡眠姿势要正确，枕头不要过高、过低或过硬。要避免受风寒湿邪侵害。

（一）颈部肌肉伸展练习

伸展练习可以拉长痉挛的肌肉，缓解肌肉紧张和疼痛。通常需要伸展的肌肉包括颈部的屈肌、伸肌、侧屈肌、斜方肌上束等。

1. 牵拉颈部伸肌

坐位或站立位，保持颈、肩和躯干呈一直线。缓慢地低头，使下颌向胸口靠近，感觉颈部后面有牵拉感。保持 10 s，重复 3 次。注意：肩膀肌肉放松，手部适当用力，不宜过大。（图 12-2）

2. 牵拉颈部屈肌

坐位或站立位，保持颈、肩和躯干呈一直线。头部缓慢向后仰，直到双眼直视天花板，感觉颈部前方的肌肉有牵拉感。保持 10 s，重复 3 次。（图 12-3）

注意：放松肩部肌肉，避免头向后倾时转动头部。

3. 牵拉颈部侧屈肌

坐位或站立位，保持颈、肩和躯干呈一直线。将头部倾斜让右耳向右肩靠近，直至感觉到颈部左侧有明显的伸展。保持 10 s。每侧重复 3 次。（图 12-4）

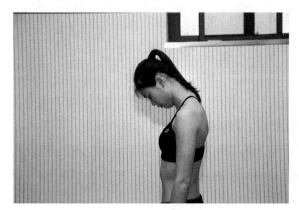
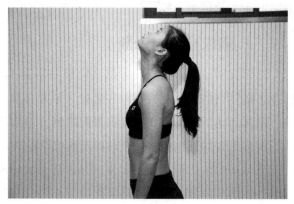

图 12-2 牵拉颈部伸肌　　　　　　　　　　　图 12-3 牵拉颈部屈肌

4. 牵拉颈部旋转肌

坐位或站立位，保持颈、肩和躯干呈一直线。头部缓慢地向右转，直至感觉到颈部左侧有牵拉感。保持 10 s 后，还原起始姿势，放松。用同样的方法牵拉右侧，左右各重复 3 次。（图 12-5）

注意：放松肩膀肌肉，保持头部中正中，手掌的推力大小适当。

5. 牵拉斜方肌上束

坐位或站立位，右手扶住头部左后方助力，头向右倒，微微右旋并低头，感觉左侧斜方肌有牵拉感。保持 10 s 后，还原起始姿势，放松。用同样的方法牵拉右侧，左右各重复 3 次。（图 12-6）

注意：肩部适当固定，手掌的推力大小适当。

6. 牵拉肩胛提肌

坐位或站立位，右手扶住头部左侧助力，头向右倒，从肩胛骨边缘到右侧颈部感觉紧绷。保持 10 s 后，还原起始姿势，放松。用同样的方法牵拉右侧，左右各重复 3 次。（图 12-7）

注意：肩部适当固定，手掌的推力大小适当，避免躯干倾斜。

（二）颈部肌肉激活练习

1. 卧位收下巴练习

患者仰卧位。胸背部及头下垫一个楔形垫子或斜板，来减少头颈部重力的影响。患者收缩下巴，屈曲颈部使头抬起。治疗师纠正患者使用胸锁乳突肌的错误运动模式。当患者的运动模式正确时，

减小楔形垫或斜板的倾斜角度，对患者头颈部的屈曲进行阻力对抗。（图 12-8）

2. 头部后缩练习（双下巴练习）

患者坐位或站立位，保持颈、肩和躯干呈一直线。保持下颚高度，直视前方。像乌龟缩起脖子，把下巴向内缩直到到颈部后面感觉拉直。保持 10 s，然后回到起始姿势。重复 5 次。此练习的主要作用是增加动作范围，矫正头部前伸的错误姿势。（图 12-9）

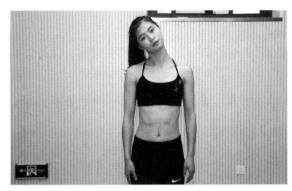

图 12-4 牵拉颈部侧屈肌（左侧）

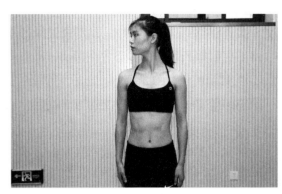

图 12-5 牵拉颈部旋转肌（左侧）

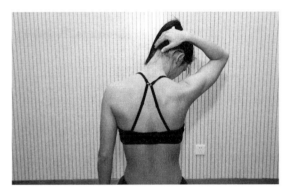

图 12-6 牵拉斜方肌上束（左侧）

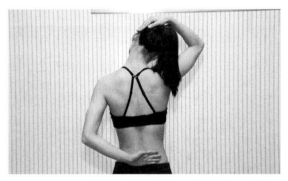

图 12-7 牵拉肩胛提肌（左侧）

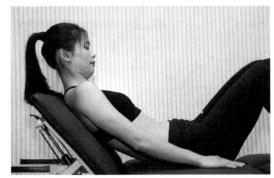

图 12-8 卧位收下巴练习

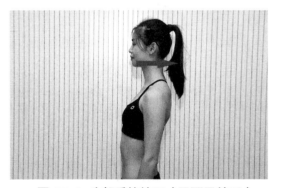

图 12-9 头部后缩练习（双下巴练习）

（三）颈部肌肉力量练习

正常颈椎的平衡由两方面来维护，一为内源性稳定，包括椎体、附件、椎间盘及相连的韧带，为静力平衡；二为外源性稳定，包括肌肉的调节和控制，这是脊柱运动的原始动力，为动力平衡。内源性稳定是脊柱稳定的基础，外源性稳定是脊柱稳定的前提。近年来大量研究证实，颈椎病的发生发展与颈椎周围肌肉系统病变密切相关。肌纤维的损伤、肌力减弱，直接导致颈椎动静力平衡破坏及力学性能降低而加剧颈椎的退变。

等长抗阻练习是一种稳定性练习，练习中椎体仅有微小移动或无移动，可以有效达到练习颈部肌肉的效果，缓解或减轻症状。当患者的肌肉耐力恢复到一定程度时，可以进行动态的练习，来增强患者颈部核心肌群的稳定及颈部整体的稳定。动态练习不能替代稳定性练习，如果患者颈部未实现有效的稳定及控制，动态练习则会加重患者的症状。

自我抗阻的等长练习是最为常用的练习方法之一，阻力由小到大，取决于患者的症状及忍受程度。患者坐位或站立位，保持颈、肩和躯干呈一直线，头部直立，颈部稍微放松。每个动作保持 10 s，重复 3 次。注意：动作过程中，颈部位置保持不动。

颈部屈肌等长练习：掌心放在额头，额头向前用力，掌心向后用力，与额头对抗，保持姿势不动。（图 12-10）

颈部伸肌等长练习：两手交握置于脑后，头部向后用力，双手向前用力，保持姿势不动。（图 12-11）

颈部侧屈等长练习：右掌放在头左侧，掌心固定头部，头部向左侧用力，保持姿势不动。（图 12-12）

颈部旋转等长练习：右掌扶右太阳穴，头部向右侧旋转，手保持姿势不动。（图 12-13）

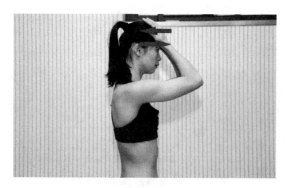

图 12-10 颈部屈肌等长练习

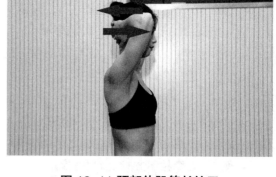

图 12-11 颈部伸肌等长练习

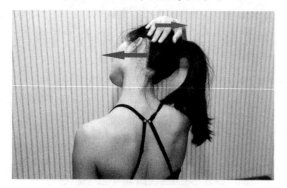

图 12-12 颈部侧屈等长练习

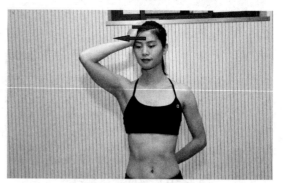

图 12-13 颈部旋转等长练习

第十三章 青少年运动相关的骨损伤

骨损伤是运动损伤的一大类型，有急性骨损伤和慢性骨损伤两类。由于骨组织的愈合速度慢，对患者的功能影响较大，并且因制动带来关节角度受限、肌肉萎缩等一系列的问题，因此骨损伤一直是医学专家和康复专家研究的热点。针对不同类型的骨损伤，教练员和运动员应该有充分的认识，早发现，早治疗，积极预防，是减少骨损伤后遗症、争取最大功能恢复的重要措施。

第一节 急性骨折

一、概念

骨折是指外伤或病理等原因导致骨质部分或完全断裂的一种疾病。其主要临床表现为：骨折处有局限性疼痛和压痛、局部肿胀和出现瘀斑，肢体功能部分或完全丧失，完全性骨折还可能出现肢体畸形及异常活动。

青少年骨折除了发生与成人相同的骨折类型外，还有骨膜下骨折、青枝骨折、骨骺损伤等特殊类型的骨折。儿童骨折常见类型以上肢骨折为主，而下肢骨折少见，股骨骨折、脊柱骨折和颈椎骨折在儿童中相当罕见。

骨折是运动损伤中发生率较高、危险程度较大的严重损伤之一，在足球、篮球、体操、举重、自行车、摔跤、马术等项目中发生率较高。骨折后运动员的治疗和康复周期很长，严重影响运动训练，甚至会断送运动员的职业生涯。

二、影响因素

成人骨折的影响因素主要取决于骨量和骨密度，而青少年骨折受多种因素的影响，主要包括：①遗传因素；②年龄和性别；③体育活动，日常体育课是一项预防受伤的活动，是青少年骨折的保护因素，然而运动技能不熟是造成运动损伤的主要危险因素；④肥胖，超重和肥胖的青少年在运动过程中更易跌倒，也可能使他们对体育活动产生消极的影响，进而增加骨折的可能性；⑤骨折史；⑥钙、碳酸饮料的摄入量，牛奶摄入量急剧下降以及牛奶被碳酸饮料和果汁取代会促进青少年肥胖，并影响骨的健康发育；⑦环境因素，保护性运动设备和安全的运动环境均能减少青少年骨折的风险。

三、损伤处理

一旦发生急性骨折，应采取正确的临时固定措施，尽快送医院急诊，X 线检查可确认是否有骨折和组织受伤，以确定接下来的治疗措施。受伤现场的临时固定是对伤处加以保护和固定，防止伤员在运送过程中因搬动、颠簸使骨折断端刺伤血管、神经，免遭额外损伤，减轻伤员痛苦。

1. 止血：要注意伤口和全身状况，如伤口出血，应先止血，后包扎固定。

2. 加垫：为使固定稳当和防止突出部位的皮肤磨损，在骨突处要用棉花或布块等软物垫好，使夹板等固定材料不直接接触皮肤。

3. 不要乱动骨折的部位：为防止骨折断端刺伤血管、神经，在固定时不应随意搬动；外露的断骨不能送回伤口内，以免增加感染的可能性。

4. 固定、捆的松紧要适度，过松容易滑脱，过紧会影响血液循环。固定时应外露指（趾）尖，以便观察血流情况，如发现指（趾）尖苍白或青紫，可能是固定包扎过紧，应放松重新包扎固定。

5. 脊椎骨折的固定方法：脊椎骨折抢救过程中，最重要的是防止脊椎弯曲和扭转，不得用软担架和徒手搬运。有脑脊液流出的开放性骨折，应先加压包扎。固定时，由 4～6 人用手分别扶托伤员的头、肩、背、臀、下肢，动作一致将伤员抬到硬木板上。颈椎骨折时，伤员应仰卧，尽快给伤员上颈托，无颈托时可用沙袋或衣服填塞头、颈部两侧，防止头左右摇晃，再用布条固定。胸椎骨折时应平卧，腰椎骨折时应俯卧于硬木板上，用衣服等垫塞颈、腰部，用布条将伤员固定在木板上搬运。

四、康复治疗

骨折发生后，后续的治疗措施由骨科医生决定，如果骨折局部稳定、没有明显错位，可以考虑保守固定，如果骨折断端错位明显、对肢体功能影响较大，可考虑手术切开实施内固定。但无论采取哪种治疗措施，术后的康复都是非常重要的环节。如果骨折后康复不及时，受伤肢体制动后会引起失用性肌肉萎缩，固定部位的关节活动受限，进而影响肢体功能，甚至会造成永久的残疾。因此，应对骨折后的康复给予高度的重视。

骨折后康复通常需要根据患者的骨折类型、有无并发损伤、治疗方式、年龄、身体状况等方面综合考虑。

骨折后早期的康复训练通常由骨科医师及专科护理人员实施指导，需要根据骨折的严重程度及部位制订康复训练计划，主要问题是软组织肿胀、切口部位疼痛、肢体及关节的活动受限。相应康复措施有：①淋巴引流配合抬高患肢，消除肿胀；②骨折部位远端关节的运动，如上肢骨折可进行手指的握拳活动，下肢骨折可进行踝关节和足趾屈伸活动，尽可能多次活动；③固定肢体的肌肉，进行等长收缩，每次 15～20 min，尽可能多次收缩。以上方法可促进肢体的静脉血液及淋巴液回流，减少肌肉间的粘连，消除肿胀，预防肌肉失用性萎缩。需要注意的是，相比于成年患者，青少年骨折患者对疼痛更为敏感，入院的疼痛评分较高。青少年除了身体功能与成年人不同外，心理发育程度、教育程度、社会阅历等，也决定了青少年患者对骨折的认识不同，加上对学业延误的担心等，更容易感觉到疼痛。暴力因素会造成患者的心理创伤，更容易引起疼痛评分增高。

术后第 2 ~ 3 周，手术创伤疼痛已缓解，对于坚强、内固定骨折稳定的患者，开始进行关节活动练习，此阶段关节内及关节外软组织尚未形成粘连，关节活动从小范围开始逐渐增大，同时配合 CPM 机（下肢关节训练器）活动关节，防止关节粘连及挛缩，可较快地恢复功能。若为保守固定，则需要视骨折愈合情况决定关节活动开始的时间。

四肢骨折初步愈合且基本稳定后，进入中期康复训练。这个阶段是骨折康复的关键期，称为康复"蜜月期"。康复训练的方法由康复师指导，主要包括逐步增加肌力，在肌力的控制下增加关节活动范围。由于骨折初步愈合，用力屈伸关节或被动屈伸关节应慎重，切记不可使用暴力。伤后三个月以内是骨折术后康复的"黄金期"，同样是加强肌肉力量和增加关节活动度的关键期。令人遗憾的是，由于多方面的原因，大多数患者都回家休养，得不到专业医师及康复师的指导，自己又缺乏这方面的常识，功能恢复不尽如人意，错过了康复的"黄金期"，最终遗留不可逆的后遗症。

伤后 3 ~ 6 个月，骨折已愈合（极少数骨折不愈合除外）应进行晚期康复训练，主要是增强肌力，克服挛缩，增加关节活动度，并可以视骨折愈合情况开始专项训练。

五、损伤预防

适度的运动一方面可以强化骨骼强度，另一方面也可以保持肌力和良好的平衡感，减少跌倒发生的可能性，这也是骨折的预防方法之一。但在运动中要注意安全，规范比赛规则和体育道德，必要时佩戴适当的护具，预防骨折发生。

第二节 应力性骨折

一、概念

应力性骨折，又称"疲劳性骨折"或"积累性劳损"，是一种过度使用造成的骨骼损伤，当肌肉过度使用疲劳后，不能及时吸收反复碰撞所产生的震动，将应力传导至骨骼，这样长期、反复、轻微的直接或间接损伤可引起特定部位小的骨裂或骨折。应力性骨折多发生于身体承重部位，如小腿胫腓骨和足部（跟骨、足舟骨、跖骨）。

目前通常将应力性骨折分为两类：①疲劳性骨折，由过多循环性应力作用于结构正常的骨骼上引起；②机能不全性骨折，由正常或生理性应力作用于结构缺陷的骨骼上引起。

二、损伤特点

对成年人而言，应力性骨折多发生在骨骼的干骺端或骨干，尤其是长骨；而青少年应力性骨折可发生在骨骼的干骺端或骨干，也可发生在关节面软骨下的骨骼及生长骺板上。例如胫骨应力性骨折多因直接冲击而发生，成人胫骨应力性骨折多发生在骨干，尤其是胫骨近端的 1/3 处，而青少年多发生在骨干与干骺端结合部。

三、应力性骨折的危险因素

当青少年运动员主诉有慢性或与训练相关的疼痛并逐渐加重时，在询问病史与物理检查前，应首先考虑发生过度使用损伤的危险因素。过度使用损伤的危险因素有：训练不科学、肌肉－肌腱失衡、解剖结构排列不齐、运动鞋不合适、场地表面不平整，以及疾病、性别、年龄、骨密度等。过度使用损伤发生时，通常会有两种或多种危险因素同时存在。

（一）训练不科学

训练不科学是应力性骨折发生的最重要的危险因素，也是青少年运动员发生过度使用损伤最常见的危险因素。训练不科学中最突出特点是训练总量的增加以及训练进程的加快，单一身体部位的高强度训练，尤其是短时间内周而复始的单一模式训练，都可能导致应力性骨折发生，无论是高水平运动员还是初学者，均可能出现训练不科学的情况。对于大多数运动员而言，建议每周训练量的增加幅度不超过10%。

（二）肌肉－肌腱失衡

对于青少年运动员而言，肌肉－肌腱失衡是发生过度使用损伤的第二重要的危险因素。生长发育可能导致关节主动肌与拮抗肌群相对力量与柔韧性的改变，特别是在青春生长突增期。对青少年进行运动前检查时，应仔细对肌肉－肌腱的特性进行评估，主要评估以下4种不同生长发育特点：①生长发育相关的柔韧性低下，尤其是在生长突增期；②生长发育期力量增加不均衡，继而导致关节不平衡；③训练相关的、具有专项特点的肌肉力量与柔韧性不平衡；④技术动作重复，如过顶投球或高手划水（举手过肩的游泳）影响某些骨与关节，导致关节挛缩或继发性不均匀应力。

（三）解剖结构排列不齐

解剖结构排列不齐，尤其是脊柱与下肢的排列不齐，是导致青少年运动员发生过度使用损伤的重要原因。排列不齐表现为：下肢不等长，髋关节过度内旋或外旋，膝外翻（X形腿）与胫骨内翻，扁平足或足内旋。这些异常排列导致双侧相应骨结构承受应力不均衡，长期可引起骨大体和显微结构异常，在特定训练模式下可能成为应力性骨折的诱发因素。

四、损伤部位

（一）胫骨和腓骨

在体育运动和军事训练中，应力骨折最常见的部位是胫骨，占所有应力骨折的半数以上。胫骨应力骨折的发病部位因运动项目的不同而各异，行军训练的新兵群体多发生在近段胫骨的后内侧，中长跑运动员好发于胫骨中下段的后侧，而芭蕾舞演员则多发生在胫骨中段的前侧。起始症状隐匿，仅在下肢负重时有局部疼痛，以后疼痛逐步加重，休息时也不能完全消失，可有逐步加重的局部肿胀并压痛。除个别造成完全性骨折外，肢体活动往往不受限。其发生原因主要是过多应力首先作用于足部和小腿，引起小腿肌肉疲劳，使其失去吸收应力的作用，此后应力直接作用于胫骨，产生胫骨骨膜炎以致骨折。

根据病史、临床表现及X线片可做出诊断，尤其对有过度使用性损伤史的患者，如小腿局部肿痛、压痛，迁延数天无好转或反而加重者，虽然此时X线片无阳性发现，但应高度警惕此病，不应视作软组织损伤而延误治疗。

一旦怀疑或发现胫腓骨应力性骨折，应立即停止训练，给予夹板或石膏固定。完全恢复的时间要视骨折程度而定，不完全骨折需6～8周，完全性骨折则需12周以上，预后良好。

胫腓骨应力性骨折重在预防。通过选择运动场地及改善装备，以吸收震荡而减少应力损伤。场地选择应避免甲板、水泥路面等硬质地，而以平整的泥土或砂石场地为好。科学安排训练，控制训练强度，以利于应力性骨破坏和骨修复的平衡。对新兵和青少年运动员，应强调循序渐进，逐步加大运动量。提高训练技巧及应力分布，通过在训练中不断改变骨的应力集中区以达到预防应力性骨折的目的。在中长跑运动训练中可有意识选择不同坡度的场地，使胫骨承重时的应力集中区不断变化，以减少骨局部的破坏性改变。做好训练前的准备活动和训练后的放松活动，避免在心理紧张和生理疲劳状态下运动和训练。此外，应重视运动与训练的医务监督，经常询问受训人员的自我感觉，定期检查应力性骨折的好发部位，以达到尽早发现、及时防范的效果。

（二）腰部

腰部应力性骨折常见类型为腰椎椎弓峡部应力性骨折，与青少年运动员腰部反复屈曲，特别是反复伸展有关，是腰椎受到反复应力所致。也有病例显示腰部应力性骨折还会发生在椎弓部或关节面上。根据病史与物理检查结果，队医应该高度警惕此病发生的可能性，假如青少年参与需要反复伸展身体的运动，如体操、花样滑冰或舞蹈等，主诉腰部隐痛或在物理检查时过度伸展诱发试验结果为阳性，应考虑到后侧结构发生应力性骨折的可能性，必须进行排除。

若能够早期检查出以上损伤，则可以采取相对休息或使用脊柱矫形器固定等方法进行针对性治疗，预后良好。但是，一旦发生明显骨折，尤其是后侧结构双侧骨折时，彻底愈合非常困难。

（三）上肢

青少年运动员上肢应力性骨折并不常见，但对从事投掷项目或进行上肢反复受到冲击运动的年轻运动员应该加以重视。投掷运动员可能发生肱骨或前臂应力性骨折，与上肢反复承受扭转应力有关，对于骨骺未闭合的青少年运动员而言，应力可能过多作用于骨骺，也有发生鹰嘴部疲劳性骨折的报道。上肢应力性骨折也可见青少年体操运动员尺骨与桡骨远端骺板损伤和腕部舟骨应力性骨折。

（四）骨盆与髋部

青少年运动员很少发生骨盆与髋部的应力性骨折，但在跑步或跳跃项目的年轻女子运动员中较多见。骨盆应力性骨折好发部位为髂嵴，会导致明显的骨突撕脱，常是反复训练所致。

青少年运动员髋部疼痛的常见原因为股骨远端应力性骨折和股骨颈基底骨折。这两种骨折类型易混淆，但预后不同，股骨颈基底骨折常为压缩性骨折，若能早期诊断，相对休息与限制负重可获满意疗效，而股骨远端应力性骨折后期常会发生明显移位且预后不佳。

青少年股骨应力性骨折通常发生在股骨远端，常见于跳跃项目，也可发生在年轻女子跑步运动员中，常见的首要主诉为膝关节疼痛，不易早期诊断。

（五）足踝部

重复训练的青少年运动员主诉踝部疼痛可能是踝部发生应力性骨折所致，可能发生内踝应力性骨折及内踝部分撕脱性骨折。

青少年运动员也可能发生足部的应力性骨折，以下两种足部应力性骨折应特别关注。

第一种是跗舟骨应力性骨折，此类骨折发展较缓慢，引起足中部疼痛，早期诊断依据不充分，主要原因在于患者的疼痛无特异性，仅与重复跑步有关。早期放射线平片不明显，通常要等到发生横穿舟骨的明显骨折才能做出诊断。只有 CT 才能对明显骨折做出准确诊断。因为此类骨折不易治愈且并发症多，故早期诊断非常重要。

第二种是第五跖骨部基底骨折。同样，此类骨折也通常是在其完全发生后才能做出诊断。此骨折也不易愈合，有时需要在第五跖骨近 1/3 处固定才能获较好的愈合效果。

青少年运动员因长期训练而容易发生的应力性骨折还包括第二跖骨近端和跖骨干骨折。

五、损伤预防

明确青少年运动员发生应力性骨折的早期危险因素，有利于早期诊断和预防损伤后并发症。对大多数应力性骨折而言，早期诊断有利于治疗，理想愈合不影响运动员训练水平的提高。

随着我们对严重过度使用损伤的认识不断加深，可以针对损伤风险较高的运动员进行检查，尤其是对于易发生应力性骨折的部位，然后通过良好的训练监控、穿着保护性运动鞋或选择适宜的比赛场地等措施来达到减少损伤发生的目的。

第三节 青少年常见骨骺损伤

一、损伤机制与危害

骨骺是儿童和青少年特有的，是骨骼生长的"发源地"。骨骺损伤即骨折线波及骨骺，在解剖上指二次骨化中心（骨骺）、骨骺滋养血管和 Ranvier 区的损伤。青少年时期由于肌腱、韧带、关节囊比未成熟的骺板坚强 2～5 倍，骨质的强度和刚度亦比骺板高出许多，故青少年的骨骼在暴力作用下或运动过程中受到反复挤压、牵拉、撞击与研磨等会使骺板处发生折断或移位。青少年常见的骨骺损伤有脊柱椎体骨软骨病、股骨下端骨骺损伤、胫骨近端骨骺损伤、肱骨小头骨骺炎和尺桡骨运动骨骺炎。

骨骺的损伤可分为两类：一是突然暴力所致的急性关节损伤，如骨骺分离、骨骺撕脱性骨折；二是运动中反复多次挤压、牵拉、撞击与研磨等力量所致的慢性损伤，使正在发育的骨骺血液循环出现障碍，造成青少年骨骺的损伤。

青少年骨折占全部骨折患者的 15%，在 16 岁以下的青少年中，骨骺损伤占青少年长骨骨折的 6%～30%，其中 25%～33% 骨骺损伤可导致青少年患肢骨骺早闭、短缩畸形等，5%～10% 可发生生长障碍。任何存在骨骺的地方均有可能发生损伤，但以桡骨远端、指骨、胫骨远端多见。影像学检查是评估青少年骨骼损伤病情的重要方法，但骺软骨在 X 线片上不能显影，常给初步诊断增加难度，易造成临床上的漏诊及误诊。青少年骨骼是由骨骺的生长发育形成，一旦延误诊断和治疗，就会影响青少年正常骨骼的生长发育，导致骨骼生长紊乱，骨骺内出现异常的骨性连接，即骨桥形成，从而导致进行性成角畸形和肢体短缩等并发症。因此，及时准确地诊断对于该疾病的治疗及预后有着十分重要的意义。

二、症状与体征

青少年骨骺损伤患者都有剧烈运动和专项运动史，有些患者有明显的外伤史，有些患者是逐渐起病。外伤导致的骨骺损伤，伤处疼痛、肿胀、畸形、功能活动障碍，体格检查中会有明显的压痛；慢性损伤导致的骨骺损伤早期症状不明显，多数仅在运动强烈挤压、撞击或研磨时才有疼痛感，运动量减少或休息后症状即可好转或消失，这时对患者进行查体，体征和 X 线检查也常表现为阴性。随着运动时间和强度的增加，患者可出现持续局部疼痛，运动时疼痛加剧，并伴有局部肿胀、压痛或抗阻痛，这时 X 线检查可见骨骺密度增高或降低、骨骺碎解和变形，也有的部位可因化骨核受压出现病理性骨折。

三、诊断与分型

骨骺的损伤诊断科根据病史、症状、体征、青少年患者经常从事的体育活动，多数易发骨骺损伤的部位有局部疼痛等症状即可诊断，X线检查、MRI检查可进一步确诊。骨骺损伤按Salter-Harris分型共分为5型：I型是从X线片上看不到骨折线，骨骺和骺板的细胞与干骺端分离；II型是骨骺损伤中最常见的类型，骨骺分离加干骺端部分骨折；III型是关节内骨折加骨骺分离；IV型是关节内骨折加骺板和干骺端骨折；V型是由于强大的挤压暴力，骺板的软骨细胞压缩而严重破坏。（图13-1）

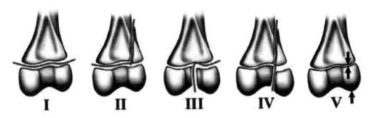

图13-1 骨骺骨折的 Salter-Harris 分型

四、处理与康复训练

骨骺损伤的治疗的关键在于早期发现和及时合理治疗。病理急剧变化的时期，一定要给予适当的休息，对受伤部位予以固定，以防关节受压变形。受伤急性期应冰敷，治疗主要以改善局部血液循环、促进局部代谢为主，使局部细微充肿渗出等症状得以缓解，疼痛逐步消失。骨骺I型、II型损伤以保守治疗为主，III型、IV型损伤治疗以切开复位内固定为主。

伤后或术后应该根据骨折类型和手术方式，在医生和康复师的指导下进行正规的康复训练，尽可能减少术后并发症，争取最大的功能恢复。

五、胫骨结节骨骺炎

胫骨结节骨骺炎（图13-2）主要影响胫骨骨突，是最常见的牵拉型骨突炎。青少年在从事包含跳跃、深蹲等动作的运动时常发生此病，如足球、篮球等，多见于10～15岁患者。患者常诉胫骨结节处肿胀、疼痛，在跑、跳、跪等动作时疼痛加重，可双侧均有症状；胫骨结节表面触痛，抗阻力膝关节伸直时诱发疼痛。X线片虽无助于诊断，但应常规拍片以排除其他病变。

胫骨结节骨骺炎患者在胫骨结节处可见破裂和不规则骨化。胫骨结节骨骺炎为自限性，以保守治疗为主，可选用髌下护带。（图13-3）

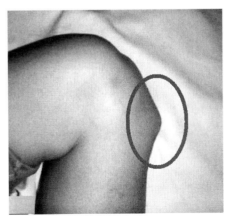

图13-2 胫骨结节骨骺炎

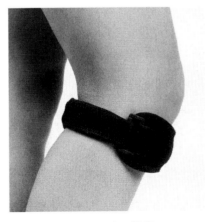

图13-3 髌下护带

六、剥脱性骨软骨炎

剥脱性骨软骨炎（Osteochondritis Dissecans，OCD）指软骨下骨小部分区域坏死，多见于 10～15 岁青少年，病因不明。慢性重复微创伤被认为是主要发病因素。最常累积股骨内侧髁，其次为外侧髁、滑车、髌骨。患者常诉活动后膝关节疼痛、肿胀。在膝关节屈曲时，患处有触痛。

剥脱性骨软骨炎常发生在膝关节易受损的股骨髁部。剥脱性骨软骨炎分为 5 期：①Ⅰ期，软骨下骨质坏死，进一步累及软骨，关节软骨的表现是稍变软，失去光泽；②Ⅱ期，关节面的一部分连同软骨下的一小片松质骨逐渐因缺血而坏死，与周围正常组织分离；③Ⅲ期，再进展软骨脱落，剥脱处骨质凹陷下去，底部附有纤维组织。边缘不整，呈火山口样变；④Ⅳ期，骨软骨分离脱落合并游离体形成；⑤Ⅴ期，骨折移位。（图 13-4）

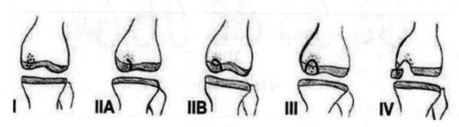

图 13-4 剥脱性骨软骨炎的分期

早期应进行 MRI 检查，MRI（Magnetic Resonance Imagin，磁共振成像）同样是区分损害是否稳定的黄金标准。确定病变是否稳定对于诊断和制订治疗计划都很重要。发生在儿童骨骺处稳定损伤预后较好，最近有研究表明 2/3 儿童经非手术治疗后 6 个月痊愈。

保守治疗措施主要包括限制负重、支具固定等。

轻度、稳定损伤可进行钻孔治疗，不稳定损伤可进行内固定。当损害较重时应进行自体或异体软骨移植治疗。

第十四章 青少年运动训练的医务监督

青少年运动训练的医务监督问题，是研究不多、亟须关注的问题。青少年运动员的成长，面临诸多影响因素，比如自然生长发育、青春期的训练问题、身体素质发展敏感期问题、心理的成熟与成长问题等。

根据国际有关研究，绝大多数青少年运动员，即使是天赋异禀者，要成为杰出的运动员，也要大约需要 10 年的系统训练才能成功，这在国际上被称为"10 年法则"或者"1 万小时法则"。这意味着青少年运动员的训练是一个漫长艰苦的过程，充满了艰辛与挑战，必须十分细致地呵护，必须做好医务监督工作。

第一节 医务监督常用指标及其在训练中的使用

一、心率

（一）概念及意义

心率是心脏周期性机械活动的频率，以次／分表示。测量心率最简易的方法是计算脉搏。在正常情况下脉搏的频率与心率一致，在运动中多用脉搏代替心率。心率在逐级递增负荷和较长时间的持续运动中（如中长跑、马拉松、游泳、竞走、大多数球类项目等），与机体的吸氧量、代谢强度呈线性关系,心率快慢反映了运动强度的大小。因此,心率被广泛地用于监测此类运动中的运动强度。

（二）心率的测量

扪诊法：可以用手指扪及桡动脉、颞浅动脉、心前区和颈动脉等体表大动脉。

器械法：可用听诊器、指脉仪或心率遥测仪进行心率监测。

（三）心率测量的注意事项

1.脉搏测定只适用于心率在每分钟 180 次以下，听诊法可测得更高、更准确的心率。

2.各部位扪诊、听诊所得心率可以互相比较。

3. 运动后即刻的心率测量，一般采用 10 s 的计数，乘以 6 获得，以减少由运动后心率急速减慢所造成的误差。

4. 测定安静心率，一般至少应计数 30 s，然后乘以 2 获得，以减少误差。

（四）心率的应用

基础心率： 清晨起床前卧位心率为基础心率。青少年运动员的基础心率比成年运动员快。青少年由于每搏输出量较小，在相同强度的运动中，心率相对较快。青少年运动员的基础心率较为稳定，随着训练年限的延长和训练水平的提高而减慢。训练后次日如果基础心率明显增快，常常提示有过度疲劳或感染性疾病存在，应特别注意。

安静心率： 指空腹不运动状态下的心率，多用于反映运动员训练后的恢复状况以及当时的身体情况。测定安静心率前必须休息 10 min。运动员安静心率低于非运动员，不同项目运动员的心率也有差别。耐力项目运动员的心率低于其他项目运动员。运动员的每搏输出量越大，安静心率越慢。评定安静心率时，应采用自身前后比较。

运动中心率： 多用心率遥测仪测定，在实验室也可用心电图测算。运动中心率与负荷强度有关，评定方法如下：

（1）最大心率：从事极限负荷运动时的心率。最大心率随年龄的增长而下降。在一定时间内，每个人的最大心率不会变。

（2）次极限心率：从事极限负荷以下运动时的心率。运动员在一定的次极限心率下（如 170 次 / 分）做功增加或成绩（强度）提高是工作能力增强、身体机能改善的表现。

（3）运动后心率：运动后即刻心率可用来估计运动中的心率，主要反映运动强度的大小。运动后 5 ~ 10 min 的心率，可间接反映有氧能力、恢复速度以及运动员对该负荷的适应水平，是评定身体机能的重要指标之一。

二、血压

（一）概念及意义

血压是大动脉管内的血液对管壁产生的侧压，是心室射血和外周阻力两者互相作用的结果。心搏量、心率、外周阻力、动脉弹性（大动脉）等因素与血压的变化有关。通常用右上臂肱动脉压代表血压，单位为 mmHg（1mmHg ≈ 0.1333kPa）。

当青少年运动员安静的舒张压超过 80 mmHg，收缩压超过 130 mmHg 时应做进一步检查。

（二）血压的测量

测量血压的仪器是血压计，主要有水银血压计和电子血压计。使用水银血压计操作时应注意：

1. 应根据年龄选用压脉带。7 ~ 10 岁者用 6 cm 宽的带子，12 岁以上用 12 cm 或 14 cm 宽的带子。

2. 压脉带以上的衣袖要宽松，压脉带下界离肘约 2 cm，扎带松紧适宜，带子压迫均匀。

3. 血压计放置高度应与右心房同一水平，相当于第四前肋软骨水平。血压计应保持垂直，汞柱应保持在零位。

4. 听诊器要放在肱动脉上，不应压在带下。

5. 充气要快，当听不到搏动声后，继续充气 20 ~ 30 mmHg。然后缓慢放气，听到第一声后每搏动一次下降 4 mmHg。第一声就是收缩压。舒张压以消失声为准。如果听到变声，应加以注明，如 80 ~ 60 mmHg（80 mmHg 为变声，60 mmHg 为消失声）。

（三）血压的评价和应用

1. 晨起卧床时血压较为稳定。若安静血压比平时上升 20% 左右且持续升高 2 天以上，往往是机能下降或过度疲劳的表现。

2. 运动状态下的血压评定。收缩压随运动强度的加大而上升。大强度负荷时，收缩压可高达 190 mmHg 或更高，舒张压一般不变或轻度下降。出现以下情况系运动员机能不良的反应：① 运动时脉压差增加的程度比平时减少；② 出现梯形反应；③ 出现无休止音；④ 收缩压的上升与运动强度的加大不匹配，或突然下降。收缩压突然下降达 20 mmHg 者必须立刻停止运动。

三、血红蛋白

血红蛋白是红细胞中的含铁蛋白质，它的主要生理功能是携带和运输氧气。测定血红蛋白是间接评定运动员技能状态的方法之一。贫血主要影响机体的有氧能力。

目前临床诊断贫血的标准是：成人男子血红蛋白低于 120 g/L，成人女子低于 105 g/L，14 岁以下男女少年儿童低于 120 g/L。此标准同样适用于运动性贫血的诊断。

青少年运动员刚开始参加体育锻炼时，血红蛋白有所下降，主要是由机体对有的训练不适应，红细胞破坏增加，机体的血浆容量增加，单位容积内的血红蛋白减少所致。一般情况下，坚持一段训练后，随着青少年运动员的身体逐渐适应改善，血红蛋白就会回到正常水平。如果运动员血红蛋白持续下降，可采取调整运动量或其他针对性措施，如改善营养、多摄入一些含铁的营养物质（瘦肉、猪肝、红枣），必要时可补充补铁的药物。

青少年运动员的血红蛋白含量也不宜过高，应考虑到其不利的方面。过高时查明原因，及时调整。对血红蛋白的波动，应结合其他指标（如血压、心率、尿蛋白等），以及运动员的自我感觉、运动表现等进行综合分析。

四、尿蛋白

正常人每日尿中排出蛋白质总量在 150 mg 以下，一般为 40～80 mg。安静状态下，运动员的尿蛋白含量与一般常人无差别。运动引起尿蛋白增加的现象，称为"运动性蛋白尿"。

运动性蛋白尿中蛋白质主要来自血浆蛋白，是肾小球 - 肾小管混合性蛋白尿，但肾小球性蛋白是主要的成分。

运动后尿蛋白的数量和运动量有关，尤其和运动强度关系最大，因而可用尿蛋白出现的数量来评定运动强度。在大运动量训练过程中，开始身体不适应时，运动员尿蛋白排泄量增多，继续坚持一个阶段训练后，在完成相同强度的训练时，尿蛋白又会减少，这是身体适应运动量的表现。如果尿蛋白不减少，反而增加，就要注意运动员身体状态，酌减运动强度或运动量。

运动性蛋白尿有较大的个体差异，同一个体在完成相近的运动量或相同的项目比赛时，尿蛋白数量相对比较稳定。当训练水平提高时，尿蛋白减少；当身体机能下降时，尿蛋白增加。如运动后尿蛋白突然增加好几倍，应注意是否存在机能下降。因此应用尿蛋白评定机能状态时，宜在每天训练课后取尿进行系统观察。

青少年运动员的泌尿系统发育还不完善，在运动后出现一过性尿蛋白的可能性远比成年运动员高。当训练后尿蛋白检查呈阳性时，应当及时排除其他疾病的可能，密切注意身体机能的变化。

五、血乳酸

乳酸是糖代谢（无氧糖酵解）的重要产物。在进行肌肉活动时乳酸生成率和运动项目、训练水平、运动强度、持续时间、糖原含量、环境温度及缺氧等因素有密切关系。组织中产生的乳酸经过弥散进入血液后，在运动时通过氧化、糖异生作用以及汗尿排泄也能消除一部分，所以在运动过程中某一瞬间的血乳酸浓度可能是生成率和排泄率的代数和。激烈运动后整个恢复过程中排泄机制加强，血乳酸的恢复曲线呈双项指函数形式到安静时的水平。在运动后 5 min 左右达到血乳酸峰值。

目前，血乳酸指标主要有以下用途：

1. 进行有氧代谢能力的评定。在这种情况下需要得到一条负荷强度 – 血乳酸浓度曲线，曲线右移表示有氧代谢能力高，反之表示有氧代谢能力低。一些学者把 4 mmol/L 血乳酸值对应的负荷强度看作有氧向无氧代谢的转换点，称"无氧阈"。

2. 用血乳酸浓度来控制运动强度。在速度耐力项目、球类项目、竞技格斗类项目训练中，血乳酸浓度越高则说明运动强度越大，对抗越激烈。

3. 间接反映运动员的速度耐力训练水平。在速度耐力相关的比赛训练中，无论机体的有氧训练水平有多高，总是会出现有氧供能相对不足的情况。对优秀运动员而言，只强调培养耐受乳酸、清除乳酸的能力，远远不能满足实际训练和比赛的需求，必须主动培养运动员产生乳酸的能力。在氧供能相对不足的情况下，产生乳酸的能力越强，机体通过乳酸代谢通道获得的能量就越多，就越可能在供氧不足的情况下维持身体能力，取得更好的运动成绩。

六、血尿素

蛋白质和氨基酸等含氮物质在分解代谢中，先脱下氨基，氨基在肝脏转变为无毒的尿素，经血液循环至肾脏并排出体外。正常人其生成和排泄处于平衡状态，故血尿素保持相对稳定。运动时肌肉中能量平衡遭到破坏，蛋白质和氨基酸的分解代谢加强，尿素生成增多而使血尿素含量升高，其增加含量可达 10%～100%。一般运动在 30 min 以内时，血尿素变化不大，只有在超过 30 min 的运动后血尿素含量才有较明显的增加。身体对负荷的适应性越差，则运动生成的血尿素就越多。

血尿素在评定机能状态时，可概括出 3 种变化类型：① 在训练期晨血尿素含量不变，说明运动量小，对身体刺激不大；② 在训练期开始晨血尿素上升，然后逐渐恢复至正常，说明运动量足够大，但身体能适应；③ 在训练期晨血尿素逐日上升，说明运动量过大，身体不能适应。因此，在训练期可每天或隔天、大运动量训练后于次日早晨测定血尿素，评定身体机能状态。在一次训练课后，血尿素增幅超过 50% 时，表明运动量过大，要注意调整运动量。

七、最大摄氧量

最大摄氧量是指人体在极限的肌肉活动下，呼吸、循环功能达到最高水平时，单位时间所摄取和利用的最大氧量。其同义词有：最大氧耗、最大有氧能力，通常用 VO_2max 表示。

最大摄氧量可以综合反映机体心肺机能、血液载氧能力、运输能力以及肌肉对氧的利用能力，是评价机体有氧代谢能力的重要指标，也是从事耐力项目运动员选材的重要参考依据。

测定最大摄氧量有多种方式，一般都是在专门的实验室，用活动平板、自行车测功仪或台阶测试进行的。有些情况下，也可在游泳、划船、跑步时测定最大摄氧量，这样测得的最大摄氧量更能反映专项特点。

最大摄氧量受多种因素（如民族、性别、年龄、遗传和训练等）的影响。在青春期前，男女儿童最大有氧能力无明显差别，性成熟后女子的最大摄氧量是男子的70%～75%；18～20岁男女青年最大摄氧量达到峰值，以后逐渐下降；65岁的老人，最大摄氧量只相当于25岁青年的75%。

就运动员而言，从事耐力项目的运动员的最大摄氧量比从事其他项目的运动员高。

最大摄氧量的绝对值和相对值对于不同项目有不同的意义。最大摄氧量的绝对值对于划船运动员的重要性比相对值要大；相反，对于长距离赛跑运动员来讲，最大摄氧量的相对值可能更有意义。

第二节 青少年参加运动前的肌肉骨骼系统的检查

一、概述

体育运动过程中大多存在着一些损伤风险。运动前身体检查的目的就是预防致命或致残的各种损伤，通过辨认易致伤因素、推荐一些准备活动和康复措施，以及协助参与者选择合适的运动项目来实现。

传统的体检是为了发现如心脏杂音或疝气等医学上的身体异常状况，在参与运动的十几岁青少年中只有大约1%存在这种医学上的异常。但是，如果体检包括详细的肌肉骨骼系统的内容，便可以发现高达10%的青少年运动员存在着异常，对他们来说更需要有关康复方面的建议。

二、体检方式

运动员人数较多时通常采取集体体检的方式，即由一组卫生工作者（医生、护士和训练师）参加每人负责一部分的检查。但集体体检因为不像在医院体检那样进行综合的身体检查，因而无法取得运动员完整的病史和社会关系情况。一般建议十几岁青少年每年进行一次健康检查，为他们提供预先准备的指导意见。对于参加竞技性运动的青少年运动员，必须将肌肉骨骼系统检查加到体检中。

在开始训练前4周对青少年运动员进行体检，以便于运动员针对检查时发现的以往未完全治愈的损伤完成有效的康复计划。

三、肌肉骨骼系统检查——青少年运动员身体姿态和动作的简单检查

（一）站姿

自然站立，两脚尖向前，目视前方，双上肢自然置于体侧，分别从前面、侧面和后面进行观察。从前面观察时，需要注意双足内侧足弓是否对称，髌骨是否位于正前面，双侧腓骨头及髂前上棘是否处于同一水平，肋弓是否对称，双肩峰是否等高，头颈是否正直，两耳垂是否在同一水平。若出现两脚内侧足弓不等高则可能有扁平足或高足弓；若双肩不等高、两侧肋弓不对称，但髂前上棘等高则可能有脊柱侧弯；若双侧髂前上棘不等高，则可能有骨盆侧倾；若双膝髌骨不对称，则可能与股四头肌或髂胫束过紧有关。从侧面观察时，需要注意耳垂、肩峰、股骨大转子、腓骨头、外踝是否处于同一直线。（图14-1）

（二）站立位体前屈及背部伸展

自然站立，身体缓慢向前屈曲，双手尽量去触碰脚趾（图14-2），而后双手叉腰，背部最大限度地缓慢向后伸展（图14-3），观察运动员在这两个动作完成时背部是否笔直、运动轨迹是否平

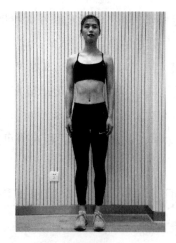

A 前面观

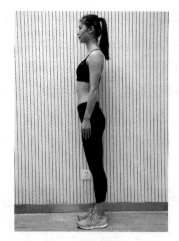

B 侧面观

图 14-1 站姿

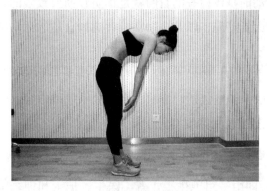

图 14-2 站立体前屈

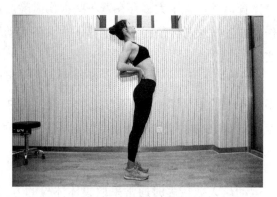

图 14-3 站立背部伸展

滑，在进行此动作时是否出现躯干的侧倾以及骨盆是否运动。若运动轨迹不平滑，则可能与运动员腰背部肌力较差或关节活动度降低有关；若出现躯干侧倾，则怀疑有脊柱侧弯或背部肌力不平衡；若出现骨盆过早或过大范围的移动，则怀疑腰部活动度不足或核心稳定性较差。

（三）全蹲

自然站立，双脚并拢，进行全蹲动作（图 14-4），观察整个运动过程中运动员的髋关节、膝关节和踝关节的活动顺序和程度，以及全蹲完成后双脚跟是否离地。若下蹲过程中髋关节活动时序晚于膝、踝关节或活动度明显低于正常水平，则可能与运动员腰部肌力较差或髋关节活动度较差有关；若下蹲时踝关节过早屈曲且膝关节明显超过踝关节，则可能与运动员股四头肌肌力较差或踝关

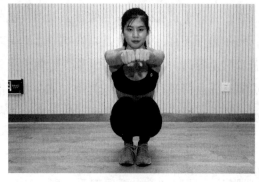

A 前面观

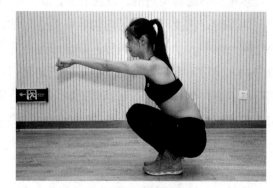

B 侧面观

图 14-4 全蹲

节过度代偿有关；下蹲动作完成后，如果双脚跟离地，则可能与运动员小腿三头肌过紧或踝关节背屈活动度不足有关。

（四）手臂上举后伸及内旋背伸

自然站立，目视前方，一侧上肢上举到最大范围后肘关节屈曲，前臂努力向后方触碰后背，到达最大范围后恢复到初始状态，然后上肢背伸，努力在背部向上移动。观察进行此动作时肩关节的活动及有无躯干的代偿。（图14-5）

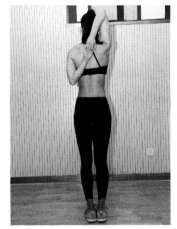

图14-5 手臂上举后伸及内旋背伸

四、青春期发育程度检查

在青春期发育之前男孩和女孩的身高和力量在各年龄组是相似的。女孩一般在10岁左右，以乳房突起为开始发育的标志，性发育的时间比男孩早2年左右，而且整个发育时间比较短，一般是2～3年。男孩大约在12岁左右开始发育，第一征象是睾丸开始变大，整个发育过程一般要4～5年。但男孩性发育可以在10～14岁的任何时间开始，例如13岁年龄组的男孩可能包括发育尚未完全的男孩和其他已经声音低沉、肌肉发达和有胡须的男孩。雄性激素的刺激使该年龄段男孩的运动能力更多取决于性成熟、肌肉和骨骼发育的程度，而不是取决于先天的运动能力或训练。因此，对青春期早期的年龄相仿的男孩运动员，必须基于实际的生理年龄（真实的生长发育年龄），而不是日历年龄（生物年龄）安排分组比赛。

对儿童青少年而言，相差2～4岁，身体的发育程度、成熟程度、各项素质的差别是巨大的。这意味着训练的负荷不同、强度不同、内容不同、要求不同。这不但能降低发育较晚的男孩损伤的危险，而且能使他们在竞争中更"平等"。如果不能区别对待，就可能导致部分少年儿童运动员训练负担过重，甚至导致损伤，而另一部分则训练不足。

应用最广泛的评价性成熟的方法是坦纳氏的阴毛阶段划分系统（Pubic Hair Staging System）。在参加运动前体检时所有男孩都需要记录"坦纳氏发育阶段"。同时建议晚发育者参加非接触性运动项目，如网球或游泳。

五、取消参加运动资格的条件

美国儿科学会（AAP）发表了一套有关参加运动推荐意见，列举了取消参加运动资格的医学方面的条件。医生应采纳这些推荐意见来排除有心血管系统异常的运动员，在运动中意外猝死通常是由未被发现的心脏异常引起的。

第三节 比赛期间的医务监督

一、赛前医务监督

运动员在比赛之前应进行赛前医务监督，重点是检查心血管系统。除了一般医学检查之外，还要进行机能检查。必要时可做肝功、心电图等特殊检查。要严格把关，不允许机能不良者去参加力所不及的比赛；不允许有感冒、发烧、心动过速、心电图有异常改变、外伤未愈或有各种内脏器官疾病者参加比赛。

发现心脏杂音者要做具体分析，如果是生理性杂音，心血管机能试验反应正常，平时照常训练且无任何不适的自觉症状或疾病史，可允许其参加比赛。因为生理性杂音在运动员中，尤其在青少年运动员中多见。那些有疾病史，或心血管检查及心电图检查异常的心脏杂音者，需要慎重参赛，可进一步做专门检查后再决定。

要协助做好比赛程序的组织和编排工作，避免和防止运动员连续参加比赛以及不考虑性别、年龄的编组现象。对比赛场地、路线、器械设备和服装的卫生进行检查。例如马拉松比赛，对途中的地形、饮食站的布置和救护车的配备要做详细调查；冰球比赛，对运动员头盔、防护服装的检查等。

二、赛中医务监督

1.协助做好赛期伙食的调配和管理工作，为运动员提供充足的营养。

2.建立赛期临场医疗急救站。

3.开展体育卫生宣传工作。如比赛前充分做好准备活动；注意饮食、饮水卫生；遵守比赛规则；遵守生活制度；讲究个人卫生等。

三、赛后医务监督

赛后体格检查：根据比赛项目的特点和需要，有针对性和选择性地测定某些生理指标，从中发现是否有异常改变，以便及时处理。尤其对那些能量消耗大的比赛项目，赛后要密切观察身体恢复情况。

消除赛后疲劳，促进体力恢复：比赛引起的疲劳及体力的消耗常常不可能在一两日内恢复，采用数种恢复方法是必要的。虽然睡眠对于疲劳的消除十分重要，但温水浴、局部按摩、热敷和局部负压等手段，效果也很显著。赛后两三天内仍需补充营养。在休整期间进行积极性休息，如听优美的音乐、散步、进行各种娱乐活动以及旅游、参观等，不论对于精神疲劳还是体力疲劳的消除都有良好作用。

第四节 不同项目运动医务监督工作的特点

一、田径运动的医务监督

田径运动的项目很多，不同的项目对身体素质有着不同的要求，如短跑对速度素质、投掷项目对力量素质、长跑与超长距离跑对耐力素质及跳跃项目对下肢肌肉爆发力等要求较高。

根据田径运动的生理特点，从保健的角度出发，必须注意加强运动员的自我监督、生理指标的测量、定期进行运动员的功能检查与评定，尤其是耐力项目的运动员，更需要经常对心血管系统功能状况做出判断。17～19岁或年龄更小者参加高强度、大运动量训练时，由于他们的身体发育尚未完全成熟，若不按照青少年的生理特点循序渐进地进行训练，就会造成心脏负担过重，使心脏功能失调，以致影响青少年的健康甚至缩短运动寿命。因此，要特别注意合理安排运动强度与运动量。

认真检查运动场地设备，做好运动伤病的防治工作。田径运动与气象条件的关系非常密切，室内训练时要注意调节室温、湿度和通风等，夏天要预防中暑，冬天要预防冻伤。

根据不同运动项目的特点，做好膳食调配。在马拉松运动中应供给途中饮料，夏天训练或大量出汗时，要注意补充盐分与水。

二、球类运动的医务监督

篮球、排球、足球运动是对抗性强、体力消耗较大的运动。因此，必须对运动员进行定期体格检查和心血管系统的功能评定，合理安排膳食，加强运动场地的安全与卫生检查。运动员遵守比赛规则和发扬良好的体育道德作风。这些是保证运动员身体健康和预防运动伤病的重要措施。

三、体操运动的医务监督

体操运动能全面发展身体素质和平衡协调能力，但空中动作较多，且动作连贯复杂，发生技术动作错误或失手跌下的机会较多。因此，在教学训练中，除了必须遵守教学训练原则、生活制度和做好营养调配外，教练员要特别注意加强基本技术教学和安全教育，提高运动员的保护与自我保护能力，做好运动场地、器械、个人服装及防护用具的检查。

四、游泳运动的医务监督

游泳是一项对身体有着良好影响的运动，但患有心脏病、高血压、活动性肺结核、传染性皮肤病、中耳炎、癫痫者和一切发热病人，以及女子月经期均不宜参加游泳。

在下水前，要做好准备活动。若水温较低，先用冷水泼身，以提高机体对水温的适应能力。在水中停留的时间不宜过长，要防止肌肉痉挛和过度劳累。若因失热过多而产生寒颤，发生这些情况时应立即上岸，并做一些轻缓的活动以加强产热过程，防止感冒。此外，还应注意预防游泳性结膜炎及中耳炎，在训练时要戴游泳帽和防护眼镜。

在利用江河、湖泊等自然水源进行游泳运动前，必须合理选择水源，并对周围环境卫生及水下情况做认真周密的调查，充分注意水质、水温、水速及水的深度。禁止在有污染、有漩涡及水下有杂物的水域内游泳。要加强组织纪律和安全教育，深浅水域之间要有明显标志，防止游泳技术差的人因误入深水而发生溺水。

五、冰雪运动的医务监督

我国北方冬季多开展冰雪运动。冰雪运动对人体的心血管和呼吸系统以及身体的发育都有良好的影响，并可锻炼、增强人体的耐寒能力。

参加冰雪运动前要定期进行体格检查。在教学、训练、比赛过程中，要加强医学观察，注意对运动场地进行安全、卫生检查。

遵守训练原则，根据不同运动员的身体状况和训练水平合理安排运动量。训练初期每日训练时间和滑行距离不能太长，通常每小时滑行 8～9 km，每日的滑行总距离以不超过 60～70 km 为宜，中途要安排适当的休息时间。

冰雪运动竞争性强、速度快、器械尖利，因此要加强安全教育、防止运动伤病的发生。滑雪时，滑行速度较快，途中地形、地物情况复杂，容易发生外伤事故。此外，白雪对阳光紫外线的反射作用较强，易发生光射性眼炎（雪盲），运动员必须佩戴深色防护眼镜。滑冰场地，要求冰面平整、无裂缝、无杂物，并按规定放置防护设备，运动员按规定方向、路线滑行。此外，天然冰场的冰层厚度应达到 25 cm 以上。

进行冰雪运动时，由于气温低易引起冻伤。因此，运动时要选择合适的衣着，既要保暖，又要便于运动，冰鞋和滑雪器材要符合体育卫生要求。

长距离冰雪运动途中应备热饮食，每日食物的热量应保持在 18 832.5～20 925 kJ。

训练和比赛时，冰雪场地应有医务人员值班，做好随时急救伤病员的准备，在进行超长距离或多日比赛时，沿线应适当设置急救站。

六、武术运动的医务监督

武术是我国传统的体育项目，有着悠久的历史，深受广大群众的喜爱。但在练习过程中，常因动作难度的不断加大，或对打时的失误而造成损伤；常因压腿、正踢腿和劈叉时用力过猛，或因局部负担量过大而引起股后肌群或内收肌群拉伤；跳起落地不稳、场地不平和动作错误等引起踝、膝和腰部的扭伤等。因此，教学训练中要循序渐进，合理安排运动量，做好运动场地和器械的检查。双人对打时，双方动作要密切配合，所使用的器械不能锋利，切实做好运动损伤的预防。

第十五章 青少年常见的运动性疾病

青少年面临着身体生长发育和运动能力提高的双重压力。如何在不影响身体正常发育的同时又能在运动能力及身体素质等方面得到充分的发展，始终是青少年在运动训练中亟待解决的问题。本章介绍了处在发育期的青少年进行运动训练时经常遇到的运动性疾病，为从事青少年训练和体育教学的教练员和体育教师进行科学训练提供了有价值的参考。

第一节 运动性腹痛

一、概念

运动性腹痛指由运动引起或诱发的腹部疼痛。此病症多发生在运动过程中或结束时，严重时常使运动者被迫中止运动。运动性腹痛多见于中长跑、竞走及长距离自行车等运动项目。其疼痛的程度多与运动量、运动强度和运动速度等因素有关。

二、发病机理

运动性腹痛的根本发病机理是青少年身体的机能、素质，以及平日运动锻炼、饮食卫生习惯与所从事的运动项目、运动负荷、运动强度的不适应。人体在剧烈运动中，由于对运动负荷的不适应，会产生不良应激反应，具体表现为运动中心血管系统的血液动力学障碍、呼吸肌痉挛、胃肠道局部血液循环障碍等。而腹腔内外疾患的病理性因素仅是发病机理中的一个次要方面。

（一）心血管系统血液动力学障碍

青少年身体正处于生长发育阶段，心血管机能尚未发育完善。在此前提下，由于部分青少年平日体育锻炼基础较差，心血管系统的机能相对较弱，倘若在运动前又未认真做好准备活动，在剧烈运动中，心血管系统的机能水平就难以适应运动的负荷和强度，心脏搏动不充分或无力，影响了心腔内血液的排空和静脉血液的回流入心，致使下腔静脉压力上升，从而肝脾静脉回流受阻，血液淤积在肝脾内，肝脾因淤血而肿胀，增大了肝脾的张力，使其被膜上的神经受到牵扯而产生疼痛。疼痛性质多为胀痛或牵扯痛，疼痛部位在两侧肋部。

（二）呼吸肌痉挛

部分青少年在训练、比赛中情绪高度紧张，未掌握好或注意不到呼吸节律及动作的协调，以致呼吸肌活动紊乱、呼吸急促而浅、呼吸肌舒缩不协调、过于频繁紧张地收缩，引起呼吸肌疲劳，发生痉挛或微细损伤。此外，运动速度或强度增加太快，心肺机能赶不上肌肉工作的需要，导致呼吸肌缺氧，也促使了呼吸肌的痉挛，加剧了疼痛的反映，其疼痛性质多为锐痛。

（三）胃肠道局部血液循环障碍与饮食刺激

剧烈运动和情绪紧张使交感神经占优势，胃肠血管收缩，胃肠道局部血液循环发生障碍，其循环血量减少，致使胃肠道缺血、缺氧，胃壁、肠壁和肠系膜上的神经受到牵扯，胃肠道平滑肌发生痉挛，从而引起腹痛，疼痛性质可为钝痛、胀痛，甚至是绞痛。饭后过早参加运动，运动前喝得过多（特别是水或者碳酸性饮料）、吃得过饱或吃了难消化的食物（如豆类、薯类、牛肉），空腹锻炼（胃酸和冷空气对胃的刺激）等原因使胃肠受机械牵引，容易引起胃肠道痉挛。

三、处理措施

发生运动性腹痛时，不要紧张，应降低运动强度，如减慢速度，及时调整呼吸节奏，加深呼吸。如进行球类运动，腹痛运动员可以暂时下场休息。用手按压疼痛部位并弯腰跑一段距离，做几次深呼吸，疼痛会减轻或消失。如果上述处理效果不理想，应该立刻停止运动。可以口服阿托品、十滴水，并饮用少量的热盐水，一般来说腹部疼痛可以减轻或消失。若通过上述处理，腹部疼痛仍然没有好转，应及时将伤员送到医院做进一步的检查。

四、预防措施

1. 遵守科学训练原则，循序渐进地增加运动量，加强身体全面训练，提高心肺机能。

2. 合理安排饮食，运动前不宜进食、饮水过多，进餐后休息 1.5 ~ 2 h 方可进行运动。

3. 运动前准备活动要充分，运动中要注意呼吸节奏，中长跑时要合理分配速度，对于各种引起腹痛的疾患，应及时诊治。在彻底治愈之前，应在医生指导下，进行适宜的体育锻炼。

4. 一般女运动员在月经期间，运动量的安排要适当减少，要循序渐进，逐步养成经期锻炼的习惯。月经期间一般不宜参加比赛。

第二节 运动性休克

一、概念及发生机理

运动性休克（Athletic Shock）是在特定的运动环境中，人体因受到各种不利因素的侵袭，而迅速出现循环系统及其他系统功能急剧下降的一种病理状态。多见于平时体育锻炼较少的人，尤其是青少年学生。赛前过分紧张、激动或带病参加训练或比赛，常为其诱因。

青少年缺乏必要的体育卫生知识，在运动前准备活动不充分，难以控制情绪，在运动中不注意控制调整呼吸节奏，在运动后没有进行放松等，会增加运动性休克发生的概率。运动性休克早期，青少年常常感到呼吸困难、胸闷、头晕、心率急增、肌肉酸软无力、动作迟缓不协调，甚至想停止运动。运动性休克中期，即在运动结束的一段时间内，青少年可出现烦躁不安、焦虑或激动、面色苍白、口唇和甲床略带青紫、出冷汗、肢体湿冷，可有恶心呕吐、心跳加快、心肌收缩压偏低舒张压升高故脉压减低、尿量减少等症状。运动性休克后期常常因休克的程度而异，除上述表现外，还会出现肢体软弱无力、表情淡漠、反应迟钝、意识模糊、脉搏细速按压稍重即消失等症状。

人体在剧烈运动时，毛细血管网开放量较安静时增加 3 倍。在运动过程中，下肢部位的静脉扩张，静脉管容量也明显增加。由于下肢静脉远离心脏，其血液回心的力量主要靠肌肉收缩时对血管壁的挤压作用和吸气时胸腔产生的负压作用。在剧烈运动后，如果立即站立不动，使下肢的毛细血管和静脉失去肌肉收缩时产生的挤压作用，血液由于重力作用而淤积于下肢扩张的静脉和毛细血管。同时，由于运动时呼吸急、浅，减少了胸内负压，阻碍静脉回流，使回心血量大幅度下降。加之运动时心率加快，心脏每搏输出量减少。此时，全身血容量虽无改变，但有效血循环量却急剧减少，表现在心脏回血量及输出量骤减，导致人体各重要脏器血流灌注量不足，组织缺血、缺氧。因无氧代谢增加，机体发生了严重的代谢紊乱，瞳孔缩小，对光反射正常或迟钝。重度时，患者意识模糊，知觉丧失，面色苍白，四肢厥冷，周身大汗或无汗，呼吸浅表，心率慢并伴有节律不齐，脉细弱或摸不到，血压下降甚至测不出，瞳孔缩小或扩大，对光反射迟钝或消失，也可出现抽搐、大小便失禁等症状。

二、处理与预防措施

当青少年出现休克早期症状时，应立即搀扶，尽可能让其继续行走，使下肢肌肉收缩，促使血液回流，使症状消失。倘若出现中度休克，患者无能力行走或已经昏倒，应将患者平卧，头部放低，双下肢抬高，或由同伴二人抬其双下肢，由小腿向大腿做按摩或揉搓，以使血液尽早回流入心。在知觉恢复以前，不可给任何饮料或服药。如有呕吐，应将其头偏向一侧。必要时可使用血管收缩药，如麻黄素或肾上腺素皮下注射。若呼吸停止应做人工呼吸或皮下注射呼吸中枢兴奋剂，也可做 50%葡萄糖静脉注射等抗休克处理。病情较重者，经现场急救后，立即送往医院抢救。

运动性休克主要由于青少年运动者平时体育锻炼水平较差，心肺功能适应性不足，运动前未做准备活动，贸然投入运动而造成的。因此，预防运动性休克，应从加强体育锻炼入手，使运动员能适应激烈运动下机体各部分功能的改变。赛前，应了解青少年的精神状况和身体状况，充分做好准备活动。运动结束后应继续慢跑，做好整理活动并做深呼吸。在比赛的现场应有医务人员做好救护准备。

第三节 过度训练

一、概念及发生机理

过度训练也称"过度疲劳"，是由训练安排不当造成机体的慢性不适应所引起的综合征，是运动员生理或精神上过度紧张及异常的心理和生理反应的结果。过度训练又分为一过性的训练过度和长期慢性的过度疲劳，是训练和恢复之间不平衡而造成的，教练员应对避免过度训练给予足够的重视。青少年过度训练的临床症状主要有：

1. 不良心理表现和神经系统症状：早期的过度训练主要表现为疲惫无力、不想参加训练、失眠多梦、头昏头疼、精神不振、心情烦躁、容易激动、反应迟钝、注意力不集中、记忆力衰退、对运动有厌烦情绪等。

2. 心血管系统症状：气短、胸闷、呼吸困难、心悸、脉搏明显增快、血压通常升高或有时也异常降低、呼吸性心律不齐并出现期前收缩或突发性心动过速。

3. 呼吸、消化、泌尿系统症状：肺活量和肺通气量下降，呼吸代谢方面的变化为耗氧增加、摄氧量减少。此外，伴有肠胃机能紊乱，如食欲下降、腹痛、腹泻或便秘，出现尿蛋白、血尿。女运动员可能出现月经紊乱。

4. 免疫系统症状：血红蛋白明显降低、白细胞总数增高，而血淋巴细胞、巨噬细胞减少。

过度训练的发病机制主要是在教学训练中，负荷安排不合理，未遵循青少年生理、心理特点，训练方法过于单调，制定目标过高，使青少年持续进行无明显节奏的大运动量训练，造成机体长久性疲劳，使大脑皮层兴奋与抑制过程之间的均衡性遭到破坏，使原来的动作技能丧失，引起组织器官系统失调。在日常生活中，生活不规律，睡眠不足，学习生活环境欠佳，没有及时补充营养，造成体内糖、脂肪、蛋白质、无机盐、维生素摄取不足，使得作用于机体的各种生理刺激超过限度，无法进行良性适应，导致变成病理刺激，在这种环境的长期影响下可造成运动员皮层下功能紊乱，而出现一定病症。

二、处理与预防措施

过度训练的恢复治疗主要包括以下几个方面：①在训练上，调整运动量，减小运动强度，缩短训练时间，合理安排训练内容，改善训练环境，必要时可暂停专项训练；②在心理上，采用放松练习、呼吸节奏调整练习、自律放松暗示、默念调节及催眠放松疗法等；③在营养上，注意饮食搭配，保证脂肪、蛋白质、碳水化合物的摄取，还应注意补充维生素C、维生素E、维生素A、维生素B及无机盐和矿物质；④在治疗方法上，采用局部或全身按摩、温水淋浴、磁疗、紫外线照射、针灸、电刺激振动肌肉放松等物理恢复方法，加快代谢产物消除，改善神经肌肉的营养状况，并消除肌肉僵硬和降低紧张度，使身心得到积极的放松和休息。

过度训练的预防措施主要有：①根据青少年的生理、心理特点，科学安排训练，充分考虑其机体生理特点和负荷可接受性；②每次训练中和训练后，教练员应把握负荷量与恢复过程的统一性、合理性，同时应循序渐进，运动量和强度具有明显节奏性；③青少年应安排、调整好自己的生活环境和日常活动，在友好、愉快的群体氛围中生活和进行体育活动；④合理补充营养，保证高能量、高蛋白、高碳水化合物等饮食的摄取；⑤应加强医务监督，定期测量血压、尿样检查等，及时发现青少年在运动时的不良反应。

第四节 肌肉痉挛

一、概念及发生机理

肌肉痉挛俗称"抽筋"，是由于肌肉发生不自主地强直收缩而引起肌肉僵硬、酸胀、疼痛，常发生于大腿、小腿、腰背腹或足部。青少年从事短跑、长跑、越野跑、马拉松、跳跃等项目时发生较多。

肌肉痉挛的主要原因有：

1. 寒冷刺激。在寒冷环境中从事剧烈运动或比赛时，若未做准备活动或准备活动不充分，以及运动或比赛间歇时身体保暖不好而受到冷风的吹袭，肌肉受到寒冷的刺激后，神经兴奋性增高，且运动产生大量的乳酸堆积，以致微循环障碍而引起肌肉痉挛。

2. 大量排汗，导致电解质丢失过多。在高温环境下从事长时间的剧烈运动或比赛时，参与活动的肌肉供血量增多，皮肤微循环加强，且交感神经兴奋性升高，体内排汗量增加。当机体大量出汗后，会使机体内的水分急剧丧失，还将不同程度地丧失电解质（如 Na^+、K^+、Mg^+、Ca^{2+} 等）、糖类、腺体分泌物、水溶性维生素等，最终使体内水盐代谢失调，引起周围循环衰竭，致使神经肌肉兴奋性增高而发生肌肉痉挛。

3. 肌肉连续收缩过快、强度过大。有不少项目要求运动员的局部肌肉持续长时间地进行单调的重复动作（如快速跑跳中下肢肌群反复做屈伸、蹬踏起跳等），然而这些单调的重复用力动作使肌肉过快地连续收缩，且放松时间又短，以致收缩与放松不能协调地交替进行，极易造成训练水平不高的青少年运动员的肌肉组织出现肌张力增高、弹性减退、僵硬继而引起肌肉痉挛。此外，当局部肌肉处于疲劳状态时做强度过大的突然用力的快速动作，更易引起肌肉痉挛。剧烈运动造成局部缺血，可产生某些致痛物质，当这些物质堆积到一定程度时，会刺激肌肉内的痛觉神经末梢，引起疼痛，而疼痛反射性引起肌肉痉挛。

二、处理治疗与预防措施

对于青少年运动员肌肉痉挛，应根据不同项目、不同发病原因进行针对性的处理治疗。

1. 对于因受凉而引起的肌肉痉挛，平时除了加强体能锻炼，提高运动员机体的耐寒能力外，在运动训练或比赛中还应做充分的准备活动，并注意身体的保暖，勿久吹冷风，歇憩片刻时应避免消极性休息。一旦发生肌肉痉挛，应及时牵拉痉挛肌肉，使之缓解。

2. 对于因大量排汗，体内水盐代谢失调的肌肉痉挛者，应及时补充含 Ca^{2+}、Na^+、K^+、Mg^+ 及维生素 B_1、维生素 B_2、维生素 C、维生素 A 的饮料。在炎热的盛夏，每次运动前还可给运动者服用糖衣盐片，这对预防机体缺乏电解质所引起的肌肉痉挛效果较好。近年来，国外一些运动医学专家运用冷按摩（用冰按摩）来治疗局部及全身肌肉痉挛效果显著。这主要是因为冷按摩能使神经传导能力明显下降，神经传导速度减慢，引起肌张力下降，从而减少反射性的肌肉痉挛。运动员在每次大强度、大运动量训练课后，进行高温盆浴、冰按摩、下肢热水浸泡、电振动按摩、松弛练习等，对消除运动员个体神经肌肉器官的过度疲劳，预防全身及局部肌肉痉挛均有益处。

综上所述，青少年应加强体育锻炼，提高身体对寒冷的适应能力。运动前充分做好准备活动，对容易发生痉挛的肌肉适当按摩。夏季运动出汗过多时，要及时补充水、盐和维生素 B_1。游泳下水前，应用冷水淋湿全身，使机体对冷水的刺激有所适应；水温较低时，游泳时间不宜过长。冬季运动要注意保暖，疲劳时不要进行剧烈运动。

第五节 运动性脱水

在运动时，尤其是在热环境中运动时出汗量增加。如果没有足够饮水，就会造成纯体液的丢失以及过度缺水。脱水常常伴有电解质平衡的破坏，电解质通过汗液和尿液大量流失，不仅影响细胞和系统的功能，还会降低人体的运动能力。即使是少量的脱水（1%体重），也会增加心血管系统压力，使心率的变化与运动强度不协调，并且限制人体从收缩肌肉传送热量到体表散热的能力，致使体温升高，进而导致运动能力下降，发生热损伤的可能性也相应增加。

失水量为体重的 2% 可认为是轻度脱水，而机体极小比例水分的丢失都会影响运动员的耐力，并增加中暑的可能性。在运动过程中采取适宜的补液措施，可以帮助运动员消除或减轻水、电解质平衡紊乱对机体生理功能和运动能力的影响。

在参加任何体力活动之前必须确认身体有足够的水分。在准备活动前 20 ～ 30 min，每公斤体重补充 7 ～ 8 mL 的液体就能达到这个目的（42 ～ 45 kg 的青少年补充 400 mL）。大量的液体在胃中的排空速度很快，但是对于运动员来说，仍然感觉不舒服。所以，运动时建议每 15 min 喝少量的液体（每千克体重补充 2 ～ 3 mL，45 kg 的青少年补充 90 ～ 135 mL）。同时选择的饮料必须具有刺激进一步饮用的特性，要鼓励青少年在口渴之前补充水分。含电解质和碳酸盐的饮料能引起口渴，从而促使青少年进一步饮用，特别是葡萄和柑橙口味的饮料。鉴于青少年比成年人丢失的钠和氯化物少，青少年补充水分的饮料要比成年人的稀薄一点。

第六节 女子体育卫生

一、女运动员三联征

在过去的 25 年里，女性青少年参加体育运动的人数大大增加，这同时增加了人们对这一群体独特的新病症的认识。1992 年，"女运动员三联征"一词被用来形容三种在女性运动人群中发现的明显且频繁相关联的疾病：进食障碍、闭经和骨质疏松。单独的每种疾病都会导致显著的并发症，并且当一起出现时具有更加不利的效应。所有女性运动员，从精英水平到休闲运动水平，在任何体育项目中，都有患三联征的危险。然而，女运动员参加需要控制体重的体育比赛或需要利用低体重达到在美学上令人满意效果的体育项目（如芭蕾舞、体操、花样滑冰等），患三联征的危险性会增加。虽然三联征还没有被很好地解释，但它可能会逐渐发生，从有意或无意的进食障碍模式开始，进展至月经失调，最后导致骨密度降低和骨质疏松。

（一）进食障碍

进食障碍主要发生于青春期晚期和成年早期的女性。社会文化的影响是导致进食障碍发生率逐渐增加的主要因素，随着越来越强调"纤细"或"减肥"，追求人体的魅力和外观成为青少年关心的主要问题。而女子在激素方面处于非常不利的境地，发育开始时，雌性激素会导致身体脂肪堆积增加，因此，青少年女性面临一种矛盾：激素引起的身体脂肪增加和社会文化对身体苗条的期望。

在运动领域，由于项目要求，进食障碍常发生于以下项目：① 表现性运动项目，如体操、花样滑冰和跳水，这些项目是依据表演时的外观进行评分的；② 耐力性运动项目，用最短的时间完成规定的距离，对体重的要求近乎苛刻；③ 以体重分级的运动项目，如拳击、举重和摔跤，运动员必须达到规定的体重才能参加比赛，赛马师也属于这类人群。

女性进食障碍的原因很复杂，包括社会、心理、生理等因素，对运动员来讲，还有一个特殊的因素即对运动成绩的完美主义期望和认为体格大小与运动成绩成反比的观念，受到家长或教练员的严格控制也是造成进食障碍的原因。有 15% ～ 62% 的年轻女运动员患有进食障碍，非运动员同龄人患有进食障碍的比例仅为 3%。

进食障碍主要分为神经性厌食症（Anorexia Nervosa，AN）和神经性贪食症（Bulimia Nervosa，BN）。神经性厌食症指个体通过节食等手段，有意造成并维持体重明显低于正常标准为特征的一种进食障碍，属于精神科领域中"与心理因素相关的生理障碍"一类。其主要特征是以强烈害怕体重增加和发胖为特点的对体重和体型的极度关注，盲目追求苗条，体重显著减轻，常有营养不良、代谢和内分泌紊乱，如闭经等。神经性贪食症又称"贪食症"，是以反复发作性暴食，并伴随防止体重增加的补偿性行为及对自身体重和体形过分关注为主要特征的一种进食障碍。主要表现为反复发作、不可控制、冲动性地暴食，继之采取防止增重的不适当的补偿性行为，如禁食、过度运动、诱导呕吐、滥用利尿剂、泻药、食欲抑制剂、代谢加速药物等，这些行为与其对自身体重和体形的过度和不客观的评价有关。神经性贪食症的发病年龄在青少年中常常较神经性厌食晚，平均起病年龄通常在 16 ~ 18 岁。

（二）闭经

最常见的闭经类别是原发性闭经和继发性闭经。原发性闭经也被称为延迟月经初潮，是指年龄 16 岁以上的女孩不存在月经但出现了第二性征。继发性闭经是初潮后和怀孕以外 3 个或更多连续月经周期缺乏。据报道，运动员继发性闭经的患病率为 2% ~ 3%，普通人群为 5%。运动员继发性闭经可能是不同的因素所致，如月经功能障碍，运动员的竞技水平，训练的强度，持续时间和频率等。常见继发性闭经的原因就是单纯的体重下降。一个常用的诊断鉴别要点是单纯的体重下降引起的闭经，闭经紧随在体重下降之后，而患神经性厌食症女子的闭经出现在体重下降之前。

年轻的大强度训练的竞技性运动员闭经发病率明显高于一般的人群。但是，必须认识到月经周期长短的变化不会引起闭经。

（三）骨质疏松

骨质疏松症（osteoporosis）是由多种原因导致的骨密度和骨质量下降，骨微结构破坏，造成骨脆性增加，从而容易发生骨折的全身性骨病。骨质疏松症分为原发性和继发性两大类。原发性骨质疏松症又分为绝经后骨质疏松症（Ⅰ型）、老年性骨质疏松症（Ⅱ型）和特发性骨质疏松（主要发生在青少年）3 种。

正常情况下，骨量是在青春期获得的，直到 18 岁时，大多数女性骨量都能达到峰值骨量的 95%，一旦达到高峰，女性每年就会失去大约 1% 的骨量，直到更年期，更年期以后骨丢失率增加 10 倍。当一名年轻运动员出现闭经时，她可能正在损失已经累积的骨矿物质，或者在关键时期没有累积足够数量的骨矿物质。闭经持续时间越长，骨矿物质流失的程度越高。20 岁的厌食症女性会呈现出与 50 ~ 60 岁女性类似的骨骼结构。低骨矿物质密度不仅会增加患骨质疏松的概率，还会增加女运动员骨折的概率。

二、运动性月经失调

运动性月经失调（Athltic Menstrualcycle Irregularities，AMI），是女运动员参加训练后常见的医学问题。20 世纪 60—70 年代，有报道顶尖女运动员运动性月经失调的发病率为 10% ~ 35%，个别报告为 59%。近年来，运动性月经失调的发病率有增多的趋势，究其原因与长期运动以及长期运动引起的其他因素有关。这些因素包括：体重降低、精神应激等。

从训练本身来说，训练强度越大，应激性精神障碍越大。但每个女运动员引起月经失调的"阈"是不尽相同的。女运动员月经期的运动能力如何呢？目前比较一致的意见是月经前期身体机能状况最差。大多数年轻运动员在月经期不影响运动成绩，但有个体差异。耐力项目（如网球、划船等）

运动员在月经期运动能力欠佳，而排球、篮球、游泳、体操等项目运动员比耐力项目运动员情况稍好，但仍低于她们的正常水平。

对女性运动员在月经期间进行运动训练的一般体育卫生要求如下：

1. 经期应避免过冷、过热的刺激，特别是下腹部不宜受凉，以免引起痛经或月经失调。

2. 经期第一、二天应减小运动量，运动时间不宜太长，特别是月经初潮不久，周期不甚稳定者，否则易造成月经失调。

3. 经期不宜从事剧烈运动，尤其是震动强烈、增加腹压的动作，以免造成经期血量过多或影响子宫正常的位置。

4. 经期一般不宜下水游泳，以免造成感染。

5. 有痛经、月经过多或月经失调者，经期应减少运动量、运动强度或训练时间，甚至停止体育活动。

第七节 青春期高血压

一、概念

近年来，高血压在青少年中的发病率呈上升趋势，对青少年身心健康造成一定威胁。目前，青少年高血压的诊断、评估、治疗等方面都已取得很大进展，但由于青春期高血压症状缺乏特异性，而青少年运动员又是一个比较特殊的群体，因此，青少年运动员青春期高血压的防治工作需要更多重视，做到早发现、早治疗，及时调整运动训练计划，为青少年打好健康基础。

青春期高血压一般是青少年发育过程中的暂时现象，多见于身体发育良好、身高增长迅速的青少年，表现为：处于安静状态时血压高于 140 mmHg，收缩压较高，但一般不超过 150 mmHg，并有起伏，而舒张压在正常范围。据统计，青春期高血压发生的高峰年龄为 15～16 岁，以后逐渐减少。患有青春期高血压的青少年运动员，多数平时无明显的症状表现，即无头痛、头晕等自觉症状，只有在运动量过大或过度疲劳时才表现有轻微的头晕乏力等症状。因此，合理安排运动量与运动强度对于青少年运动员是必要的。

二、形成原因

青春期高血压在本质上区别于病理性高血压，是人在生长发育过程中特定阶段的特殊生理现象，当人发育成熟后自行消失。虽然青春期高血压多是暂时的，但必须得到重视。

青少年出现血压偏高的主要原因有：

1. 生理性。进入青春期后，人体各个系统在形态、机能方面都出现了明显变化，脑垂体、性腺等内分泌腺的活动比较旺盛，促进全身组织、器官迅速发育，心脏的功能也相应增强，而心血管系统的调节机制却出现了不协调的现象。

2. 与发育有关。在青春期，由于性腺、甲状腺分泌旺盛，交感神经对心脏紧张性影响加强，神经体液调节不稳定，情绪易波动，运动过程中心率增加显著，这也是血压升高的原因之一。

3. 生活习惯。某些不良的生活习惯会间接造成青春期高血压，如吸烟、酗酒、食盐量较多。

4. 遗传。高血压病有遗传倾向，父母患高血压的青少年，也有患高血压的可能。

三、训练注意事项

（一）运动疗法的降压作用

有氧训练的降压效果已经得到肯定，经典的运动治疗以有氧运动为主。有氧训练使安静时收缩压降低 2% 或 4 ~ 13 mmHg，安静时舒张压降低 1% 或 3 ~ 18 mmHg。科学锻炼常用的运动强度指标是运动时最大心率达到 180 次 / 分（或 170 次 / 分）减去年龄的数值，运动频率一般每周 3 次，每次持续 30 ~ 60 min。通过规律运动产生的降压作用主要表现在训练 10 周以后，而且运动训练的降压作用无性别差异。

（二）青春期高血压运动员进行训练的注意事项

患有青春期高血压的运动员，一般可以继续参加运动训练，但要加强医务监督，定期检查身体，暂不宜参加足球、篮球、举重和器械体操等运动。运动前根据不同身体状况决定运动种类、强度、频率和持续时间。

四、预防措施

（一）在整个训练周期过程中加强必要的生理监控

生理监控的方法可采用教育学观察法，简单的生理指标测量法（如测量晨脉、心率、血压以及生化指标等）。教练员应从青少年身体发育及成长实际情况出发，合理安排训练量与强度，多观察运动员平时的训练规律及精神状态。

（二）适当调整训练内容

为了预防青春期高血压，平时应加强呼吸肌的训练，提高呼吸深度（用深而慢的呼吸代替浅而快的呼吸），并且注意培养呼吸与动作的协调性。

对已经出现青春期高血压的青少年，在训练内容安排上可做适当调整，多安排有氧练习，例如慢跑、有氧操等，而尽量少安排有憋气动作的无氧练习、大强度静力收缩练习。在训练过程中，如无不适症状则可继续活动，但运动负荷一定要适当。

（三）建立良好的个人生活习惯

科学合理的饮食习惯对于身心极速发展的青少年来说是极其重要的。这就要求青少年必须做到在饮食上平衡搭配，既要保证蛋白质、碳水化合物和脂肪等营养均衡摄入，又要保证每天盐的摄入量不超过 6 g。此外，规律的生活作息制度也非常重要，可有效减少应激因素等造成的血压升高。

第十六章

酷热和寒冷气候中的运动适应与损伤防护

特殊的环境和气候也是造成运动员运动损伤的重要原因。目前，高温疾病的相关研究和认识已经较为充分，随着冬季项目的广泛开展，寒冷气候下的运动训练和伤病预防已经成为保障运动员正常训练和比赛的重要工作之一。教练员在安排训练和比赛时，应充分考虑气候因素的影响，保证运动员的安全。

体温可以通过行为和生理的方法进行调节。调节体温的行为手段指有意识地选择适宜的环境，体温的生理调节包括对代谢生成热的调节，对血液从身体核心向外周流动以及对出汗的调节。在运动时，肌肉产生的代谢热比安静时要高出 15 ~ 29 倍，这种热通过对流传热的方式从体内向外周传导，并最终以蒸发、对流、传导和辐射的方式由身体散发到外环境中去。

体温调节功能受到各种环境条件、身体和生理状态的影响：环境条件因素包括周围环境的温度、空气湿度和风速；身体因素包括体格的大小、身体成分及身体表面面积与体重的比例。对于特定的环境条件和身体特点而言，人体在热环境中对运动的生理反应受到个人环境习服（acclimation）的状况、有氧素质水平和身体含水量的影响。

第一节 体温调节

体温调节的有效性表现为在热环境和冷环境中完成各种运动时，人体对热和冷的耐受力，以及体温和心率的稳定程度。

一、热耐受力

温度适宜的环境里，青少年和成年人之间的运动耐受力及体温调节功能相似，青少年有能力达到体温的平衡。当温度升至 40℃ 或以上时，青少年的热耐受力就会开始降低，平均体温或每公斤体重所储存的热量比成年人高。女孩在高温环境中运动时常有眩晕和恶心等感受，但是成年女子运动员很少有这样的现象。青少年耐受力下降和体温调节功能不足的原因包括：出汗率低下，使蒸发导致的冷却能力降低；心血管调节功能不全。

在温暖的环境里，当周围温度与皮肤温度接近或略高于皮肤温度时，青少年能够耐受中等强度的运动至少 1 h，虽然不是所有的青少年都如此。但是与成年人相比，青少年的体温和热的贮存有时高于成年人。因此，青少年与成年人之间在温暖环境（而不是极端环境）里存在的差异，可能是长时间暴露在这种环境之后显现出来的。

二、冷耐受力

寒冷环境中，体格大小和身体成分对于体温的调节具有重要的意义。在 8 ~ 18 岁范围内的受试者，以 30 m/min 的速度在 20.3℃ 的水中游泳时，儿童在水中停留的时间短于青少年，冷却率和体表面积与体重的比值之间存在着直接的关系。此外，冷却率与皮下脂肪厚度之间存在着负相关关系。

无论身体大小的差别多大，发育期前和发育早期儿童在冷环境中（5℃）运动（30%VO_2max）都能够有效保持他们的体温。青少年能够比成年人更大程度地通过加快代谢率和收缩外周血管的办法来保持体温。在身体大小相同的两名男孩和两名成年人中，与年龄有关的调节体温方式的差异也表现得很明显，说明这种调节方式的差异与成熟程度有关，而不仅仅与体格大小有关。在中等条件下青少年与成年人的体温调节效果是相似的，而在极端环境条件下，例如当皮肤与空气温差增大时，青少年的调节功能不足就会表现出来。

三、与体温调节有关的身体和生理特征

青少年与成年人之间体温调节的明显差异可能是某些身体上的差异和生理上的差异所导致的，随着生长和发育成熟，这些差异就会减小。

（一）身体的大小

青少年体表面积与体重比值较大，会使他们依赖对流和辐射来消散热量，而减少在一般温度和热环境中对蒸发这一降温功能的使用。然而，在更热环境中，身体从环境吸收大量的热量，依靠蒸发降温来维持体温就很困难了；在更冷环境中，身体消散过量的热量到外界，始终无法从代谢生成的热中得到补偿。

（二）代谢和循环的特征

与成年人相比，青少年移动单位体重所消耗的氧气较多，导致代谢生成的热量增加，这就加大了在热环境中运动时体温调节系统的负担。青少年在冷环境中运动时的代谢率增高会使其进行长时间运动的能力储备变小。

青少年的血容量小，尤其以相对于体表面积或体重来计算时更是如此。因此，青少年需要更大比例的血容量来满足外周循环系统的灌注，特别是当散热系统的负担加重时，这种情况加上在热应激时心搏量的下降以及在高强度下运动时心输出量的降低，限制了热量从体内向外环境传导的能力。

青少年总血容量的较大部分通过外周循环维持合适的冷却，这会造成肌肉和中枢神经系统灌注的不足，最终导致青少年的热耐受力的降低。青少年在冷环境中休息和运动时皮肤温度较低，反映了皮肤血流量的下降，进而减少了热量向外周的消散。

（三）出汗反应

在特定的环境和代谢负载下，青少年的出汗率大大低于成年人。无论以单位体表面积的出汗率还是每一个汗腺的出汗率来表示，青少年的都比较低。单位体表面积和单个汗腺的出汗率是随着身体的成熟而上升的。从青少年到成年人发生的出汗反应的变化可以用汗腺体积以及汗腺功能的改变加以解释。

（四）汗腺的体积和汗腺的密度

在童年时期，汗腺的大小直接与年龄和身高有关。研究报道，成年人活检显示大汗腺的出汗率大于小汗腺的出汗率。在 2 ～ 3 岁时，汗腺的总数量已经确定，此后不再发生变化。所以，体表面积随着年龄的增长而加大，汗腺的密度（单位面积的数量）就会下降，在青春发育期间，肢体和身体中央区域的汗腺数量的比例也会随之变化。

对发育前期、发育中期和发育晚期男孩被热激活的汗腺在热环境中对运动的反应进行比较，发现随着身体发育成熟，在皮肤上的汗腺分布也有差别。年龄小的男孩单位面积上小汗腺的数量较多，而身体发育比较成熟的男孩皮肤单位面积上的汗腺数量比较少，但汗腺的体积比较大。

（五）出汗敏感性和汗腺的代谢

在特定的热负载下，儿童皮肤温度的升高幅度大于成年人。因此在汗腺对体温上升的敏感性上儿童低于成年人。青春发育期，随着汗腺的生长，也存在着对胆碱能和肾上腺素能的刺激敏感性的增高，这有助于出汗率的提高。

在青少年和成年人中观察到出汗率的差异以及在发育期间出汗率的提高，可以用青春发育期间汗腺代谢能力的增强来解释。乳酸是汗腺无氧糖酵解的产物，乳酸的排泄率可以作为汗腺代谢的一个指标。出汗率直接与单个汗腺的乳酸排泄量有关，乳酸排泄量是随着男孩身体的成熟而增加的。汗腺无氧代谢的增强类似于在青春发育期间观察到的肌肉糖分解酶的增加和肌肉无氧功率的增强。因此，从青少年到成年人所看到的出汗率增强的部分原因是青春发育期间汗腺无氧代谢能力增强。

（六）激素状态

在与青春发育变化有关的激素中，有两种激素与体温调节相关，即睾酮和泌乳素。泌乳素能够加强成年人对温度的应激反应，儿童也是如此，这与成年人和儿童的电解质组分有关。

成年人在热环境中运动的内分泌反应得到了广泛的研究，主要集中在激素与体液和电解质平衡的关系方面。醛固酮以及其他在成年人中观察到的应激性激素增加的现象，近来同样也在儿童和青少年中有所报道。

第二节 高温疾病：运动性中暑

一、概述

在热环境中运动的运动员可能遭遇各种与热环境有关的疾病，从较轻的血压过低和头痛到严重的潜在致命的中暑都有可能发生。

血压过低的受害者通常是年轻、健康且积极性很高的人群，由于血压过低没有任何疼痛的感觉，他们不易注意疾病的早期症状，因此运动员在比赛的最后阶段有可能提高了运动的强度，相应也增加了受伤风险。

中暑是指在高温和热辐射的长时间作用下，机体体温调节障碍、水电解质代谢紊乱、神经系统功能损害等症状的总称。运动性中暑是指在高温和通风条件差的环境或烈日下进行体育运动时引发的中暑现象。在高温环境中运动时，皮肤血流量和出汗率增加以利于机体向周围环境散热。但是这会给体温调节增加生理压力，可能会导致长时间运动时的脱水。当体温过高时，热应激可单独损害有氧运动能力。因此，在高温环境中运动时，从事耐力性项目如马拉松、自行车、铁人三项等的运动员易发生运动性中暑。根据发病机制和临床表现不同，中暑一般可分为热射病型、热痉挛型和热衰竭型。它们不是始终界限分明的，在体征和症状上存在着相互的重叠，各种高温疾病是一个连续的统一体，而不是单独的在病理生理实质上相互分开的疾病。

对所有高温疾病的治疗必须集中在降低体温和补充水分上。降低体温的方法包括：停止活动；将运动员移到阴凉处；用凉空气或用冰块冷却的水浸泡；补充水分，症状较轻时可以通过口服补液，在比较严重时通过静脉补液。方法的选择要根据症状的严重程度来决定。

二、中暑的一般类型

（一）热射病型中暑

正常人体温恒定在 37℃ 左右，这是在下丘脑体温调节中枢控制下的产热与散热平衡的结果。机体在运动时产生大量热，除其中 1/4 用于完成运动外，其余均被储存或散发，当产热或储热超过散热时就会出现体温调节系统的超载。

在高温、通风条件差的环境中运动，产热快、散热难，若体温调节出现障碍，可突然出现高热。轻者仅呈虚弱状态，重者可引起昏迷，体温 41℃ 以上，脉搏极快，呼吸短促，甚至可导致心力衰竭或呼吸衰竭而死亡。头部直接受太阳辐射引起的热射病称"日射病"。

（二）热痉挛型中暑

高温环境下运动，身体会大量出汗引起人体大量电解质流失。如果单纯补水，不及时补充电解质，就会使神经肌肉的兴奋性过高，发生肌肉痉挛并伴随疼痛，称为热痉挛。热痉挛轻者只是对称性肌肉抽搐，重者大肌群也发生痉挛，并且呈阵发性。负荷较重的肢体肌肉和腹肌最容易发生痉挛。发生痉挛时患者意识清楚，体温一般也正常。（图16-1）

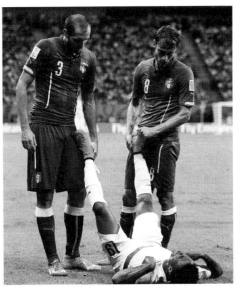

图 16-1 热痉挛型中暑

（三）热衰竭型中暑

在高温环境下运动，身体会大量出汗，丢失水和电解质，加上散热，皮肤毛细血管大量扩张，使回心血量减少，身体有效循环血量下降，导致循环衰竭。热衰竭型中暑的症状为患者先有头痛、头晕、多汗、恶心、呕吐，继而口渴、疲乏无力、焦虑、胸闷、面色苍白、冷汗淋漓、脉搏细弱或缓慢、血压下降、心律不齐。可有晕厥，并有手足抽搐，重者出现循环衰竭。（图16-2）

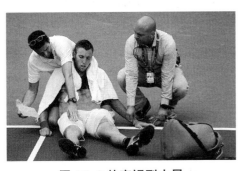

图 16-2 热衰竭型中暑

三、运动性中暑

在炎热环境下运动时心血管系统的不稳定性早期表现为体温升高、心率上升、血浆容量增加和心搏量减少，稳定性恢复后，则表现为血浆容量增加、心搏量增加、心率下降。

热应激对心血管系统的作用表现为皮肤体表血管扩张，血液重新分配，后者在直立体位因引力作用表现更为明显。此时维持血压、有氧运动能力和体温调节成为保持内环境稳定的大问题。

运动性中暑可由体温调节系统在运动时的超载或衰竭所致。超载发生在产热或储热超过散热时，可伴大量出汗，运动时间可维持较长，直肠温度升高直至发生虚脱。衰竭是由于中枢性（丘脑下部）体温调节或周围性反应所致功能的紊乱，使心脏充盈压和心搏量减少，而心率加快。当直肠温度很高后，皮肤和内脏小动脉不能充分收缩，引起血压下降。运动性中暑时直肠温度可高达 $40 \sim 42℃$。

运动性中暑多见于年轻锻炼者，尤其是战士、马拉松跑者和其他项目运动员。运动性中暑与经典中暑不同之处是骤然发生居多。早期判断中暑主要有三组症状：①高热：直肠温度可大于 $41℃$；②中枢神经系统障碍；③皮肤发热、干燥或呈粉红色，这与血液循环状态有关。具备上述 3 组症状则诊断较易。有时症状不典型，则会延误诊断。应该指出的是中暑者在虚脱当时测定直肠温度都高于 $39.5℃$，而送到急诊室后温度可能已下降，这时测得的低温度与中暑的诊断是不矛盾的。

四、运动性中暑并发症

（一）中枢神经系统

中枢神经系统运动性中暑并发症主要表现为意识丧失，如果出现持续性昏迷则预后不良。昏迷在 24 h 内恢复者可不留下精神和神经损害的后遗症。另外，还可出现癫痫、大便失禁、偏瘫、肌肉弛缓等症状。小脑并发症为共济失调、口吃。眼底可见视乳头水肿（Papilledema，又称"淤血乳头"）。但脑脊液压力一般正常。多数人可完全恢复，少数人可遗留不全偏瘫、失语症和精神障碍。

（二）心血管系统

常见的心血管系统运动性中暑并发症有窦性心动过速、心电图一过性改变（T 波低平或倒置）、心排血量下降、舒张压降低、脉压增大。因心肌纤维局部坏死可出现心内膜下出血。

（三）呼吸系统

呼吸系统运动性中暑并发症常见过度通气征象，导致呼吸性碱中毒和肌肉抽搐。严重时可出现急性肺水肿，若不及时处理，可导致死亡。个别中暑者可并发肺吸入症，出现肺梗死。

（四）泌尿系统

泌尿系统运动性中暑并发症常见为急性肾衰，约占中暑患者的 25%。直接热衰竭可引起肾脏广泛性损害，出现肌红蛋白尿症，少尿或无尿，尿中可有蛋白、红细胞、白细胞和管型。

（五）肝胆系统

中暑 $12 \sim 24$ h 内血清胆红素和 AST/ALT 可升高，$18 \sim 36$ h 可达顶峰。

（六）胃肠道症状

中暑者可出现呕吐、腹泻，严重时可出现血性腹泻、黑便等。

（七）其他

体内电解质紊乱，一开始为低钾血症，后转为高钾血症；还可出现低钙血症、低镁血症等。

五、运动性中暑的预防

通过赛前和训练季节前的充分准备，包括正确的补充水分、适当的训练和环境习服以及辨认处于高危的运动员，运动性中暑是可以预防的。

（一）合理安排训练

炎热季节时要安排好训练时间，避免在一天中最热的时间进行。每训练 50 min 后至少休息 10 min。饭后延长午休时间，保证充足睡眠，错开最热的时段（10：00 ~ 16：00），避免在阳光直射下进行训练。应参照运动员的功能数据库，合理安排训练负荷。即使是模拟参赛地炎热气候而进行的适应训练，也应逐步提高运动负荷和高温环境下的驻留时间。

（二）注意水盐补充

安排好炎热天气训练和比赛时的营养和饮水，主要注意适当增加食物中蛋白质的供给量，设法提高运动员的食欲，额外增加维生素 B1、维生素 B2、维生素 C 的补充量等。组织合理的水盐供应，主要是强调运动员宜采取少量多次饮水的原则，禁止一次暴饮，训练或比赛后氯化钠的供给量宜从常温下每日 10 ~ 15g 增加到 20 ~ 25g，可通过电解质饮料、盐片或菜汤等方式提供。

摔跤、拳击、健美和柔道等项目运动员，在比赛前通常要降低 3% ~ 5% 的体重，以便"制造出"较低的体重来适应比赛的需求。事实上，有些摔跤运动员（多数属于轻量级）在赛前减轻的体重达到或多于 10%。作为脱水的后果，身体工作能力会下降，包括力量降低、无氧和有氧功能下降等。此时，一旦出现过度失水，很难在运动中进行纠正。因此，在参加任何体力活动之前必须确认身体有足够的水分。

美国运动医学会最近关于长跑运动时预防热损伤的立场声明中，建议在有组织的公路比赛时每 2 ~ 3 km 要设立一个饮水站，若运动员在每一个饮水站都能喝水，其饮水量对于他们参加这种比赛可能就足够了。在足球、橄榄球、曲棍球等运动项目中，如果环境条件很恶劣，建议将比赛分为 4 个部分，而不是分为上下两个半场，这样可以保证有足够的休息来补充水分。（图 16-3）

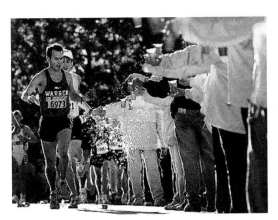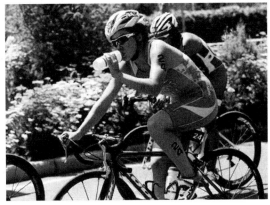

图 16-3 马拉松和自行车运动中补水

（三）重视环境习服和气候习服

环境习服和气候习服是一个过程，在这个过程中身体对热应激自然地加以适应或者通过重复暴露在热环境中来达到对它的适应。生理上的适应包括：①在特定的直肠体温下增强出汗率；②在特定的直肠体温下增加皮肤的血流量；③增加血浆容量；④汗液的再分布，明显减少在汗液和尿液中的盐分浓度，以便减少盐分的丢失；⑤运动时的糖原利用率降低。这些适应过程会带来体温调节功能的改善，提高身体在热环境中的运动能力，使运动员感到更加的舒适。

对于需要到更加温暖的区域比赛的运动员来说，应尽早在赛季前进行适当的习服。成年人通过4～7次在热环境中运动（>50% VO₂max）就可以取得适当的习服，8～14次在热环境中暴露就足以取得最大限度的习服；儿童的习服，可在适宜的气候中运动或者在热环境中休息，这比在热环境中运动会更加有效。需要强调的是，由于习服加快了出汗率，增加了体液的丢失，所以要注意合理补水。

（四）做好个人防护

保证个人有效的睡眠时间，包括夜晚和午休时间。在阳光直射下训练要配备防护用品，如太阳帽、浅色透气性好的衣着，或专门的降温帽等。不要赤裸上身和头部参加体育运动训练，避免阳光直射，造成日射病。如果是在高温环境下比赛，除了进行必需的适应性训练外，防护用具、少量多次饮水也是非常必要的。不要服用利尿剂、促红细胞生成素等违禁药品，因为这些药品会导致血容量下降，血黏度上升，循环系统负荷加重，散热降低。（图16-4）

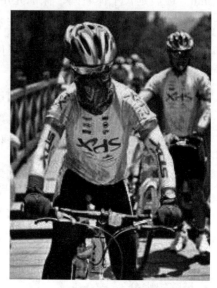

图16-4 自行车运动中避光防护

（五）做好医务监督

教练员和运动员，特别是队医，应该掌握先兆中暑的症状、轻型中暑的合理处置以及重症中暑现场急救措施。运动员训练结束后应测一次体温，以预防延迟性中暑的发生。常备解暑药品和添加药物成分的清凉饮料。

六、运动性中暑的处理

运动性中暑的场地急救要保持患者呼吸道畅通，测量血压、脉搏、直肠温度，有条件可进行点滴输液，严重者要及时送往医院抢救。热射病如不及时采取有效的抢救措施，死亡率为5%～30%。

热衰竭和热痉挛患者应转移到通风阴凉处休息。用4～11℃凉水摩擦皮肤，使皮肤血管收缩以加速血液循环，加用风扇吹风。在头部、腋窝、腹股沟放置冰袋以降温。热痉挛患者口服凉盐水、含盐饮料，或静脉补给生理盐水和氯化钠，服用十滴水或藿香正气水，可迅速好转。有循环衰竭者由静脉补给生理盐水。一般患者在30 min至数小时内即可恢复。（图16-5）

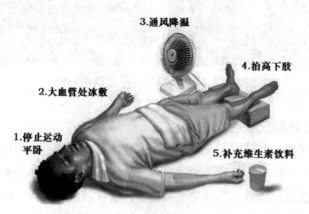

图16-5 中暑处理

七、处于高温疾病危险的儿童群体

在预防高温疾病中，最基本的任务是要辨认出处于热环境中容易引起功能障碍的高危人群。有些牵涉到出汗机制的疾病（如囊性纤维化、出汗不足综合征）或者心血管系统疾病（如先天性心脏病、糖尿病）都会损害体温调节的有效性。

虽然儿童滥用药物不是很普遍，但是在青少年中这种现象正在成为问题。滥用药物能够改变体温调节功能是由于药物的生理和行为作用。苯丙胺和其他刺激剂会增加产热并使体温升高，利尿剂会造成身体水分减少和电解质平衡失调，而 β-阻滞剂和阿托品能够影响到心血管系统功能和出汗功能，产生有害的影响。

在儿童群体中，两种情况是值得注意的：肥胖和高温疾病史。

（一）肥胖

肥胖的人热耐受力低于身体脂肪少的人。在冷环境中皮下脂肪作为隔热层可以防止热的传导，但在热环境中则阻止热的散发。此外，脂肪的特异性热量较低（1.68 kJ/g/℃）意味着一个特定的热负载会使身体脂肪多的儿童体温升高较大。所以，运动产生的热负载会使肥胖儿童的体温升高和热耐受力降低。在热环境中运动的发育期前男孩，内胚层体型者是与体温过高有相互关系的。与身体脂肪少的人比较，肥胖者每公斤体重的总水分的百分比也较低。

肥胖儿童的特点是体力活动水平低且身体素质低。由于体温的升高与运动强度成正比，当与同伴参加同一个特定活动时，肥胖儿童总是处于不利的地位。

（二）高温疾病史

以前患过中暑的人即便在一般人不会发生高温疾病的条件下也容易再次发生高温疾病，有高温疾病史的人在热环境中运动必须更加谨慎。

第三节 冷环境与运动

一、概述

冬季户外活动参加者人数的增多，造成冻伤的人数也随之增多。当外界温度过低时，身体内支配和控制体温的中枢功能降低，引起体温调节的障碍，可造成局部冻伤。冻伤的发生原因除外界温度过低外，还与潮湿、风大、全身和局部抵抗力下降、肢体静止不动等有关。

在寒冷的户外运动时，人们必须考虑到风寒因素。预防风寒不仅在冬季运动项目中具有重要的意义，在跑步和骑车运动中也很重要，因为那时的相对风速会对暴露在外的皮肤造成冷损伤。例如，时速为24 km的风会使人感受到相当于-10.5℃的气温；时速为40 km的风会使人感受到相当于-16℃的气温。

对于冰雪项目运动员来说，由于天气太冷，不注意保暖，或鞋带系得过紧，致使血液循环不畅，易导致冻伤的发生，冻伤主要集中于面部、手部和脚部等。登山运动员也常发生冻伤，一般在海拔7 000 m以上气温极低的条件下，经几分钟至十几分钟即可引起组织冻结，细胞间隙形成冰晶，致使细胞外渗透压增高，细胞内液渗出，进而造成细胞死亡。因四肢特别是手、足远离躯干，血管口径小，血液行程远，机体的营养和热量不易达到，自然容易发生此类冻伤。同时，7000 m以上严重低氧环境造成血液中氧分压的降低，本身就会加重冻伤组织的缺血坏死。机体在缺氧状态下，还会产生反应性调节，皮肤、骨骼肌等外周血管收缩以保证血液优先供应脑、心等重要脏器，导致四肢末梢缺血、缺氧，这比冻伤更加严重。

水中热传导比空气中快25倍，随着身体运动量的增加，热量的对流也会加大，因此，在水中运动会比在陆地上运动丢失更多的热量。另外，儿童体表面积与体重的比值比成年人大，因此儿童在游泳时就会丢失更多的热量。肥胖儿童能够部分代偿这一缺陷，因为皮下脂肪会起隔热保温的作用，但是发育期前的女孩皮下脂肪比成年女子少，因此更容易发生体温过低的症状。

冷损伤可以是表浅的（冻疮）和全身的（体温过低）。冻疮的早期体征和症状包括局部疼痛和皮肤发红，随着严重程度的增加，皮肤会由红变白。与成年人相比，儿童需要比成年人增加更多的代谢生成热量，因此，随着体力活动时间的延长，儿童可能会更早出现衰竭。

与热习服相反，人体对冷环境的适应是有限的，适应主要表现在增加暴露在外的肢体皮肤的血流量，这种适应能够帮助成年人预防冻疮。增强身体素质可以降低发生热损伤的危险，但对于预防冷损伤并无作用。训练有素的人通常皮下脂肪层很薄，因此更容易发生冷损伤。

二、冷环境对身体功能的影响

（一）冷环境对体温的影响

在冷环境中进行长时间运动会导致身体热量过度散发，并超过机体对体温的调节控制能力，引起体温过低。但环境温度并不是低体温的绝对原因，这还与其他因素有关，如水的影响、气流速度、呼吸等。

（二）冷环境对机体代谢的影响

冷环境可使碳水化合物利用率大幅度增加，同时伴有中度的脂肪氧化作用。在冷环境下，低运动量时耗氧量明显增加，中度活动量时肌糖原利用明显下降而耗氧量不会进一步发生变化。低体温可反射性地引起人体内物质代谢加强，耗氧量增加。

（三）冷环境对骨骼肌功能的影响

冷环境可加快骨骼肌有氧氧化和能量代谢，以增加产热来维持体温。冷环境还可影响外周神经系统，造成皮肤和肢端感觉下降，骨骼肌的协调能力减弱，容易发生肌肉和肌腱撕裂、抽筋等运动性损伤。

三、冷疾患

许多户外运动伴随着寒冷的天气，但运动本身并不需要沉重的防护服，因此，天气会成为伤害身体的因素。在寒冷环境中进行体育运动需要消耗更多的热量，人体为了维持一定的体温，可能会产生寒颤和不适。

（一）低体温症

低体温症的原因主要是在寒冷环境中，人体产热少，体温调节功能差，通过皮肤丢失的热量多，体温不能保持在一定的水平上。当体温下降到35℃以下时，就会发生低体温症，表现为意识障碍、颈项强直、血压下降、心动过缓或心律不齐。

预防低体温症要注意：

1. 户外运动时穿着化纤的内衣，这种面料有助于把汗单方向排到内衣的外层。

2. 人体的多数热量通过头部丢失，因此，在寒冷的天气下运动一定要戴帽子。

3. 了解自己的极限，避免透支，学习判断低体温症的早期症状。

（二）冻伤

冻伤按轻重分为三度。第一度为红斑级，表现为受冻局部搔痒、皮肤苍白、稍肿、疼痛，若处理及时，症状一般持续几小时或 24 h 就可消失；第二度为水泡级，这时除皮肤红肿外，还出现大小不等的水泡，水泡破后流出草黄色液体，患者自觉皮肤发热、疼痛较重；第三度为坏死级，皮肤局部或肢体发生坏死，皮肤呈紫褐色，局部感觉全部消失。运动员中冻伤部位多见于手足末端、鼻尖、两耳及男性外生殖器。以第一度冻伤较多，第三度冻伤较少。

身体的局部冷却可导致组织损伤，范围从表层到深层。暴露在潮湿、低温的寒冷环境下可能会导致霜冻。然而，充分暴露于低于冰点的干燥温度下更容易产生深层冻伤。

1. 表层冻伤

表层冻伤仅涉及皮肤和皮下组织。皮肤看起来苍白、硬、冷。触摸受伤区域有硬度感，但是下面更深的组织结构未伤。可以通过浸泡温水（38 ～ 43℃）来缓解，表层冻伤将首先感到麻木，然后有刺痛和烧伤感，注意不要摩擦冻伤区域。冻伤的组织可能在数周内产生水泡且伴随疼痛。

（1）霜冻

霜冻常发生于耳朵、鼻子、脸颊、下巴、手指和脚趾等部位。通常发生在强风、严寒的环境下。皮肤最初看起来很硬，冻伤区域可能不疼，但在 24 ～ 72 h 内会脱落或起泡。

现场紧急处理：冻伤区域可以通过持续用手压（无摩擦），或用嘴吹气来早期治疗。如果冻伤的是手指，可将其放在腋窝下缓解。

（2）冻疮

长期和持续暴露于冷环境中可导致冻疮。脚趾和手指有皮肤发红、肿胀、刺痛和疼痛感。这种不良反应是由外周循环障碍引起的，可以通过防止进一步的冷暴露来避免。（图 16-6）

2. 深层冻伤

深层冻伤是一种严重的损伤，需要立即住院治疗。与表层冻伤一样，组织最初是冷、硬、麻木、苍白的。可用热饮料、加热垫或热水瓶来逐渐恢复组织温度。在复温期间，组织出现红色斑点，肿胀，非常痛苦，之后还可能发展为坏疽，导致组织损失。（图 16-7）

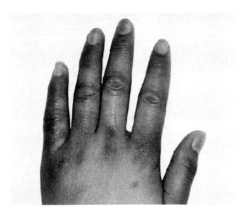
图 16-6 冻疮

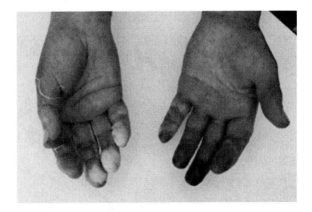
图 16-7 深层冻伤

3. 雷诺病

雷诺病是双侧手、足小动脉或微动脉周缘性异常收缩的疾病。职业性雷诺病可能与使用各种振动工具，而非低温有关。特发性雷诺病的确切病因还不清楚，但常常与长时间处于低温、潮湿环境有关。当然，有时也与自身免疫病有关。一般认为对寒冷的反应为皮肤温度感受器接收低温信息后通过周围神经传到中枢神经系统。为了保温，正常人和病人都发生周围血管收缩，但中枢神经传出的冲动到达周围血管后，收缩仅持续不到 2 min。与正常人相比，低温敏感者下肢温度更低。中枢性冲动消失后，周围性收缩将持续下去，从而推测雷诺病是周围血管收缩、扩张的问题，所以采用中枢性作用的药物对雷诺病无效。（图 16-8）

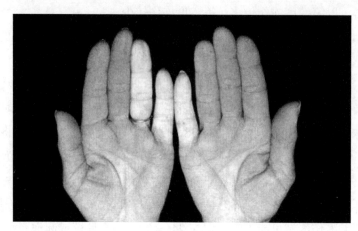

图 16-8 雷诺病

4. 冻僵

冻僵是指整个身体处于低温下。运动性冻僵常发生在马拉松滑雪或长跑发生意外时，表现为低血糖、低血容量和周缘性扩张。骑马登山发生事故、气候骤变、体力不足等也可发生冻僵。运动员在寒冷天气处于脱水状态也会发生冻僵。

四、冷疾患的预防

（一）充分的准备活动

充分的准备活动对于冷环境中的运动是至关重要的。准备活动可以提高体温和中枢神经系统的兴奋性，增强内分泌活动，克服内脏器官的惰性，加快血液循环和新陈代谢，更好地满足冷环境对机体能量代谢的要求，预防运动损伤。

（二）合适的服装

在冷环境中运动要穿着适量的服装以求保温，最好多穿几层衣服，随着运动中代谢产热的增强一层一层地脱掉。

太臃肿的服装不仅会限制运动还会导致体热不易散发，体热的增加导致流汗，被汗浸湿的衣服会促进身体热量的散发而导致体温降低。在运动期间所穿的服装，应随气温、风速、运动负荷和运动持续时间的变化而变化。

（三）呼吸的方法

在冷环境中运动时，尽量采用鼻子吸气，减少张大嘴巴的呼吸方式。鼻黏膜的血管丰富，腔道弯曲，对吸入的冷空气有加温和湿润的作用，可以避免冷空气直接进入并刺激咽喉，引起呼吸道感染、喉痛、咳嗽。

（四）营养补充

在寒冷环境中运动应保证充足的热能供应以适应大量热能消耗的需要，适当增加脂肪及蛋白质的摄入，可以帮助御寒和维持体温。供给充足的水和无机盐，预防脱水以及电解质代谢紊乱。此外，长时间在寒冷环境下运动，应加强糖的补充，以提高肌糖原的储备量并促进糖原消耗后的恢复。

（五）重视冷习服

冷习服是指人体长期暴露于冷环境中，经过自身各系统生理生化的调节，对冷环境产生适应的过程。运动员要想获得在冷环境中运动的能力，必须经过冷习服，以免带来运动损伤。冷习服训练应遵循渐进原则与持续训练原则，体能负荷由小到大，训练时间由短到长。冷习服训练过程应保持连续性，避免中断训练。在获得冷习服之后，仍需坚持训练从而达到保持冷习服效果以及巩固耐低温能力的目的。

五、冷疾患的治疗

轻度面部冻伤可通过保温逐渐恢复，但面部保温时可能发生疼痛。耳部软骨受冻后可发生干性坏疽和腐烂。直接摩擦受冻组织是禁忌的，因为可造成表皮的损伤。肢体冻伤，尤其手、脚冻伤严重时可使指（趾）端脱落。复温的温度为 40 ～ 43℃。虽然用温水快速复温易出现剧痛，但对组织的恢复效果较好。温度超过 43℃可能造成更大的损伤。复温治疗开始后，可把受冻肢体放在温水中浸泡，每天 2 次。在肢体发生屈曲挛缩前就应进行全范围的运动。若冻伤已达深层，可动脉内注射利血平进行治疗，会取得持久的良好效果。动脉内注入 0.5 mg 利血平可使血管立即扩张，并在整个治疗过程中起持续作用。若血管痉挛复发可再次注射利血平。动脉内注射利血平不会引起全身血压的改变。为预防早期感染，复温后出现的皮肤水泡宜小心不要弄破。在多数病例中，几天后水泡可自行缩小并消失。复温时有剧痛者可服止痛片。虽然感染不多见，但一般给予抗生素治疗。早期无须手术治疗，极罕见的病例需要截肢。

对雷诺病患者，有学者提出进行以下治疗：先把患者放进暖房（22 ～ 24℃），然后让病人把手浸入热水中，病人能耐受的温度一般为 42℃。浸泡 3 ～ 5 min 后用毛巾裹好手让病人到室外（0 ～ 5℃）或寒冷的屋内，把手放入 42℃热水桶中，此时病人的躯干开始打寒战，持续 8 ～ 10 min，再用毛巾裹好手后返回暖房；再次在热水中浸泡 3 ～ 5 min，使躯干暖和。隔日再进行上述治疗，每回 3 ～ 6 次，共计 50 ～ 60 次。一般每年宜反复进行，可减轻症状，改善周围血流，使部分溃疡获得愈合。

对冻僵者的治疗可分为户外（原地）处理和住院治疗两种。户外处理主要是复苏。先脱去冻僵者潮湿衣服，饮用暖和且含糖的饮料。有条件时将患者搬到温暖的房间内，穿上保暖的外套。对丧失知觉者户外处理要谨慎，应尽快送到有良好医疗设备的医疗单位进行治疗。冻僵者经上述治疗后常遗留的问题为细菌性肺炎、胰腺炎；其他并发症还有肺水肿、急性肾小管性坏死、弥漫性血管内凝血、血压和温度调节障碍等，一般几周后可恢复正常。

六、处于低温疾病危险的儿童群体

两类儿童群体在运动时发生低温疾病的可能性很高：体重过轻的儿童和患运动性支气管痉挛的儿童。无论是营养不当引起的体重过轻的儿童，还是由神经性厌食症引起的体重过轻的儿童，其特点是皮下脂肪厚度太薄，隔热保温层较薄会导致向环境散发的热量过大，容易发生体温过低。

微信扫码　看教学资料

·教学 PPT·

- 青少年损伤预防基本措施
- 青少年运动前肌肉骨骼系统的检查
- 青少年肩部损伤防治与康复
- 青少年膝部损伤防治与康复
- 青少年足踝部损伤防治与康复
- 青少年腰部损伤防治与康复
- 青少年头颈部损伤防治与康复
- 青少年运动相关的骨损伤
- 青少年训练常见的运动性疾病

·教学视频·

- 单[illegible]提踵
- 侧弓步
- 爬 行
- 弓步压肩
- 肩绕环
- [illegible]动
- 上肢 D1 屈曲练习
- 上肢 D2 屈曲练习
- 神经松动